Kreative Pathologie

Sprachentwicklung
Verlauf, Störung, Intervention

Herausgegeben von
Werner Deutsch

Band 5

PETER LANG
Frankfurt am Main · Berlin · Bern · Bruxelles · New York · Oxford · Wien

MARKUS WENGLORZ

Kreative Pathologie

Längsschnittliche Analyse der Lautproduktion eines autistisch gestörten Mädchens, das nicht spricht, aber singt

PETER LANG
Europäischer Verlag der Wissenschaften

Bibliografische Information Der Deutschen Bibliothek
Die Deutsche Bibliothek verzeichnet diese Publikation in der Deutschen Nationalbibliografie; detaillierte bibliografische Daten sind im Internet über <http://dnb.ddb.de> abrufbar.

Zugl.: Braunschweig, Techn. Univ., Diss., 2003

Umschlaggestaltung:
Robert Schiwy

D 84
ISSN 1439-0159
ISBN 3-631-50953-7

Vorwort des Herausgebers

Wissenschaft beginnt nicht immer mit Wissenschaft. Als zwischen 1989 und 1990 Markus Wenglorz seinen Zivildienst in einem heilpädagogischen Heim für geistig und körperlich behinderte Kinder absolvierte, lernte er ein autistisch gestörtes und zudem noch geistig behindertes Mädchen mit Namen Samantha kennen. Damals faßte er den Entschluß, die Entwicklung dieses Mädchens in Wort, Bild und Ton festzuhalten. Aus der Dokumentation, die ohne wissenschaftliche Ambitionen angefangen hat, ist inzwischen ein Projekt geworden, das von der Deutschen Forschungsgemeinschaft gefördert wird.

In dem vorliegenden Buch, das als Dissertation an der Technischen Universität Braunschweig entstanden ist, stellt Markus Wenglorz Ergebnisse vor, die nicht nur für die Autismusforschung, sondern auch für das Verhältnis von Sprechen und Singen in der Entwicklung von Kindern bedeutsam sind. Mit einer Dokumentation, die – aus heutiger Sicht – überhaupt nicht den Standards einer wissenschaftlichen Erhebung in der Entwicklungspsychologie entspricht, wird wissenschaftliches Neuland betreten.

Markus Wenglorz hat in enger Zusammenarbeit mit einem interdisziplinär zusammengesetzten Team in einer insgesamt 72 Stunden umfassenden Videodokumentation solche Szenen ausgewählt, in denen das autistisch gestörte Mädchen beim Singen Laute produziert. Im Normalfall produzieren Menschen Laute, wenn sie sprechen oder singen. Samantha kann nicht sprechen, aber sie kann singen. Was sind das für Laute, die sie beim Singen phonetisch hervorbringt? Entsprechen diese Laute denen, die bei Kindern, die noch nicht sprechen können, in der vorsprachlichen Phase ihrer Entwicklung – vor allem im Babbelstadium – zu beobachten sind? Oder sind diese Laute Teil des Lautsystems, das erwachsene Sprecher des Deutschen verwenden, wenn sie einen Liedtext singen? Oder sind die Laute, die Samantha beim Singen von sich gibt, etwas, das sein Gegenstück weder in der vorsprachlichen Entwicklung noch in dem erwachsenen Stadium eines deutschsprachigen Sprechers, der singt, hat? Sind Samanthas Laute tatsächlich ein System eigener Art, das nur dann in Erscheinung tritt, wenn, was bei autistischen Entwicklungsstörungen gar nicht so selten der Fall ist, die musikalische Entwicklung in Form des Singens voranschreiten kann, aber die sprachliche Entwicklung über die Lautentwicklung hinaus erst gar nicht in Gang gekommen ist?

Durch eine detaillierte Analyse der Lautproduktion über einen Zeitraum von 12 Jahren wird deutlich, daß Samantha beim Singen solche Laute produziert, die für das Singen besonders gut geeignet sind. Hierbei verändert sie den Lautinput ihrer Liedvorlagen so, daß auf der einen Seite noch ein Bezug zur lautlichen Struktur eines Originaltextes erkennbar ist, auf der anderen Seite hiervon in systematischer Weise abgewichen wird. Während die Gliederung in Silben erhalten bleibt, verändern sich ihre Segmente so, daß sie noch singbarer werden. Auf diesem Weg entsteht eine Verschmelzung von Laut-Sprache und Gesang, die in wissenschaftlichen Untersuchungen bisher noch nie systematisch dokumentiert worden ist.

Dieser Befund ist, obwohl an einem Einzelfall gewonnen, für verschiedene Bereiche bedeutsam. Er ist ein klarer Beleg für die Existenz und Erklärung von Inselbegabungen bei autistischen Entwicklungsstörungen.

Er wirft aber auch ein neues Licht auf die Beziehung zwischen Sprechen und Singen in der „unauffälligen" Entwicklung. Schließlich regt er an, Besonderheiten autistisch gestörter Personen in den Bereichen Sprache und Musik im Lichte der aktuellen Hirnforschung neu zu sehen.

So ist eine im Alltag gewonnenene Dokumentation wegen ihrer Seltenheit und ihres außergewöhnlichen Umfangs zu einer Goldader für die Wissenschaft geworden.

Braunschweig, im Mai 2003

Prof. Dr. Werner Deutsch

Inhaltsverzeichnis

TEIL III

Vorwort

Bei der vorliegenden Arbeit handelt es sich um eine 12 Jahre umfassende längsschnittliche Einzelfalldokumentation über ein autistisch gestörtes Mädchen mit Namen Samantha. Hierbei geht es insbesondere um die Analyse ihrer Lautproduktion, die durch eine Reihe außergewöhnlicher Besonderheiten gekennzeichnet ist. Obwohl Samantha nie sprechen gelernt hat, ist es ihr doch möglich, sprachähnliche Laute hervorzubringen, allerdings nur wenn sie singt.

Die Arbeit gliedert sich in 3 Teile. Im ersten werden allgemeine Angaben zum Autismus gemacht, wie z.B. zur Entstehung und Symptomatik sowie zu Therapiemöglichkeiten und zum Verlauf. Anschließend wird im zweiten Teil Samantha vorgestellt sowie die für die Untersuchung relevanten Fragestellungen formuliert. Da für das Verständnis dieser Arbeit elementare Grundkenntnisse der Phonetik notwendig sind, wurde an dieser Stelle ein entsprechendes Einführungskapitel sowie im Anhang ein Glossar der wichtigsten Begriffe eingefügt. Beides kann bei entsprechenden Vorkenntnissen beim Lesen ausgelassen werden. Schließlich werden im dritten Teil die herausgearbeiteten Ergebnisse vorgestellt und anschließend diskutiert. Hierbei werden zum einen Erklärungsmodelle angeboten, wie die gefundenen Phänomene im Rahmen der autistischen Störung erklärt werden können, zum anderen wird auch der mögliche Zusammenhang von Sprechen und Singen in der Entwicklung erörtert.

Ich möchte an dieser Stelle allen danken, die zum Gelingen dieser Arbeit beigetragen haben. Mein Dank gilt meiner Familie, die mich in jeder Hinsicht unterstützt hat, wie auch Samanthas Eltern für ihren außergewöhnlichen Einsatz und ihre Kooperationsbereitschaft. Danken möchte ich auch Herrn Prof. Dr. Werner Deutsch, der diese Arbeit über Jahre hin begleitet und ihr immer wieder neue Impulse gegeben hat. Sehr gewinnbringend und anregend war für mich auch der Austausch und die Zusammenarbeit mit den Mitarbeitern des DFG-Projekts „Singen ja, sprechen nein". Stellvertretend für alle möchte ich hier namentlich Herrn Dipl. Mus. Ingo Laufs, Frau Dipl. Kult. Päd. Grit Sommer sowie v.a. Frau Dr. Christliebe El Mogharbel nennen, mit der ich ungezählte Stunden bei der Transkription zugebracht habe.

Der größte Dank aber gehört Samantha. Auch wenn ich ihr in den vergangenen Jahren sicherlich viele nützliche Dinge beibringen konnte, so habe ich mindestens genauso viel – wenn nicht noch mehr – auch von ihr gelernt.

Teil I

1 Einführung

1.1 Historischer Überblick

Autismus ist ein Thema, das in der Wissenschaft und außerhalb der Wissenschaft „in“ ist. Filme wie „Rainman“ mit dem Hollywoodschauspieler Dustin Hoffman oder die Veröffentlichungen des „autistischen Dichters“ Birger Sellin haben für Aufsehen gesorgt und das Phänomen Autismus populär gemacht. Die Autismusforschung boomt, und man hat manchmal den Eindruck, daß es im Augenblick mehr Veröffentlichungen über Autismus als Personen mit dieser Störung gibt (Cohen & Volkmar, 1997). Wie ist es dazu gekommen?

Die Geburtsstunde der systematischen Autismusforschung schlug mit der Veröffentlichung zweier Aufsätze, die durch eine Reihe bemerkenswerter Auffälligkeiten miteinander verbunden waren. Beide Publikationen erschienen fast zeitgleich, aber völlig unabhängig voneinander. Beide Verfasser waren von ihrer Herkunft her Österreicher. Und beide charakterisierten die von ihnen beschriebenen Kinder mit demselben Begriff: „autistisch“. Die Rede ist von dem in die U.S.A. emigrierten Kinderpsychiater Leo Kanner aus Baltimore und dem Wiener Pädiater Hans Asperger. Beide hatten anhand detaillierter Fallbeschreibungen Zustandsbilder bei Kindern dargestellt, die Kanner 1943 in der Juni Ausgabe des „Nerveous Child“ als „early infantile autism“ („frühkindlichen Autismus”) und Asperger in seiner im Herbst desselben Jahres eingereichten Habilitationsschrift als “autistische Psychopathie” bezeichneten. Diese beiden Veröffentlichungen markierten den Beginn eines bis heute andauernden regen Forschungsinteresses mit einer nicht mehr zu überblickenden Flut von Beiträgen.

Doch was war vor 1943? Gab es vielleicht schon vorher Kinder, auf die Kanners und Aspergers Bezeichnungen zutrafen? Und wenn ja – waren Kanner und Asperger wirklich die ersten „Entdecker“ des Autismus? Ein Blick in die Geschichte zeigt, daß Autismus kein Phänomen ausschließlich unseres Jahrhunderts ist.

In Mythen wird berichtet, daß Elfen Menschenbabys raubten und stattdessen unbemerkt ihre eigenen Babys in die Wiege legten (s. a. Wing, 1971). Was zunächst nicht auffiel, wurde jedoch mit zunehmendem Alter immer deutlicher, nämlich daß diese Elfenkinder sich so ganz anders entwickelten als die Menschenkinder. Mit ihrem elfenhaften und verträumt anmutenden Äußerem wirkten sie mit ihrer Zurückgezogenheit oftmals wie aus einer anderen Welt – Merkmale, die wir auch beim Autismus nicht selten antreffen. Verlassen wir den Bereich der Mythen und Legenden, dann finden wir auch geschichtliche Hinweise für das Vorkommen von Autismus vor seiner Beschreibung durch Kanner und Asperger. Berichte über die sogenannten „Wolfskinder“ können hierfür als historische Belege herangezogen werden (s. z.B. Malson, Itard & Mannoni, 1972). Unter Wolfskindern versteht man Kinder, die – offenbar nachdem sie ausgesetzt wurden – alleine und außerhalb der Zivilisation aufwuchsen und in einigen Fällen – angeblich – bei Wölfen groß wurden. Berühmte Beispiele sind das Brüderpaar Romolus und Remus, die der Sage nach Rom gegründet haben, oder Mogli aus dem Dschungelbuch von R. Kipling. Auch wenn die Vorstellung, daß Menschenkinder von Wölfen aufgezogen wurden, abenteuerlich anmutet, so sind die Dokumentationen von „verwilderten“ Kindern eine Tatsache. Es gab Fälle, wo diese Kinder aufgegriffen und in die menschliche Gesellschaft zurückgebracht wurden.

Ein gut dokumentierter Fall aus dem späten 18. Jahrhundert liegt in dem Bericht des französischen Arztes Itard über den „wilden Knaben von Aveyron“ vor. Der als Wolfskind bezeichnete Junge wurde in einem französischen Wald aufgegriffen, als er schätzungsweise 12 Jahre alt war. Er sprach und verstand offenbar keine Sprache, war nackt und völlig zernarbt. Sein Verhalten wirkte asozial. Ärzte vermuteten einen konstitutionellen Schwachsinn. Itard übernahm die Erziehung des Knaben, den er Viktor nannte, und zeichnete seine Entwicklung auf. Zahlreiche Anhaltspunkte in den Schriftstücken von Itard sowie Berichte anderer zeitgenössischer Augenzeugen geben begründeten Anlaß zu der Annahme, daß Viktor das war, was wir heute als autistisch bezeichnen würden (s. Frith, 1992).

Zurück zu Kanner und Asperger. Obwohl sie nicht die ersten „Entdecker“ des Autismus waren, können sie doch als Pioniere auf dem Gebiet der Autismusforschung gelten, da ihnen die ersten systematischen Beschreibungen der Symptomatologie zu verdanken sind. Ihre Beschreibungen beschränken sich nicht auf Einzelfalldarstellungen, sondern beziehen sich auf Gruppen, aus denen Kanner zunächst 11 und Asperger 4 Kinder (von insgesamt über 200) exemplarisch und ausführlich dargestellt haben. Kanner und Asperger nahmen mit ihren Veröffentlichungen jedoch einen ganz unterschiedlichen Einfluß auf den weiteren Fortgang der Autismusforschung. In fast jeder Publikation über Autismus wird Kanner zitiert, während der Namen Asperger lange Zeit nicht vorkam. Ein Grund hierfür ist darin zu sehen, daß während des 2. Weltkrieges deutschsprachige Artikel international nicht groß zur Kenntnis genommen wurden. Darüber hinaus diskutierte man auch, ob bzw. inwieweit Kanner und Asperger sich auf ein und dasselbe Zustandsbild beziehen – eine Frage, die Asperger klar verneinte (1968), die aber bis heute noch nicht abschließend geklärt ist. Nachdem Asperger lange Zeit – v.a. außerhalb des deutschen Sprachraums – fast gar nicht rezipiert wurde, findet er seit den 80er Jahren wieder vermehrt Beachtung (Wing, 1981).

1.2 Was ist Autismus?

Das Wort „Autismus" findet heutzutage in vielen, ganz unterschiedlichen Kontexten Verwendung. Wird es im Alltagsgebrauch benutzt, so wird „autistisch" häufig mit egoistisch, rücksichts- oder verantwortungslos gleichgesetzt (vgl. Herbst, 1996). All das hat nichts mit dem Begriff „Autismus" zu tun, wie er zur Kennzeichnung der psychopathologischen Störung verwendet wird. In die Psychiatrie wurde dieser Terminus von Egon Bleuler (1975) eingeführt, um den sozialen Rückzug erwachsener schizophrener Patienten zu beschreiben. Von seinem Ursprung her setzt sich das Wort Autismus aus 2 griechischen Wörtern zusammen: „aut-", was *selbst* bedeutet und „ismus", was *Orientierung oder Zustand* meint. Man müßte daher „autistisch" mit *auf sich selbst bezogen* oder *selbstisch* übersetzen (vgl. Trevarthen, Aitken, Papoudi & Robarts, 1996).
Asperger, der die Bezeichnung „Autismus" für „eine der großartigsten sprachlichen und begrifflichen Schöpfungen auf dem Gebiet der medizinischen Namensgebung" (1944, S. 84) hielt, meinte, daß sowohl er selbst als auch Kanner diesen Begriff gewählt haben, weil durch ihn „die Einengung der Person und ihrer Reaktionen auf das eigene Selbst und die damit verbundene Beschränkung der Re-aktionen, der Antworten auf die Reize der Umwelt" (1968, S. 137) zum Ausdruck kommt.
Tatsächlich wird dieser Aspekt der Selbstbezogenheit und Abkapselung auch sehr deutlich in den Beschreibungen, die man für autistische Kinder gewählt hat. Diese Bezeichnungen geben die Faszination wieder, die von dieser Störung ausgeht: da sind z.B. die bereits erwähnten „Elfenkinder", die „Kinder in der inneren Festung", die „unheimlichen Fremdlinge", die „Kinder im Schneckenhaus" oder die „Kinder hinter der gläsernen Wand". Mit diesen Beschreibungen nimmt man auf Verhaltensmerkmale Bezug, die im Kontakt mit autistisch gestörten Kindern häufig als erstes auffallen. Allerdings ist damit noch nicht die Frage geklärt, was Autismus nun eigentlich ist und als welche Art von Störung man ihn klassifizieren soll. In den vergangenen 50 Jahren war das Autismus– Konzept vielen Wandlungen unterworfen. So wurde z.B. der frühkindliche Autismus häufig den kindlichen Psychosen zugeordnet (vgl. Rutter & Schopler, 1992), während man die autistische Psychopathie lange Zeit in die Nähe der (schizoiden) Persönlichkeitsstörungen rückte (vgl. Weber, 1988; Wing 1991). So wurde auch in der klinischen Forschung und Praxis der Begriff „autistisch" für eine Vielzahl ganz unterschiedlicher Störungen verwendet. Auf der anderen Seite wurde aber auch Autismus mit einer Unmenge von Bezeichnungen belegt, wie z.B. symbiotische Psychose, Psychose mit frühem Beginn, Protophrenie oder pseudo-feeblemindedness, um nur einige zu nennen (vgl. Laufer & Gair, 1969). Erst die zunehmende Entwicklung und Standardisierung international gebräuchlicher diagnostischer Instrumente wie dem ICD-10 (International Classification of Disease) (Dilling, Schmidt & Mombour, 1993) und dem DSM IV (Diagnostic and Statistical Manual of Mental Disorders) (APA, 1995) sowie die Verständi-

gung auf eine gemeinsame Nomenklatur konnten hier mehr Klarheit schaffen. So einigte man sich, den frühkindlichen Autismus (der im DSM IV als „autistische Störung" bezeichnet wird) und das Asperger Syndrom (die Bezeichnung „autistische Psychopathie" ist nicht mehr gebräuchlich) der Gruppe der „Tiefgreifenden Entwicklungsstörungen" zuzuordnen.

1.3 Was sind Tiefgreifende Entwicklungsstörungen?

Tiefgreifende Entwicklungsstörungen sind durch folgende Merkmale gekennzeichnet:

- Die Entwicklungsstörung ist kein passagerer Zustand, sondern persistiert über die gesamte Lebensspanne (wenn in dieser Arbeit daher von Kindern und Jugendlichen mit Autismus die Rede ist, so werden in der Regel auch autistische Erwachsene mit einbezogen) und steht in unmittelbarem Zusammenhang mit der biologischen Reifung des Zentralnervensystems. Der Verlauf ist relativ stetig und zeigt nicht die für einige psychische Störungen typischen Remissionen und Rezidive (s. Dilling et al., 1991).
- Die Entwicklung ist so gravierend gestört, daß es sich nicht nur um quantitative, sondern v.a. auch qualitative Abweichungen vom normalen Entwicklungsverlauf handelt. Das bedeutet, daß es nicht in erster Linie um Entwicklungsverzögerungen im Sinne einer Retardierung geht, sondern daß Verhaltensweisen gezeigt werden, die auf keiner Stufe der normalen Entwicklung zu finden sind (Kusch & Petermann, 1991a; 2000).
- Die Entwicklungsstörung besteht – zumindest beim Autismus – in den allermeisten Fällen von Geburt an. Dementsprechend schwerwiegend sind die Beeinträchtigungen, da die Auswirkungen einer Störung umso weitreichender sind, je eher sie im Entwicklungsverlauf einsetzt (Frith, 1992; Powell & Jordan, 1997).

Allerdings verdient bei den Entwicklungsstörungen auch die Tatsache Beachtung, daß nicht nur die *Entwicklung gestört* ist, sondern auch, daß die *Störung sich entwickelt.* Letzteres soll zum Ausdruck bringen, daß auch die Manifestationen der Störung mit den konkreten Symptomausprägungen sich im Entwicklungsverlauf verändern können, was als „heterotypische Kontinuität" bezeichnet wird (Niebank & Petermann, 2000). Der Begriff der tiefgreifenden Entwicklungsstörung darf aber nicht über die Tatsache hinwegtäuschen, daß nicht alle Bereiche (gleich) tiefgreifend gestört sind (wie z.B. die nonverbale Intelligenz) (Rutter & Schopler, 1992) bzw. teilweise nur einzelne Funktionen beeinträchtigt sind (z.B. im Bereich der Sprache eine fehlende Modulation der Stimme bei gut ausgebildeten Artikulationsfähigkeiten) (s. Steinhausen, 1996).

2 Diagnostik

Trotz des wachsenden Bekanntheitsgrades von Autismus auch in Fachkreisen (v.a. Kinderärzten und Psychologen) erfolgt die Diagnose bei vielen betroffenen Kindern erst relativ spät. Einer groß angelegten Untersuchung in England zufolge (Howlin & Moore, 1997), wurde eine endgültige Diagnose erst in einem durchschnittlichen Alter von knapp 7 Jahren gestellt, obwohl fast die Hälfte der Eltern bei ihren Kindern in den ersten beiden Lebensjahren Entwicklungsauffälligkeiten festgestellt hatten. Diese Auffälligkeiten betrafen in erster Linie Sprach(entwicklungs)probleme, aber auch eine abweichende Sozialentwicklung sowie allgemeine Verhaltensprobleme (z.B. Wutausbrüche). Auch wenn vergleichbare neuere Untersuchungen für Deutschland fehlen, ist anzunehmen, daß die Verhältnisse hier ähnlich sind (s. z.B. Schmidt, 1997). Die Wichtigkeit früh einsetzender therapeutischer bzw. entwicklungsfördernder Maßnahmen, um auftretende Probleme möglichst gering zu halten oder gar ganz zu vermeiden, unterstreicht jedoch die Bedeutung einer frühen störungsspezifischen Diagnose. Allerdings ist die Diagnostik ein zeitaufwendiges Unterfangen, das einiges an Erfahrung bedarf. Es gibt eine große interindividuelle Variation im Erscheinungsbild autistischer Störungen. Sowohl die Art bzw. Anzahl der Symptome als auch deren Ausprägungsgrad variieren zwischen verschiedenen autistischen Kindern z. T. beträchtlich. Autismus tritt sowohl isoliert als auch in Kombination mit anderen physischen oder psychiatrischen Störungen auf und kann auf jedem intellektuellen Funktionsniveau vorkommen. Aus diesem Grund spricht man heutzutage vielfach von einem *Spektrum autistischer Störungen* (vgl. Wing, 1997a).

Die Diagnose „Autismus“ ist bislang eine reine Verhaltensdiagnose, d. h. es gibt weder einen biologischen noch einen genetischen Marker, der universell bzw. spezifisch für Autismus ist.

Grundlage für eine psychiatrische Diagnose nach internationalen Standards sind das bereits erwähnte DSM IV bzw. ICD 10. Beide Diagnosesysteme führen das Kanner- und das Asperger-Syndrom als eigenständige Störungsbilder auf, so daß bei der Symptombeschreibung eine getrennte Darstellung notwendig ist. Wegen seiner (forschungs-) historisch größeren Bedeutung soll zunächst der frühkindliche Autismus dargestellt und anschließend das Asperger-Syndrom davon abgegrenzt werden, bevor differentialdiagnostische Anmerkungen zu weiteren Störungen folgen.

2.1 Der frühkindliche Autismus

Sowohl DSM IV (1995) wie auch ICD 10 (1993) stimmen darin überein, daß die autistische Störung durch eine Verhaltenstriade gekennzeichnet ist. Jedes Element der Triade hat eine große Manifestationsbandbreite. Das klinische Bild wird zum einen durch das allgemeine Fähigkeitsniveau sowie die Art bzw. Anzahl begleitender Störungen bestimmt. Aber auch Alter, Geschlecht, Persönlichkeit, Umweltbedingungen sowie pädagogische, psychologische und medizinische Interventionen beeinflussen das Verhalten (Wing, 1997b). Die Triade umfaßt folgende Bereiche:

1. ***Qualitative Beeinträchtigungen in der sozialen Interaktion***
   Aufgrund der großen phänotypischen Variabilität autistischer Störungen kann sich die Art der sozialen Beeinträchtigung sehr unterschiedlich manifestieren. Wing und Attwood (1987) unterscheiden 3 verschiedene Subgruppen, die durch nachfolgende Untersuchungen im wesentlichen bestätigt werden konnten (vgl. O'Brien, 1996):

   - Die zurückgezogene Gruppe (Aloof Group)
     Kinder dieser Gruppe entsprechen wohl am ehesten dem Stereotyp, das man gemeinhin von Autismus hat. Sie scheinen am glücklichsten, wenn sie allein gelassen werden und sind mit sich selbst zufrieden. Sie vermeiden Augen- und häufig auch Körperkontakt. Andere Personen werden wie Objekte behandelt, zu denen sie nur Kontakt aufnehmen, um ein aktuelles Bedürfnis zu befriedigen. Im allgemeinen haben sie überhaupt kein Interesse an anderen Kindern.

   - Die passive Gruppe (Passive group)
     In diese Gruppe werden Kinder eingeordnet, die keine spontanen Annäherungsversuche an andere Personen machen, Kontaktaufnahmen aber durchaus zulassen. Sie machen weder auf ihre Interessen noch auf ihre Bedürfnisse aufmerksam. Insgesamt treten bei Kindern dieser Gruppe die wenigsten Verhaltensprobleme auf.

   - Die aktive, aber seltsame Gruppe (Active, but odd group)
     Hier finden sich vorwiegend Kinder mit einem höheren Intelligenzniveau. Kennzeichen dieser Gruppe ist, daß die Kinder durchaus ein starkes Interesse an sozialen Interaktionen zeigen, aber die damit verbundenen Regeln der Kontaktaufnahme nicht verstehen. Häufig zeigen sie eine große Distanzlosigkeit, indem sie sich fremden Personen auch körperlich nähern, um sie z.B. zu umarmen oder sich bei ihnen auf den Schoß zu setzen. Ohne Rücksicht auf den sozialen Kontext versuchen sie, andere in ihre eng umgrenzten Interessensgebiete (z.B. durch dauernd sich wiederholende Fragen) einzubinden.

   Neben den 3 beschriebenen Subgruppen kann man noch eine vierte, sehr subtile Form unterscheiden (vgl. Wing, 1997b). Die Einzelgänger (Loners) haben eine durchschnittliche bis überdurchschnittliche Intelligenz, ziehen sich stark zurück, fallen durch fehlende Empathie auf und beschäftigen sich nur mit ihren eigenen Interessen. Die Schuljahre sind besonders schwierig für sie, weil sie sich weigern, sich in die bestehende Ordnung einzufügen. Dennoch können einige auf ihrem Spezialgebiet Karriere machen und sich auch ein gewisses soziales Verhalten und Wissen antrainieren.

Obwohl es zwischen den beschriebenen Kategorien Überschneidungen gibt, ist es doch möglich, Kinder aufgrund des vorherrschenden Verhaltens einer bestimmten Gruppe zuzuordnen. Die verschiedenen Formen der sozialen Störung sind möglicherweise auf unterschiedliche Temperamentseigenschaften zurückzuführen (Kusch & Petermann, 1991b). Trotz vieler Unterschiede zeigen jedoch alle Kinder aus den genannten Gruppen als gemeinsames Merkmal einen Mangel an Reziprozität sowie an Empathie, Defizite in der Fähigkeit Freude und Interessen mit anderen zu teilen (Howlin, 1998), sowie eine spezifische Beeinträchtigung bzw. Unfähigkeit, sich in die Geistes- und Gemütszustände anderer Personen hineinzuversetzen (Frith, 1992).

2. ***Qualitative Beeinträchtigungen in der Kommunikation***
Etwa die Hälfte der Kinder mit Autismus entwickelt keine gesprochene Sprache (Ricks & Wing, 1975). Aber im Gegensatz zu Kindern mit anderen Behinderungsformen (z.B. Down Syndrom) gelingt es ihnen kaum, ihre Sprachlosigkeit durch andere kommunikative Mittel wie Zeigen, Augenkontakt oder Gesichtsausdruck zu kompensieren. Das Sprachverständnis ist bei diesen Kindern häufig ebenfalls sehr begrenzt. Bei denen, die sprechen gelernt haben und sich teilweise auch außerordentlich gut artikulieren können, kommen v. a. pragmatische Defizite vor. Das bedeutet zum einen, daß Sprache häufig überhaupt nicht zu kommunikativen Zwecken eingesetzt wird. Oft sprechen diese Kinder immer wieder auswendig gelernte Phrasen (z.B. Werbesprüche) vor sich hin oder stellen stereotyp immer wieder dieselben Fragen, ohne jedoch eine Antwort zu erwarten. Aber auch in einem Gespräch finden die kommunikativen Bedürfnisse der Gesprächspartner so wie ihr Vorwissen und ihre Interessen kaum Berücksichtigung. Eng verbunden mit der Einstellung auf einen Kommunikationspartner ist der Wechsel von der Rolle des Sprechers zu der des Zuhörers und umgekehrt, der autistischen Kindern ebenfalls Schwierigkeiten bereitet. So tritt häufig das Phänomen der pronominalen Umkehr auf, bei der die autistischen Kinder sich selber mit „Du“ und den anderen mit „Ich“ bezeichnen. Daneben finden sich als weitere sprachliche Besonderheiten neben der Echolalie, bei der Äußerungen (oder zumindest Teile davon) einer anderen Person wortwörtlich wiederholt werden, auch sogenannte Idiosynkrasien. Letztere bezeichnen einen Sprachgebrauch, der nicht mit dem konventionellen übereinstimmt (z.B. „heiß regnen“ für Dampf) (Howlin, 1998) oder auch Neuschöpfungen von Wörtern, die in der entspre-

chenden Sprache überhaupt nicht existieren (sogenannte Neologismen) (z.B. „Pertigerte“ für Pupille, Bosch, 1962).

3. ***Beschränkte, repetitive und stereotype Verhaltensweisen, Interessen und Aktivitäten***
Einfach strukturierte stereotype Verhaltensweisen finden sich v.a. bei Kindern mit schweren kognitiven Beeinträchtigungen. Da ca. 70% aller Kinder mit frühkindlichem Autismus zusätzlich geistig behindert sind (Frith, 1992), finden sich bei ihnen diese Art von Stereotypien relativ häufig. Diese können sich zum einen in exzessiven Manipulationen von Gegenständen äußern, wobei z.B. ständig mit Tüchern gewedelt oder Papier zerrissen wird. Allerdings entwickeln einige Kinder auch eine große Virtuosität im Umgang mit Gegenständen, da sie z.B. alle möglichen Objekte (oder Teile davon) mit großem Geschick in Kreiselbewegung versetzen können. Stereotype Bewegungen umfassen zum anderen aber auch motorische Manierismen wie das Drehen um die eigene Achse oder das Fächeln der Hände vor den Augen. Einige Kinder beginnen, bestimmte Dinge zu sammeln (beispielsweise Cola Dosen oder Papierschnipsel mit einer bestimmten Form) oder spezielle Gegenstände immer mit sich zu führen (wie etwa ein Shampoofläschen oder eine Auflaufform), was sehr bizarr wirkt. Außerdem finden sich häufig Widerstände gegen Veränderungen in der unmittelbaren Umwelt oder von bestimmten Abläufen. So kann z.B. die Renovierung der Wohnung oder auch nur ein geänderter Weg zum Einkaufen oder eine neue Sitzordnung bei Tisch das Kind in eine tiefe Krise stürzen. Bei Kindern und Jugendlichen mit guten intellektuellen Fähigkeiten bilden sich mit zunehmendem Alter häufig spezielle Sonderinteressen heraus. Sie sammeln Fakten über eng umschriebene Bereiche (wie z.B. Busfahrpläne, das Auge oder Straßenbeleuchtungen), in denen sie sich ein beeindruckendes Wissen aneignen können. Allerdings ist die Fixierung auf dieses Thema so stark, daß die Kinder und Jugendliche davon total absorbiert werden.

Weitere Auffälligkeiten, die mit der Verhaltenstriade einhergehen können, werden bei der Darstellung des Entwicklungsverlaufs autistischer Störungen (Kap. 6) für die einzelnen Entwicklungsphasen gesondert aufgeführt.

2.2 Das Asperger-Syndrom

Zwischen dem Kanner- und dem Asperger-Syndrom gibt es eine ganze Reihe von Gemeinsamkeiten. Bei einem direkten Vergleich der Originalarbeiten von Kanner (1943) und Asperger (1944) sind z.T. aber auch sehr deutliche Unterschiede erkennbar. So schreibt Asperger z.B. über bestimmte Verhaltensweisen seiner Kinder, die auch maßgebend für die Namensgebung „Autistische Psychopathie" (wobei man früher häufig den Begriff Psychopathie zur Kennzeichnung einer anti- bzw. dissozialen Persönlichkeitsstörung verwendete) waren. Er spricht in diesem Zusammenhang von einer „triebhaften Boshaftigkeit" (S. 109), von „autistischen Bosheitsakten" sowie von „negativistischen Reaktionen" (S. 121), um ein bewußt provokativ-aggressives Verhalten zu umschreiben. Diese von Asperger (1944) ursprünglich noch sehr hervorgehobenen Merkmale, die bei Kanner (1943) überhaupt nicht zu finden sind, tauchen als (differential-)diagnostische Charakteristika heutzutage allerdings weder im DSM IV (1995) noch im ICD 10 (1993) auf. In beiden Diagnosesystemen sind die Kriterien für den Bereich der gestörten sozialen Beziehungen wie auch für die eingeschränkten stereotypen Aktivitäten und Interessen für beide Störungsbilder gleich. Da Kinder mit Asperger-Syndrom in der Regel über gute intellektuelle Fähigkeiten verfügen, findet man bei ihnen häufig ausgestanzte Sonderinteressen im Sinne eng umschriebener Spezialgebiete, die sie auch in Unterhaltungen ohne Rücksicht auf die kommunikativen Bedürfnisse ihrer Gesprächspartner immer wieder penetrant in die Unterhaltung einbringen (vgl. Tsai, 1996). Was die Störung der sozialen Interaktion anbelangt, so ist das Asperger-Syndrom vorwiegend in der oben beschriebenen „aktiven, aber sonderbaren" Subgruppe zu finden (s. Wing & Attwood, 1987). Ein Ausschlußkriterium für das Asperger-Syndrom (und somit auch eine Abgrenzung zum frühkindlichen Autismus) stellt nach DSM IV und ICD 10 eine Verzögerung in der kognitiven und/ oder der Sprachentwicklung dar. Allerdings wird von einigen Autoren (z.B. Eisenmajer et al., 1996) die Validität von Sprachentwicklungsstörungen als Ausschlußkriterium in Frage gestellt. Aber auch bei altersgemäßer Entwicklung sprachlicher Fähigkeiten können Kommunikationsprobleme im Sinne eines mangelnden Verständnisses für nonverbale Signale oder einer fehlenden Anpassung der Sprache an den sozialen Kontext auftreten (Steindal, 1996).

Angesichts der großen Überschneidungen in der Symptomatik und den im Vergleich dazu wenigen differenzierenden Merkmalen, ist daher eine Einteilung nach den Kriterien von DSM und ICD nicht unumstritten (z.B. Rutter & Schopler, 1992). Überhaupt ist das Asperger-Syndrom erst in der aktuellen Version von DSM bzw. ICD aufgenommen worden, wobei ICD 10 es als „eine Störung von unsicherer nosologischer Prägnanz" bezeichnet, die „zumindest in einigen Fällen mildere Variationen des Autismus darstellt." (1993, S. 288).

Die Beantwortung der Frage, ob es sich beim Kanner- bzw. Asperger Syndrom um zwei unterschiedliche Störungen handelt, die sinnvoll voneinander abgegrenzt werden können, hängt im wesentlichen davon ab, inwieweit es gelingt, Unterschiede zwischen dem Asperger-Syndrom und dem sogenannten „high functioning" Autismus (mit wenig sprachlichen Auffälligkeiten und normaler Intelligenz) herauszufinden. Hier verwischen sich die Grenzen zwischen beiden Störungsbildern nämlich mehr und mehr. Allerdings zeigten sich in klinischen Studien auch immer wieder Unterschiede, die möglicherweise zu einer validen

Differenzierung beitragen können (vgl. Remschmidt, 2000). So wird bei Kindern mit einer autistischen Störung nicht selten von guten grob- und feinmotorischen Fähigkeiten berichtet, wohingegen beim Asperger-Syndrom häufig eine auffällige Ungeschicklichkeit beschrieben wird (Gillberg, 1991). Van Krevelen (1971) stellte in diesem Zusammenhang die Faustregel auf, daß Kinder mit frühkindlichem Autismus „walk before they talk", während es sich beim Asperger-Syndrom umgekehrt verhält. Auch wenn die motorische Geschicklichkeit bei der autistischen Störung im Vergleich zur Normalpopulation im allgemeinen nicht überdurchschnittlich ist, finden sich immer wieder Fälle von außergewöhnlichen, fast akrobatischen Leistungen (z.B. bis zu mehreren Stunden dauernder Kopfstand 3jähriger autistischer Kinder, Weber, 1970). Wenn das Asperger Syndrom als mildere Ausprägung des frühkindlichen Autismus angesehen wird, ist es jedoch paradox, daß eine leichtere Ausprägung in allen Merkmalen mit einer größeren Beeinträchtigung der motorischen Koordination einhergeht (Bailey, Phillips & Rutter, 1996).

Was die Sprachfähigkeiten anbelangt, so zeigen sich beim high functioning Autismus größere Abweichungen im Sprachgebrauch und der Kommunikation (z.B. Echolalie, repetitive Sprache, Artikulationsdefizite) als es beim Asperger-Syndrom der Fall ist. Bei letzterem sind v. a. die Intonationsmuster einer sprachlichen Äußerung der kommunikativen Intention in der Regel angepaßt, und die referentielle Funktion der Sprache ist nicht gestört, d.h. Sprache wird in der Regel in einer angemessenen Art und Weise gebraucht, um auf etwas Bezug zu nehmen (Kugler, 1998).

Unterschiede zwischen beiden Störungen zeigen sich auch im Intelligenzprofil. Bei gleichen *allgemeinen* intellektuellen Leistungen, finden sich signifikante Unterschiede zwischen den verbalen und den nonverbalen Fähigkeiten, wobei der verbale IQ beim Asperger-Syndrom und der Handlungs IQ beim high functioning Autismus deutlich besser ist.

Auch wenn einige Studien, die sich mit der Unterscheidung von Kanner- und Asperger-Syndrom befaßt haben, methodische Mängel aufweisen bzw. schlecht vergleichbar sind (z.B. Unklarheit, aufgrund welcher Kriterien das Asperger-Syndrom diagnostiziert wurde, oder bei Gruppenvergleichen unzureichende Parallelisierung nach chronologischem und/ oder Entwicklungsalter), können sie doch wertvolle Anregungen für die weitere Forschung geben (für eine Übersicht s. Kugler, 1998).

2.3 Diagnostische Verfahren

Die genauen Symptombeschreibungen bzw. der Diagnosealgorhithmus der Autistischen Störung und des Asperger-Syndroms sind für das DSM IV exemplarisch im Anhang wiedergegeben. Damit kann bei der Diagnostik eine Grobeinschätzung vorgenommen werden, die jedoch durch weitere Verfahren ergänzt

werden sollte. Hierbei ist zunächst eine genaue Anamnese zu erheben, um Informationen über die bisherige Entwicklung zu gewinnen. Da bestimmte Symptome (z.B. zwanghaftes oder ritualisiertes Verhalten) auch bei anderen Störungen vorkommen, ist es wichtig, diese Merkmale in ein störungsspezifisches Rahmenkonzept einzubetten. Für die Befragung der Eltern sind in diesem Zusammenhang sowohl Fragebögen (z.B. Autismusfragebogen, Kehrer, 1989; E2, Rimland, 1971; 1984) als auch Interviewleitfäden (z.B. ADI-R, Lord, Rutter & Le Couteur, 1994) entwickelt worden. Darüber hinaus bieten sich auch häufig Checklisten (z.B. CHAT, Baron-Cohen et al., 1996; ABC, Krug, Arick & Almond, 1980) als Screening Instrument an, da sie durch das Abfragen ganz konkreter Auffälligkeiten sehr verhaltensnah und pragmatisch formuliert sind. Für die direkte Beobachtung des Kindes liegen zusätzlich eine Reihe von strukturierten Leitfäden bzw. Ratingskalen (z.B. BOS, Freeman, Ritvo & Schroth, 1984; CARS, Schopler, Reichler & Renner, 1988) vor. Der Einsatz üblicher Intelligenz- oder Entwicklungstests stellt bei autistischen Kindern wegen gewisser Verhaltensauffälligkeiten häufig ein Problem dar. Aufgrund ihrer Unfähigkeit zu spielen, der starke Interessenseinengung, wenig Neugier und Erkundungsdrang (vgl. Mittler, 1973) ist ein großer Teil herkömmlicher Testverfahren „für autistische Kinder überhaupt nicht geeignet und manche standardisierten Test zeigen eher die Probleme der Kinder auf, als daß sie in der Lage sind, Fähigkeiten widerzuspiegeln." (Bundesverband Hilfe für das autistische Kind, 1993, S. 9). Dennoch sind autistische Kinder nicht grundsätzlich „untestbar", wie der erfolgreiche Einsatz z.B. des P.E.P. (PsychoEducational Profile, Schopler & Reichler, 1981), das speziell für diese Zielgruppe konzipiert wurde, zeigt. Soweit es möglich ist, sollte eine psychometrische bzw. entwicklungsorientierte Befunderhebung angestrebt werden, da Intelligenz und Sprachentwicklung im Kindesalter die prognostisch relevantesten Prädiktoren für die weitere Entwicklung darstellen (Rutter, 1973). Schließlich ist darüber hinaus eine somatische Abklärung notwendig, da Autismus auch aufgrund eines medizinischen Krankheitsfaktors (z.B. Tuberöse Sklerose, Poustka, 1998a) zustande kommen kann, der dann entsprechend behandelt werden muß.
Dieser kurze Abriß notwendiger diagnostischer Schritte zeigt sehr deutlich, daß bei der Diagnosefindung idealerweise ein multidisziplinäres Team beteiligt sein sollte.

2.4 Differentialdiagnostik

Aufgabe der Diagnostik ist es nicht nur, eine bestimmte Diagnose zu fällen, sondern auch, verschiedene Diagnosen voneinander abzugrenzen bzw. auszuschließen. Vor allem der frühkindliche Autismus tritt häufig komorbid mit einer ganzen Reihe von anderen Entwicklungsverzögerungen, psychiatrischen Syndromen und medizinischen Krankheitsfaktoren auf (für eine Übersicht s. Gill-

berg & Coleman, 1992). Zudem ist auch eine differentialdiagnostische Abgrenzung zu vielen anderen Störungen notwendig, die z.T. eine ähnliche Symptomatik aufweisen. Aufgrund der Fülle möglicher Überschneidungen zu anderen Störungen soll hier nur eine Auswahl der wichtigsten Abgrenzungen exemplarisch dargestellt und die wesentlichen differenzierenden Symptome kurz diskutiert werden. Die folgenden Ausführungen beziehen sich in erster Linie auf eine Abgrenzung zum frühkindlichen Autismus. Die differentialdiagnostischen Kriterien haben jedoch in der Regel dieselbe Gültigkeit auch für das Asperger Syndrom. Im Gegensatz zur autistischen Störung schließt eine geistige Behinderung und/ oder eine Sprach(entwicklungs)störung die Diagnose eines Asperger-Syndroms jedoch von vornherein aus.
Innerhalb der Gruppe der Tiefgreifenden Entwicklungsstörungen muß v.a. eine Diagnose des Rett-Syndroms sowie des Heller-Syndroms abgeklärt werden, da Autismus bzw. das Asperger-Syndrom und eine andere Tiefgreifende Entwicklungsstörung sich gegenseitig ausschließen.

- Das **Rett Syndrom** wurde bislang nur bei Mädchen beobachtet. Nach einer anfänglich normalen Entwicklung kommt es innerhalb der ersten zwei Lebensjahre zu einem Verlust erworbener Fähigkeiten wie z.B. der Sprache. Wie bei vielen autistischen Kindern zeigt sich auch hier häufig ein sozialer Rückzug. Charakteristisch für das Rett-Syndrom sind u.a. aber eine Verlangsamung des Kopfwachstums wie auch typische wringende Handwaschbewegungen (Lindberg, 1991; Rett, 1966; Trevarthen et al., 1996).
- Das **Heller-Syndrom** (auch **Desintegrative Psychose**) ist sehr viel seltener (ca. 1,7 auf 100 000) (Fombonne, 2002) als Autismus. Auch Kinder mit dieser Störung durchschreiten zunächst eine Phase normaler Entwicklung, die meist über das dritte Lebensjahr hinaus geht (Heller, 1907). Allerdings kommt es auch hier zu dramatischen Verschlechterungen mit einem Verlust erworbener Fähigkeiten wie Sprache oder Selbsthilfefertigkeiten (Mouridsen, Rich & Isager, 1998). Kinder mit Heller-Syndrom sind bei einem voll ausgebildeten Störungsbild autistischen z.B. in den sehr begrenzten Kommunikationsfähigkeiten sehr ähnlich. Ein wesentliches unterscheidendes Merkmal ist neben dem relativ späten Einsetzen der Störung v.a. der weitere Verlauf, der beim Heller-Syndrom mit weiteren Verschlechterungen im intellektuellen wie auch lebenspraktischen Bereich viel ungünstiger ist als beim Autismus (Remschmidt, 1994; Volkmar, 1992).
- Früher wurde Autismus häufig auch als eine besondere (weil sehr früh einsetzende) Form der **Schizophrenie** angesehen. Bei beiden Störungen können sehr ähnliche Auffälligkeiten im Sozialverhalten (z.B. Ablehnen von Kontakt zu anderen oder Negativismus), der Sprache (z.B. Neologismen) oder hinsichtlich der Einengung auf sehr spezielle Interessen oder Gegenstände zu finden sein (Frith, 1992; Strunk, 1994). Allerdings machten sowohl Kanner (1943) als auch Asperger (1944) bereits in ihren Erstbeschreibungen des Au-

tismus deutlich, daß es sich hierbei nicht um eine Psychose handelt (auch wenn Kanner (1949) später wieder von dieser Position abrückte). Neben einem unterschiedlichen Beginn der Störung, der bei der Schizophrenie selten vor der Pubertät, nie jedoch vor dem 5. Lebensjahr (Wing, 1997a), zu erwarten ist, zeigen sich beim Autismus z.B. nicht die typischen psychotischen Symptome wie Halluzinationen oder Wahnvorstellungen (Howlin, 1998). Was den Verlauf anbetrifft, so sind bei der Schizophrenie anders als beim Autismus auch immer wieder Phasen der Remission zu beobachten (Mesibov, 1991). Nichtsdestotrotz ist es in seltenen Fällen möglich, daß eine Schizophrenie komorbid mit Autismus auftreten kann (Volkmar & Lord, 1998).

- Auffälligkeiten im Muster sozialer Beziehungen kommen auch bei der **reaktiven Bindungsstörung** des Kindesalters vor. Wie beim Autismus können diese sich sowohl als Unfähigkeit zum Aufbau zwischenmenschlicher Beziehungen wie auch als unkritische Distanz gegenüber Fremden manifestieren. Allerdings ist die Ursache einer reaktiven Bindungsstörung in einer Vernachlässigung bzw. Mißhandlung durch die Bezugspersonen zu sehen. Im Gegensatz zum Autismus bilden sich die abnormen sozialen Reaktionsmuster bei einer Veränderung der Umgebung mit einem kontinuierlichen positiven Beziehungsangebot weitgehend zurück. Außerdem treten hier nicht die für den Autismus typischen Stereotypien und Beeinträchtigungen der Kommunikation auf (Janetzke, 1993).
  Ein der reaktiven Bindungsstörung sehr ähnliches Störungsbild wird hin und wieder in der kinder- und jugendpsychiatrischen Literatur diskutiert. Auch der **„psychogene Autismus“** entsteht reaktiv auf ungünstige Bedingungen der sozialen Umwelt und ist bei einer entsprechenden Milieuveränderung ebenso reversibel (Nissen, 1994).
- Die Differentialdiagnose zwischen Autismus und einer **geistigen Behinderung** kann u.U. problematisch sein, zumal Autismus in knapp ¾ der Fälle mit einer Intelligenzminderung einhergeht (Frith, 1992). Die Abgrenzung zu einer (reinen) mittelgradigen bzw. schweren **Oligophrenie** (mit einem IQ von < 50) kann schwierig sein, weil auch hier auffallende motorische Stereotypien (Eggers, 1994) oder Perseverationen im Sinne eines Haftens an einem bestimmten Thema (Kehrer, 1995) vorkommen können. Auch bei geistig behinderten Kindern zeigt sich häufig ein für ihr chronologisches Alter auffälliges Sozialverhalten. Allerdings entspricht es in der Regel ihrem allgemeinen Entwicklungsalter. Es handelt sich hier also eher um eine *quantitative* (im Sinne einer Retardierung) und nicht wie bei den autistischen Kindern um eine *qualitative* Veränderung der sozialen Interaktion (Kusch & Petermann, 1991a). Bei vorhandener Sprache können zusätzlich die für autistische Kinder charakteristischen Phänomene der Echolalie, der pronominalen Umkehr sowie einer fehlenden Stimmodulation als Unterscheidungsmerkmale herangezogen werden (Schmidt, 2000). Beim Autismus findet man im Vergleich

zur geistigen Behinderung eine größere Diskrepanz zwischen verbalen und nicht-verbalen Fähigkeiten (Howlin, 1998), die sich auch in einem entsprechenden Intelligenzprofil mit schlechten Leistungen bei abstrakten und sprachlichen Aufgaben sowie bei Verständnisfragen niederschlägt (Steinhausen, 1996). Je tiefgreifender jedoch die geistige Behinderung und je niedriger dementsprechend das allgemeine Entwicklungsniveau ist, desto schwieriger ist es zu entscheiden, ob es sich um eine Intelligenzminderung mit oder ohne Autismus handelt.

- In der frühen Kindheit kann es problematisch sein, zwischen Kindern mit einer **Sprachentwicklungsstörung** und autistischen zu unterscheiden. Kinder mit einer **expressiven Sprachstörung** haben zwar auch Schwierigkeiten, sich sprachlich zu äußern, aber anders als autistischen fällt es ihnen viel leichter, ihre kommunikativen Defizite durch alternative Formen wie Gestik oder Mimik zu kompensieren. Die soziale Interaktion mit Erwachsenen funktioniert dementsprechend relativ gut, die Beziehungen zu den Gleichaltrigen sind jedoch zwangsläufig etwas eingeschränkt (Howlin, 1998). Bei einer **rezeptiven Entwicklungsdysphasie** können autismusähnliche Symptome wie ritualistische Verhaltensweisen, Sprachauffälligkeiten (z.B. Echolalie) sowie eine Beeinträchtigung der reziproken sozialen Interaktion auftreten. Im Vergleich zum Autismus ist die Störung der sozialen Beziehungen jedoch nicht so schwerwiegend (s. z.B. Bartak, Rutter & Cox, 1977), zumal Kinder mit einer rezeptiven Sprachstörung – auch wenn sie eine sprachliche Äußerung nicht verstehen – sich einem Sprecher gegenüber in der Regel aufmerksam und responsiv verhalten (Kanner, 1949; Konstantareas, 1993). Außerdem zeigen Kinder mit einer Sprachentwicklungsstörung allgemein bessere intellektuelle Leistungen als autistische (Mesibov, 1991).
- Eine v.a. im Zusammenhang mit dem Asperger-Syndrom relevante Differentialdiagnose betrifft die Abgrenzung zur **schizoiden Persönlichkeitsstörung**. Überlappungen zwischen beiden Störungsbildern zeigen sich v. a. in Abnormitäten der sozialen Interaktion, die sich aber auf eine unterschiedliche Art und Weise manifestieren (Tantam, 2000). Kennzeichen für die schizoide Persönlichkeitsstörung sind eher emotionale Kälte bzw. Distanziertheit (z.T. aber auch Überempfindlichkeit) und Introversion (Tantam, 1991).

3 Häufigkeit autistischer Störungen

Die früheste epidemiologische Studie zum Autismus stammt aus England aus dem Jahr 1963/64 (Lotter, 1967). In der Folge wurden weitere Untersuchungen in verschiedenen Ländern mit unterschiedlichen Populationen und Methoden durchgeführt. Fombonne (1998) diskutiert die Ergebnisse von 19 relevanten Studien bis zum Jahr 1997 aus 10 verschiedenen Ländern. Die Gesamtzahl der untersuchten Personen betrug insgesamt mehr als 4 Millionen, wobei die meisten zwischen 5 und 12 Jahren alt waren. Die meisten Studien gingen nach einem 2- oder mehrstufigen Design vor, um autistische Personen in einer bestimmten Population zu identifizieren. In einer ersten Screeningphase wurden z.B. Ärzte angeschrieben und gebeten, Eltern von Kindern, bei denen der Verdacht auf Autismus besteht, auf eine Teilnahme an der Studie anzusprechen. Da jedoch nicht alle Eltern kooperierten, ist davon auszugehen, daß die geschätzten Häufigkeiten in den betreffenden Studien die wahre Prävalenz eher unterschätzen. In der anschließenden Assessmentphase wurden die in Frage kommenden Kinder einer intensiven Untersuchung bzw. Testung unterzogen. Da sich die Konzeptionen von Autismus in den 30 Jahren, in denen die verschiedenen Studien durchgeführt wurden, immer wieder wandelten, wurden in den Untersuchungen auch unterschiedliche diagnostische Kriterien verwendet, was eine Vergleichbarkeit erschwert.

3.1 Geschlechterunterschiede

Die Angaben zum Geschlechterverhältnis zwischen Jungen und Mädchen schwanken je nach Studie zum Teil beträchtlich und liegen zwischen 1,3:1 und 16:1 zugunsten der Jungen. Auch wenn damit eine Festlegung auf einen bestimmten Wert nicht möglich erscheint, so kann doch festgehalten werden, daß in keiner Studie mehr Mädchen als Jungen identifiziert wurden, was auch der klinischen Erfahrung entspricht. Gewichtet man jede Angabe zum Geschlechterverhältnis entsprechend der Stichprobengröße der jeweiligen Untersuchung, so erhält man einen Wert von 3,7. Differenziert man zusätzlich nach dem Intelligenzniveau, so zeigt sich, daß im normalen Bereich die Geschlechterunterschiede viel stärker ausgeprägt (im Schnitt 6,0) sind als bei mittlerer bzw. starker Retardierung (im Schnitt 1,7).

3.2 Prävalenzschätzungen

Die von Fombonne (1998) angeführten Studien liefern Häufigkeitsschätzungen, die zwischen 0,7 und 15,5 pro 10 000 liegen (bei einem Median von 4,8). Prävalenzraten korrelieren dabei negativ mit der Stichprobengröße. Eine gewichtete Durchschnittsschätzung von 18 Studien ergibt dabei eine Prävalenzschätzung von 4,01 auf 10 000. Diese Angaben beziehen sich alle zunächst jedoch nur auf den frühkindlichen Autismus. In Deutschland würden demnach schätzungsweise 40 000 autistische Personen leben. Prämissen für eine solche Schätzung sind, daß erstens Autismus in Deutschland so häufig ist wie in den Ländern, in denen die epidemiologischen Studien durchgeführt wurden, daß zweitens Autismus von frühester Kindheit an besteht und in allen Altersstufen gleich häufig vorkommt und daß drittens autistische Menschen im Durchschnitt nicht früher sterben als andere (Niekisch, 1992).

Epidemiologische Studien zur Prävalenz des Asperger Syndroms gibt es kaum, zumal diese Störung erst relativ spät in die gängigen Diagnosesysteme aufgenommen wurde. Die von Ehlers und Gillberg (1993) in Schweden durchgeführte Untersuchung ergab eine Häufigkeit von 7,1 auf 1000 Kinder zwischen 7 und 16 Jahren bei Zugrundelegung der ICD-10 Kriterien. Allerdings bleibt unklar, ob die Störung bei allen diagnostizierten Kindern auch tatsächlich eine klinische Relevanz besaß (vgl. Remschmidt, 2000).
Die Frage nach einer möglichen Zunahme autistischer Störungen über die Zeit kann anhand der vorliegenden Studien wegen mangelnder Vergleichbarkeit sowie methodischer Schwächen nicht endgültig geklärt werden (vgl. Wing, 1996). Zumindest konnten keine signifikanten Korrelationen zwischen der Prävalenzrate und dem Publikationsjahr der Untersuchungen festgestellt werden. Spekulationen über eine wachsende Häufigkeit autistischer Störungen gründen sich nach Fombonne (1998) deswegen auch eher auf Artefakte als auf validen Daten. Ebenso konnte die Vermutung, das Auftreten von Autismus stehe in Beziehung zur sozialen Schicht bzw. zum Bildungsniveau der Eltern, nicht bestätigt werden (vgl. Wing, 1980).

4 Ätiologie und Pathogenese

Die Vorstellungen, welche Faktoren für die Verursachung von Autismus verantwortlich sind, haben sich in den vergangenen 5 Jahrzehnten immer wieder stark gewandelt (s. Wing, 1997c). Mittlerweile ist klar, daß es sich beim Autismus um ein polyätiologisches Syndrom (Weber, 1988) handelt und alle monokausalen Erklärungsversuche zu kurz greifen. Erst das Zusammenwirken mehrerer unterschiedlicher Bedingungen und Faktoren (sogenannte Multikausalität) führt zur Entstehung des Störungsbildes. Außerdem muß bei einer differentialätiologischen Betrachtungsweise auch der Tatsache Rechnung getragen werden, daß Bedingungen zu unterschiedlichen Phasen der ontogenetischen Entwicklung als prädisponierende, auslösende oder aufrechterhaltende Faktoren wirksam sein können (vgl. Kusch & Petermann, 1991a). Da jedoch die Anzahl als auch die Kombination der verursachenden Faktoren individuell variieren (Janetzke, 1993) ist auch der autistische Phänotyp ausgesprochen heterogen. Bislang sind einzelne Verursachungshypothesen nur auf Subgruppen innerhalb des autistischen Spektrums anwendbar, da kein Modell so umfassend ist, daß es alle autismusspezifischen wie auch begleitende Symptome bei allen betroffenen Personen befriedigend erklären kann (Bailey et al., 1996).
Die einzelnen Verursachungstheorien machen unterschiedliche Grundannahmen, ob beispielsweise Autismus eher als vererbte oder primär als erworbene Störung anzusehen ist. Psychologische Autismustheorien, die neurobiologisch fundiert sind, lassen sich in bottom up und top down Ansätze untergliedern. Bottom up Theorien gehen davon aus, daß Störungen auf Hirnstammebene (z.B. Regulati-

onsstörungen der Aufmerksamkeits- und Erregungskontrolle, vgl. Petermann, Kusch & Niebank, 1998) zu spezifischen höherkortikalen Beeinträchtigungen (z.B. bei der Bewertung von Informationen, vgl. Kischkel, 1988) führen. Top down Ansätze gehen dagegen von einer umgekehrten Wirkrichtung aus.
Die Ursachenforschung zum Autismus hat mittlerweile einen solchen Umfang angenommen, daß sie an dieser Stelle nur ganz grob umrissen werden kann. Dzikowski hat 1993 eine Dokumentation zusammengestellt, in der 60 (!) Theorien zur Entstehung autistischer Störungen aufgeführt werden. Je nach Schwerpunktsetzung kann man die einzelnen Verursachungshypothesen in bestimmte Kategorien zusammenfassen, die im folgenden dargestellt und durch Beispiele veranschaulicht werden. Bei den folgenden Beispielen – von denen einige aktuelle Forschungsbefunde wiedergeben, andere eher von historischem Interesse sind – handelt es sich um eine Auswahl wichtiger Theorien, ohne daß jedoch ein Anspruch auf Vollständigkeit erhoben werden kann.

4.1 Psychogene Verursachungstheorien

Hauptmerkmal dieser Gruppe von Verursachungshypothesen ist die starke Betonung der (gestörten) Beziehung des Kindes zu seiner unmittelbaren Umwelt sowie den primären Bezugspersonen. Im Zusammenhang damit wird eine mangelnde oder ganz ausbleibende Entwicklung eines Selbstkonzeptes postuliert.

- Angeregt durch Äußerungen von Kanner (1949) über bestimmte Charakteristika der Eltern autistischer Kinder waren es anfangs vorwiegend psychoanalytisch orientierte Modelle, die die allgemeine Meinung über die Verursachung von Autismus dominierten (Wing, 1997c). Zu den bekanntesten Vertretern dieser Richtung gehört Bruno Bettelheim, der ab 1944 in der Orthogenetic School of Chicago mit autistischen und psychotischen Kindern arbeitete. Bettelheim sieht als kritischen Auslöser für Autismus eine Umwelt, die das Kind als (zu) wenig responsiv erlebt. Eine gestörte Kommunikation zwischen der Mutter als primärer Bezugsperson und dem Säugling kann dabei sowohl durch Verstehensprobleme der Mutter bedingt sein, als auch durch unzureichende bzw. zu schwache Signale seitens des Kindes, um auf sich und seine Bedürfnisse aufmerksam zu machen. Durch diesen gestörten Verständigungsprozeß kann das Kind nicht die Erfahrung machen, daß es durch eigene Handlungen seine Umwelt zielgerichtet beeinflussen kann. In der Folge wird dadurch die Entwicklung von Autonomie sowie der Aufbau eines damit verbundenen Selbstkonzepts behindert, was bedeutet, daß das Kind quasi reaktiv auf die Umwelt autistisch wird (Bettelheim, 1977). Obwohl Bettelheim selbst sich von direkten Schuldzuweisungen distanzierte, wurden nachfolgend die sogenannten (emotional kühl und distanzierten) „Kühlschrankmütter" als verantwortlich für den Autismus ihrer Kinder angesehen. Diese Ursachenzuschreibung wird heutzutage kaum noch ernsthaft diskutiert. Auch konnte Bettelheims Theorie einer milieureaktiven Entstehung von Autismus so nicht bestätigt werden. Außerdem ist anhand der Schriften Bettelheims nicht immer eindeutig zu entscheiden, ob es sich bei dem von ihm beschriebenen Klientel tatsächlich um autistische Kinder handelte (Dzikowski, 1993).

- 1984 legte der Nobelpreisträger Niko Tinbergen zusammen mit seiner Frau Elisabeth Tinbergen eine weitere Theorie zur Entstehung von Autismus vor. Die aus der Ethologie stammenden Forscher postulieren darin eine Reihe „autismogener Faktoren" (S. 119), die in unterschiedlichen Phasen wirksam werden. Pränatal können sich Infektionskrankheiten während der Schwangerschaft (z.B. Röteln), Mangelernährung oder Drogenkonsum, aber auch psychische Erkrankungen der Mutter (z.B. Angststörungen) ungünstig auswirken. Auch Geburtskomplikationen (wie z.B. Zangengeburt) können autismogene Wirkung haben. Die möglichen Autimus auslösenden Faktoren nach der Geburt sind sehr zahlreich. Beispielhaft sind hier eine Postpartum Depression der Mutter, Geburt eines Geschwisters in den ersten 2 ½ Lebensjahren, ängstlich-unsichere Mütter oder psychosoziale Belastungen in der Familie wie z.B. Scheidung der Eltern zu nennen. Der Wirkmechanismus der autismogenen Faktoren ist ein Motivationskonflikt, wie er auch aus der Tierverhaltensforschung bekannt ist: das Kind möchte sich bestimmten Personen und Situationen annähern, hat aber gleichzeitig das Bedürfnis, gerade diese Personen bzw. Situationen zu vermeiden. Tinbergen und Tinbergen (1984) sehen Autismus als eine emotionale Störung an, genauer gesagt als eine ängstlich dominierte Störung des emotionalen Gleichgewichts. Ihre Theorie hat wenig empirische Prüfung erfahren, zumal die Autoren selber zugeben, daß ihre Liste autismogener Faktoren „eher intuitiv gewonnen, als völlig gesichert ist" (S. 119).

4. 2 Genetische Verursachungstheorien

- Die Frage nach der Vererbbarkeit von Autismus, wurde ebenfalls schon relativ früh gestellt (Kanner, 1949). Besonders Asperger (1944), der auch die nähere Verwandtschaft seiner Patienten untersuchte, konnte bei ihnen ähnliche psychopathologische Auffälligkeiten finden, was durch neuere Untersuchungen bestätigt wurde (z.B. Bolton et al., 1994). Aufgrund der Tatsache, daß es sich bei den von Asperger beschriebenen Kindern fast ausschließlich um Jungen handelte, folgerte er, daß es sich bei der autistischen Psychopathie um „eine Extremvariante männlicher Intelligenz, des männlichen Charakters" (S. 129) handelte. Auch wenn man diese Auffassung Aspergers nicht weiter verfolgte und in der Folge genetische Entstehungstheorien sogar weitgehend verwarf, ging man gegen Ende der 70er Jahre der Frage nach einer genetischen (Mit-)Verursachung für Autismus anhand von Zwillingsuntersuchungen und Chromosomenanalysen wieder verstärkt nach (s. z.B. Tanguay, 2000). In ihrer klassischen formalgenetischen Studie von 1977 untersuchten Folstein und Rutter 21 Zwillingspaare, von denen mindestens ein Zwilling autistisch war. Es zeigte sich, daß bei den 11 eineiigen Paaren immer beide Kinder autistisch waren, während das bei den zweieiigen nur 1 Mal der Fall war. Bei Ritvo et al. (1985), die 40 Zwillingspaare untersuchten, finden sich Konkordanzraten von 95,7% für die monozygoten (bei 22 von 23 Paaren waren beide Zwillinge autistisch) und 23,5% für die dizygoten Paare (bei 4 von 17 Paaren waren beide Kinder von Autismus betroffen). Tsai (1996) führt verschiedene Untersuchungen an, die belegen, daß auch 2-6% der Geschwister von autistischen Kindern von dieser Störung betroffen sind. Im Vergleich zur Normalpopulation haben sie damit ein um das mindestens 50fache erhöhte Risiko für Autismus. Zur Zeit wird international an der molekulargenetischen Erforschung des Autismus gearbeitet (z.B. Poustka, 1998a). Man geht davon aus, daß die Störung nicht durch ein einzelnes Gen ausgelöst wird, sondern durch mehrere (interagierende) Gene bedingt ist (Epistasis), die während der Hirnentwicklung – möglicherweise bereits in den ersten Schwangerschaftswochen – wirksam sind (vgl. Rodier, 2000). Gegenwärtig werden v.a. Kandidatenregionen auf den Chromosomen 7 und 16 in Verbindung mit Autismus gebracht (Poustka, 1998a). Allerdings ist weiterhin unklar, ob die variablen klinischen Erscheinungsformen autistischer Störungen (mit unterschiedlichen Verhaltensmustern und intellektuellen Leistungsniveaus) auf eine genetische Heterogenität zurückzuführen sind oder eher als verschiedenartige Ausprägungen desselben Genotyps angesehen werden müssen. Autismus wird heutzutage zu den psychiatrischen Störungen mit der höchsten Heridität gerechnet. Die Frage ist nicht mehr, *ob* Autismus eine genetische Basis hat, sondern *wie* diese genau aussieht, welche spezifischen Gene beteiligt sind und wie sie wirken (Bailey et al., 1996; Szatmari & Jones, 1998).

4.3 Verursachungstheorien im Zusammenhang mit medizinischen Krankheitsfaktoren

Die Angaben, wie häufig Autismus kombiniert mit einem spezifischen medizinischen Krankheitsfaktor auftritt, variieren zwischen 37% (Gillberg, 1992) und ca. 10% (Rutter, Bailey, Bolton & Le Couteur, 1994, zitiert nach Howlin, 1998). Allerdings ist es allein aufgrund des gemeinsamen Auftretens noch nicht möglich, Aussagen über kausale Zusammenhänge zu machen, da möglicherweise ein gemeinsamer (unbekannter) Faktor für die Entstehung sowohl von Autismus als auch der begleitenden Störungen verantwortlich ist. Nichtsdestotrotz ist die Verbindung von Autismus mit bestimmten – vornehmlich genetischen – Erkrankungen eindeutig belegt.

- So erfüllen über die Hälfte der von **Tuberöser Sklerose** (Synonym: Morbus Pringle) befallenen Kinder auch die Kriterien für Autismus (Eggers, 1994). Bei der Tuberösen Sklerose, die in der Regel mit einer geistigen Behinderung einhergeht, handelt es sich um eine Gewebsdysplasie mit der Neigung zu Tumorwachstum. Begleitende Symptome sind Depigmentierungen der Haut, Epilepsie sowie periventrikuläre Verkalkungen (Schulte, 1993). Die Inzidenzschätzungen der Tuberösen Sklerose in der gesamten autistischen Population ist im Vergleich zur Normalpopulation (ca. 0,03%) relativ hoch und bewegt sich zwischen 0,4 und 3% (Smalley, Smith & Tanguay, 1991, zitiert nach Howlin, 1998).
- Beim **Fragilen X-Syndrom** (Synonyme: Martin Bell Syndrom, Marker X-Syndrom) handelt es sich ebenfalls um eine chromosomale Aberration, bei der das X-Chromosom am distalen Ende des langen Arms eine fragile Stelle aufweist. Mit einer Inzidenz von 0,1% ist das Fragile X-Syndrom nach dem Down-Syndrom die häufigste Ursache für geistige Behinderung (Eggers, 1994). Die Schätzungen zur Konkordanzrate von Autismus und dem Fragilen X-Syndrom sind ebenfalls sehr unterschiedlich und wurden in letzter Zeit immer mehr nach unten korrigiert. Mittlerweile geht man davon aus, daß 2-3% der autistischen Personen auch von einem Fragilen X-Syndrom betroffen sind (z.B. Bailey et al., 1993, zitiert nach Turk & Graham, 1997).

4.4 Neurobiologische Verursachungstheorien

Neurobiologische Entstehungsmodelle zum Autismus beziehen sich vor allem auf anatomische bzw. hirnorganische sowie neurochemische Untersuchungen. Ähnlich wie bei der Genetik erhielt auch diese ab den 60er Jahren immer stärker werdende Forschungsrichtung Aufschwung durch die Entwicklung neuer technischer Möglichkeiten (v.a. auf dem Gebiet der bildgebenden Verfahren). Damit etablierte sich auch eine Gegenposition zu der Vorstellung, Autismus sei eine rein psychologische Störung, bei der keine somatischen Korrelate nachzuweisen sind (vgl. Trevarthen et al., 1996).

Poustka (1997) beziffert anhand eigener Untersuchungen den Anteil autistischer Personen mit neurologischen Auffälligkeiten (z.B. Abnormitäten im EEG bei über 50%, Begleitbewegungs- und Gleichgewichtsstörungen, abnorme Muskelgrundspannung) auf insgesamt 75%. Auch das relativ häufige Vorkommen von Anfallsleiden von 25-30% spricht für eine organische (Mit-) Verursachung beim Autismus. Obwohl eine Reihe interessanter neurobiologischer Befunde vorliegen, tun sich bei deren Interpretation einige Schwierigkeiten auf. Zunächst einmal wurden in den meisten Studien, die spezifische Ergebnisse (z.B. über bestimmte hirnorganische Veränderungen) vorweisen können, in der Regel nur eine geringe Anzahl von Personen untersucht, so daß die Befunde möglicherweise nur für bestimmte Subgruppen zutreffen, zumal eine Replikation in anderen Studien häufig nicht gelang. Darüber hinaus wurden oft Jugendliche bzw. junge Erwachsene untersucht, was aber bedeutet, daß aus den gefundenen Auffälligkeiten nicht zwangsläufig die verursachenden Faktoren in der Kindheit oder gar der pränatalen Phase abgeleitet werden können (vgl. Howlin, 1998). Problematisch bei älteren Studien ist die Verwendung unterschiedlicher diagnostischer Kriterien bei der Untersuchungspopulation. So konstatiert Poustka, daß trotz der intensiven Forschungsbemühungen „die neurobiologischen Grundlagen des Autismus [...] außerordentlich unklar geblieben" sind (1997, S. 29). Auch bei offensichtlichen Befunden bleiben die Beziehungen zwischen der organischen Ätiologie und der Syndrompathogenese in der Regel nur spekulativ.

- **Neuroanatomische Befunde**
  Die bislang umfassendste Untersuchung hirnanatomischer Veränderungen wurde von Baumann und Kemper (zusammenfassend 1994 dargestellt) im Rahmen ihrer Autopsiestudien vorgelegt, die 6 autistische Personen im Alter von 9 bis 29 Jahren umfaßte. Grobe Abnormalitäten konnten nicht festgestellt werden. Allerdings wurde in verschiedenen Bereichen des limbischen Systems (z.B. dem Hippocampus) eine Verringerung der Neuronengröße mit einer einhergehenden größeren Dichte der Nervenzellen gefunden. Außerdem zeigte sich bei allen untersuchten Gehirnen eine signifikante Verringerung der sog. Purkinjezellen im Kleinhirn. Die Autoren gehen davon aus, daß diese Abweichungen ihren Ursprung bereits in der Fetalentwicklung haben und postulieren somit einen pränatalen Beginn der Störung, die sich dann im Verlauf der weiteren Entwicklung nach der Geburt manifestiert. Anhand ihrer Befunde versuchen Baumann und Kemper autistische Symptome zu erklären. So gehen sie davon aus, daß das deklarative Gedächtnis, welches mit allen sensorischen Modalitäten verknüpft ist, Fakten/ Ereignisse/ Erfahrungen verarbeitet und für die Integration und Generalisation von Informationen zuständig ist, vom Hippocampus, der Amygdala und den angrenzenden Bereichen abhängt. Das prozedurale Gedächtnis hingegen, welches das Lernen von Fertigkeiten und die automatische Reiz-Reaktions-Verbindung beinhaltet, steht mit dem Striatum und dem Neokortex in Verbindung. Die frühe Störung des deklarativen Gedächtnisses kann nach Baumann und Kemper dazu führen, daß der Erwerb und die Interpretation von Informationen, die im alltäglichen Leben in Form immer neuer Reize auf das Individuum einströmen, behindert oder ganz unmöglich gemacht wird. Diese Beeinträchtigung der Informationsverarbeitung kann dann zur autismusspezifischen Störung der Kognitionen, der sozialen Interaktion und der Sprache führen. Repetitives, stereotypes Verhalten, zwanghaftes Beharren auf Gleicherhaltung der Umwelt (in der schon kleine Veränderungen eine große Verwirrung auslösen) sowie

gute Gedächtnisleistungen beim Auswendiglernen von Informationen können so bei autistischen Personen plausibel erklärt werden.
Der wohl am besten replizierte hirnorganische Befund betrifft ein erhöhtes Hirnvolumen sowie einen vergrößerten Kopfumfang (Bailey et al., 1996), wobei letzteres schon von Kanner (1943) beschrieben worden ist (für eine ausführlichere Darstellung s. Goldberg, Szatmari & Nahmias, 1999).

- **Neurochemische Befunde**
  Bei neurochemischen Untersuchungen zeigten sich in mehreren Studien eine Erhöhung des Neurotransmitters Serotonin (z.B. im Blut, im Urin oder im cerebrospinalen Liquor). Ungefähr ein Viertel bis ein Drittel aller autistischen Personen waren betroffen, wobei auch ihre Eltern und Geschwister dieselben Auffälligkeiten aufwiesen (für eine Übersicht s. Poustka, 1997; 1998b). Die erhöhte Serotoninkonzentration in den Blutplättchen wirkt sich möglicherweise schädigend auf die Hirnentwicklung während der Schwangerschaft aus. Symptome wie stereotype Bewegungen oder Ängstlichkeit werden v.a. mit einer (verringerten) Verfügbarkeit von Tryptophan (Vorstufe des Serotonins) in Verbindung gebracht. Allerdings sind die Abweichungen im Serotoninhaushalt nicht als autismusspezifisch anzusehen, da sie auch bei anderen Störungen wie Aggressivität, Depression oder Schizophrenie festgestellt wurden.

4.5 Psychologische Verursachungstheorien

Bei den psychologischen Verursachungstheorien des Autismus handelt es sich meist um theoretische Modelle, die Störungen bei der Informations- und/ oder Wahrnehmungsverarbeitung zu erklären versuchen. Die beobachtbaren autistischen Symptome werden dabei in direkte Beziehung zu den postulierten Defiziten gesetzt. Die Frage nach der Ursache der psychologische Störung wird in den jeweiligen Theorien entweder gar nicht tangiert oder aber man greift zu ihrer Beantwortung auf bereits existierende Modelle (v.a. neurobiologischer Art) zurück. Nichtsdestotrotz gelingt es diesen Ansätzen, unterschiedliche Befunde zum Autismus in ein übergreifendes (entwicklungs)psychologisches Rahmenkonzept zu integrieren und plausibel zu machen.

- **Theory of Mind, exekutive Funktionen und zentrale Kohärenz**
  Nach der kognitiven Wende in der Psychologie wurde ab den 70er Jahren auch im Bereich Autismus an der Formulierung kognitiver Hypothesen zur Entstehung dieser Störung gearbeitet. Vor allem die Untersuchungen zur sogenannten „Theory of Mind“ sind dabei zu einem beliebten Forschungsfeld geworden. Der Begriff „Theory of Mind“ wurde 1978 von Premack und Woodruff im Rahmen ihrer Untersuchungen mit Schimpansen eingeführt, um damit die Fähigkeit zu bezeichnen, geistige Zustände (z.B. wissen, glauben, denken, ...) bei sich selbst sowie anderen wahrzunehmen und zu verstehen.

Mentale Zustände können jedoch nicht direkt beobachtet werden, sondern müssen anhand des gezeigten Verhaltens erschlossen werden (Morton, 1991). Das Wissen um die Tatsache, daß das Verhalten von Personen stark durch ihren Glauben und ihr Wissen, ihre Gedanken, Pläne und Absichten determiniert ist und daß diese in der Interaktion entsprechend berücksichtigt werden müssen, ist eine Voraussetzung für komplexere reziproke soziale Beziehungen (Prior & Ozonoff, 1998). Diese Fähigkeit, die sich bei normalen Kindern innerhalb der ersten 4 Lebensjahre zu entwickeln beginnt (Wellman, 1996), ist ganz offensichtlich spezifisch bei autistischen Kindern gestört (Baron-Cohen, 1989; s. aber hierzu auch Peterson & Siegal, 1995). Leslie (1987) führt diese psychologische Beeinträchtigung auf die Unfähigkeit zum Umgang mit Metarepräsentationen zurück. Metarepräsentationen kommen dadurch zustande, daß man von einer primären Repräsentation, die das Produkt perzeptueller und damit verbundener schlußfolgernder Prozesse ist (z.B. „Ich habe die Vorstellung von einer Banane"), eine sekundäre (z.B. „Ich habe die Vorstellung, daß diese Banane ein Telefon ist") formt, was eine Voraussetzung für das „So-tun-als-ob-Spielen" ist. Hierfür ist es genauso wie zur Ausbildung einer Theory of Mind jedoch notwendig, eine Entkopplung der primären von der sekundären Repräsentation vorzunehmen, beispielsweise um vorhersagen zu können, wie sich jemand aufgrund seines Glaubens hinsichtlich bestimmter Gegebenheiten verhalten wird (z.B. den Schrank öffnen, in der Meinung, daß sich dort die begehrte Schokolade befindet), auch wenn man selber weiß, daß diese Annahmen nicht mit der Realität übereinstimmen (die Schokolade ist im Kühlschrank). Angeregt durch die Untersuchung von Wimmer und Perner (1983) sind – je nach spezifischer Fragestellung – eine ganze Fülle verschiedener experimenteller Anordnungen entwickelt worden, um anhand von Geschichten, Puppen- oder Rollenspielen unterschiedliche Aspekte der Theory of Mind zu erfassen (für einen Überblick s. Baron-Cohen, Tager-Flusberg & Cohen, 1993; Happé, 1995). Die Experimente bezogen sich z.B. auf die Unterscheidung physikalischer Einheiten (z.B. Essen) von mentalen (Gedanken an Essen) (Baron-Cohen, 1989), auf das Erkennen nicht zutreffender Annahmen über die Realität (Baron-Cohen, Leslie & Frith, 1985; Roth & Leslie, 1991) sowie auf die Fähigkeit, andere absichtsvoll zu täuschen (Russel, Mauthner, Sharpe & Fidswell, 1991). Hier wurden bei autistischen Kindern tiefgreifende Defizite deutlich, die jedoch nicht auf eine mögliche Retardierung oder Sprachverständnisschwierigkeiten zurückzuführen waren, wie Untersuchungen mit Kontrollgruppen von normalen, geistig und sprachbehinderten Kindern, die hinsichtlich des chronologischen bzw. mentalen Alters parallelisiert wurden, zeigten (Perner Frith, Leslie & Leekam, 1989). Im Lichte des Theory of Mind Ansatzes scheinen viele Schwierigkeiten autistischer Kinder in der sozialen Interaktion (z.B. fehlende Empathie), Kommunikation (z.B. pragmatische Defizite) und Imagination (z.B.

vorstellungsmäßiges Symbolspiel) gut erklärbar. Vorläufer der gestörten Theory of Mind sind bereits gegen Ende des ersten Lebensjahres an einer Unfähigkeit zu geteilter Aufmerksamkeit erkennbar (Baron-Cohen & Swettenham, 1997).

Ein Problem für die Theory of Mind als primäres Defizit bei Autismus ergibt sich jedoch aus der Tatsache, daß die ersten sozialen Auffälligkeiten, die autistische von nichtautistischen Kindern differenzieren können, bereits viel früher auftreten als die Entwicklung grundlegender Theory of Mind Fähigkeiten (vgl. Klin, Volkmar & Sparrow, 1992). Darüber hinaus gibt es auch autistische Symptome, die sich nicht so ohne weiteres in dieses Konzept integrieren lassen wie z.B. repetitive Verhaltensweisen, Auffälligkeiten bei der Wahrnehmung oder auch Inselbegabungen. Aus diesem Grund wurde es um die Theorie gestörter exekutiver Funktionen (z.B. Hughes & Russel, 1993) sowie einer mangelnden zentralen Kohärenz ergänzt (z.B. Frith, 1991). Unter *exekutiven Funktionen* versteht man dabei z.B. Fähigkeiten wie flexible Aufmerksamkeitslenkung, zielgerichtetes Verhalten oder planvolle Problemlösestrategien (Baron-Cohen & Swettenham, 1997). In verschiedenen Untersuchungen konnte gezeigt werden, daß autistische Kinder hier schwerwiegende Defizite aufweisen, ganz ähnlich wie Personen mit Frontallappensyndrom (Neuhäuser & Heubrock, 2000), was umso interessanter ist, als daß Bereiche des Frontallappens als mögliche Kandidatenregionen der Theory of Mind Störung diskutiert werden. Dysfunktionen des Frontallappens könnten auch die Perseverationen und repetitiven Verhaltensweisen erklären. Allerdings sind die Beeinträchtigungen der exekutiven Funktionen nicht spezifisch für Autismus, da sie auch bei anderen psychiatrischen Störungen vorkommen wie z.B. Schizophrenie oder Aufmerksamkeitsdefizitsyndrom (Baron-Cohen & Swettenham, 1997).

Der Begriff *zentrale Kohärenz* bezeichnet die Fähigkeit, Einzelinformationen in einen bedeutungsvollen Gesamtkontext einzubetten (s. Frith, 1991). Die postulierte Schwäche einer zentralen Kohärenz im Wahrnehmen und Denken autistischer Kinder macht ihre intensive Beschäftigung mit einzelnen Details durchaus plausibel und könnte auch die Basis für Inselbegabungen darstellen.

Ein Problem der Theory of Mind Aufgaben bei autistischen Kindern ist – abgesehen davon, daß nicht alle dieser Art von Testung überhaupt zugänglich sind (Happé, 1995) – daß es immer einen gewissen Anteil gibt, der die Aufgaben bzw. einzelne Teile davon korrekt löst. Aus diesem Grund geht man vielfach davon aus, daß die Theory of Mind nicht als ein Alles-oder-Nichts-Prinzip anzusehen ist, sondern daß es sich beim Autismus um eine sehr starke Entwicklungsverzögerung der entsprechenden Fertigkeiten handelt (Eisenmajer & Prior, 1991). Autistische Kinder mit einem höheren Funktionsniveau sind daher in der Lage, Theory of Mind Fähigkeiten zu erwerben, auch wenn sie dafür möglicherweise viel mehr kognitive Anstrengungen im

Sinne eines antrainierten Regellernens unternehmen müssen (Frith, Morton & Leslie, 1991; Perner et al., 1989).

4.6 Fazit

Über keine kinderpsychiatrische Störung wurden so viele systematische Forschungsbemühungen angestellt wie beim Autismus (Bailey et al., 1996). Trotzdem kann bislang kein Verursachungsmodell für sich in Anspruch nehmen, eine allumfassende Erklärung für die Entstehung von Autismus bereitstellen zu können. Daher muß es das Ziel zukünftiger Forschungsbemühungen sein, die verschiedenen vorliegenden Befunde in ein übergreifendes bio-psycho-soziales Modell zu integrieren (z.B. Kusch & Petermann, 1991b). Die neurobiologischen und genetischen Faktoren stellen dabei die Grundlage der Störung im Sinne von Dispositionen bzw. auslösenden Bedingungen dar. Auf der psychischen Ebene sind Fähigkeiten oder auch Defizite etwa im Bereich der Informationsverarbeitung oder Aufmerksamkeitssteuerung relevant. Soziale Faktoren (z.B. soziale Integration oder die Bereitstellung von Fördermaßnahmen) schließlich können eine moderierende Funktion auf den Entwicklungsverlauf sowie weitere Auswirkungen der Störung ausüben. Im Moment konzentriert sich die Autismusforschung aufgrund der großen Komplexität der Thematik jedoch weniger auf die Entwicklung einer umfassenden Theorie, um die sozialen, kommunikativen, (psycho-)motorischen, perzeptuellen, emotionalen und kognitiven Auffälligkeiten beim Autismus zu erklären. Gegenwärtig ist man eher darum bemüht, Verbindungen zwischen einzelnen Verursachungshypothesen herzustellen (z.B. Rodier, 2000) und die Beziehungen zwischen autismusspezifisch gestörten Verhaltensweisen genauer zu präzisieren (Kusch & Petermann, 2000).

5 Therapie

Bei der großen Vielfalt in der Erscheinungsform autistischer Entwicklungsstörungen überrascht es nicht, daß es so viele unterschiedliche, ja teilweise widersprechende Antworten auf die Frage nach der Ursache dieser Störung gibt. Auf der anderen Seite sind die Antworten auf die Frage nach den Therapiemöglichkeiten ebenso vielfältig. Rimland (1994, zitiert nach Schopler, 1995) nennt über 100 Behandlungsmöglichkeiten, inklusive 30 medikamentöse Therapien, wobei es zwischen den einzelnen Ansätzen natürlich auch Überschneidungen gibt. Unter Therapie sollen hier alle Maßnahmen verstanden werden, "die geeignet sind, auf das autistische Syndrom positiv einzuwirken, seien sie psychotherapeutischer, pädagogischer, heilpädagogischer oder medizinischer Art" (Kehrer, 1989, S. 119).

Kanner (1943) publizierte seinen Artikel in einer Zeit, in der die Ideen Sigmund Freuds in der Psychologie und Psychiatrie eine dominierende Rolle spielten.

Dementsprechend waren auch in der Autismustherapie zunächst psychoanalytisch geprägte Behandlungen vorherrschend, die in der Frage nach der Verursachung von einer gestörten Mutter-Kind-Beziehung ausgingen. Als klar wurde, daß die psychoanalytischen Vorgehensweisen die erhofften Erfolge nicht brachten und die Evidenz für eine biologische Grundlage bei der Entstehung von Autismus wuchs, wurde die Ursache nicht mehr bei der Mutter, sondern wieder beim Kind gesucht. In der Folge wurden vermehrt Techniken zur Verhaltensmodifikation, z.T. in Kombination mit Psychopharmakobehandlung angewandt. Speziell abgestimmte pädagogische Programme fanden Eingang in Schulen und andere Einrichtungen. Je mehr man über Autismus forschte und wußte, desto zahlreicher wurden auch die Therapieansätze. Diese können hinsichtlich ihres Behandlungsschwerpunktes klassifiziert werden. Die zahlreichen Modelle zur Entwicklungsförderung tragen damit in gewisser Weise der Multikausalität und phänotypischen Vielfalt autistischer Störungen Rechnung.
Eine ursächliche Heilung ist beim Autismus bislang nicht möglich, daher sind auch die existierenden Therapien rein symptomatisch orientiert. Aufgrund der Tatsache, daß es sich um eine lebenslange Störung handelt, sind von kurzen und zeitlich sehr eng begrenzten Interventionen kaum langfristige Erfolge zu erwarten (Howlin & Rutter, 1987). Da autistische Kinder eine ganze Reihe sowohl autismusspezifischer als auch häufig damit assoziierter Symptome aufweisen, müssen Therapien individuell angepaßt und multimodal angelegt sein (Howlin, 1998). Eine solche Kombination verschiedener therapeutischer Ansätze erschwert allerdings auch Aussagen darüber, inwiefern bestimmte Erfolge auf spezifische Behandlungsformen zurückzuführen sind. Ein Effektivitätsnachweis für therapeutische Vorgehensweisen ist aber dringend notwendig, da auch an sich „unschädliche“ Interventionen einen negativen Effekt haben können, wenn sie wirkungsvolle Therapien verdrängen (vgl. Rogers, 1998). Um einem autistischen Kind die optimale (Kombinations-)Therapie zukommen zu lassen, ist es notwendig, sowohl klare Indikationsregeln (vgl. Rogers, 1996) für die Zuweisung einer bestimmten Behandlung bei einer bestimmten Symptomatik zu formulieren, als auch Subgruppen innerhalb des autistischen Spektrums zu identifizieren, die von einer bestimmten Behandlungsform am meisten profitieren (Celiberti, Alessandri, Fong, & Weiss, 1993). Es gibt eine große Variation in der Ansprechbarkeit autistischer Kinder auf verschiedene Behandlungsformen, wobei ein mangelnder Einsatz der Eltern als Erklärung für den Mißerfolg nicht ausreicht (Howlin & Rutter, 1987). Da sich die Symptomatik im Entwicklungsverlauf ändern kann, muß auch die Therapie entwicklungsbezogen sein und immer neu angepaßt werden (vgl. Campbell, Schopler, Cueva & Hallin, 1996; Kusch & Petermann, 2000).
Als interdependente Bausteine effektiver Therapieplanung bzw. -durchführung nennt Remschmidt (1998) 4 Prinzipien. Erstens ist ein ganzheitlicher Therapie- bzw. Förderansatz notwendig, der eine Gesamtentwicklung des Kindes zum Ziel

hat, wobei auch die Familie bzw. alle wichtigen Bezugspersonen eingebunden werden sollten. Zweitens muß dazu ganz klar festgelegt werden, welche konkrete Zielsymptome und –verhaltensweisen auf- bzw. abgebaut werden sollen. Hierfür muß man drittens die geeigneten Behandlungs- bzw. Fördermethoden (z.B. Verhaltenstherapie) auswählen. Viertens sind bei diesem Vorgehen Komponenten zu beachten, die sich bewährt und als wirksam erwiesen haben (z.B. strukturiertes Vorgehen). Wie wichtig eine funktionale Analyse von Verhaltensweisen bei der Entscheidung für ein bestimmtes Vorgehen ist, zeigt sich daran, daß ein und dasselbe Verhalten Folge von ganz unterschiedlichen Ursachen sein kann. Auslöser für Aggressivität kann z.B. Unfähigkeit zu effektiver Kommunikation, Suche nach Zuwendung und Aufmerksamkeit, körperliche Schmerzen und Krankheit und v.a.m. sein (vgl. Howlin, 1998). Die therapeutische Intervention wird aber je nach angenommener Ursache ganz unterschiedlich ausfallen.
Die hier im folgenden kurz skizzierten Therapieansätze gehör(t)en zwar zu den am weitesten verbreiteten Behandlungsformen von Autismus, stellen letztendlich aber nur einen Ausschnitt aus dem großen Repertoire an Interventionen dar. Für eine knappe Darstellung ist es unerläßlich, daß Sachverhalte zusammengefaßt und notwendigerweise auch verkürzt werden, so daß nur das Wesentliche erwähnt werden kann. Zudem sind die Abgrenzungen bestimmter Therapieformen voneinander z.T. auch künstlich, da häufig große Ähnlichkeiten beim methodischen Vorgehen bestehen und Unterschiede nur in der spezifischen Schwerpunktsetzung vorliegen.

5.1 Psychotherapien

Psychotherapien des Autismus – allen voran die psychoanalytisch orientierten – umfassen eine ganze Reihe unterschiedlicher theoretischer Konzeptionen und praktischer Umsetzungen. Zu den bekanntesten Vertretern der Psychoanalyse gehört in diesem Bereich nach wie vor Bruno Bettelheim (1977) mit seiner Milieutherapie, die er in der Orthogenetic School of Chicago durchführte. Als Voraussetzung für eine erfolgreiche Therapie sah Bettelheim eine radikale Veränderung der Lebensumwelt an, die geprägt ist durch Geborgenheit, Wertschätzung und Akzeptanz des Kindes sowie all seiner Verhaltensweisen. Aus diesem Grunde ist eine langjährige stationäre Betreuung notwendig, wobei der Kontakt zu den Eltern auf ein Minimum reduziert wird. Der Analytiker versucht, eine Umgebung zu schaffen, in der das Kind ein größtmögliches Maß an Autonomie hat und von sich aus den Wunsch hegt, zu anderen Menschen Kontakt aufzunehmen (Storck, 1977). Auch wenn diese Art der psychoanalytischen Behandlung und auch Bettelheim selbst stark kritisiert worden ist (vgl. Otto, 1992) – nicht zuletzt wegen mangelnder Effektivitätsnachweise (Howlin, 1997) – so wurden von ihr doch einige wertvolle therapeutische Prinzipien formuliert, die man bei jeder Art der Autismustherapie berücksichtigen sollte. So hat Bettelheim (1977) z.B. stets die Wichtigkeit betont, sich zuerst zu bemühen, sich in das Kind und seine Sichtweise von der Welt hineinzuversetzen, bevor man versucht, diese zu verändern.

Die heutigen psychoanalytisch ausgerichteten Autismustherapien weisen gegenüber der klassischen Psychoanalyse eine ganze Reihe von Modifikationen auf, da viele autistische Kinder die dafür notwendigen symbolischen und verbalen Fähigkeiten nicht besitzen. Im konkreten Vorgehen lassen sich viele Parallelen zur nondirektiven Spieltherapie (vgl. Axline, 1980; 1989) finden, wobei grundlegende psychoanalytische Konzeptionen (wie z.B. die Annahme einer Aktualisierung unbewußter Wünsche und Konflikte im therapeutischen Prozeß) beibehalten wurden. Der Schwerpunkt der psychoanalytischen Behandlung liegt auf der emotional-affektiven bzw. empathischen Störung, die im Vergleich zu den sprachlichen, sozialen und Lernproblemen als primär angesehen wird (Maratos, 1996). Bislang liegen allerdings keine systematischen Evaluationsstudien zu diesem Vorgehen vor (Howlin, 1997).

Ältere autistische Personen mit gutem intellektuellem Funktionsniveau können häufig von einer individuellen Psychotherapie sehr profitieren. Oftmals nehmen diese Jugendlichen bzw. Erwachsenen ihr Anders-Sein und ihre sozialen Schwierigkeiten sehr genau wahr und entwickeln Ängste oder Depressionen. Gespräche mit konkreten Ratschlägen zum Verhalten in konkreten Situationen können hier sehr hilfreich sein (Campbell et al., 1996).

5.2 Verhaltenstherapie

Die Verhaltenstherapie hat sich bei der Behandlung autistischer Störungen in besonderer Weise bewährt (Cordes, 1987; Howlin & Rutter, 1987; Kehrer, 1995). Nicht zuletzt deshalb werden die aus der Lernpsychologie abgeleiteten Prinzipien in vielen verschiedenen Kontexten eingesetzt (z.B. zum Abbau stereotyper Selbststimulation, vgl. Azrin, Kaplan & Foxx, 1973). Bregman und Gerdtz (1997) teilen die unterschiedlichen verhaltenstherapeutischen Ansätze in 3 Kategorien ein. Vorausgehende (antecedent) Interventionen werden eingesetzt, bevor ein bestimmtes Verhalten auftritt, um so Probleme von vornherein zu vermeiden (z.B. ein besonders strukturierter und vorhersagbarer Tagesablauf). Nachfolgende (consequent) Interventionen kommen unmittelbar als Konsequenz für ein bestimmtes Verhalten zum Einsatz (z.B. direktes Unterbinden von Selbststimulation). Die Entwicklung von Fertigkeiten (skill acquisition) schließlich soll dem Erwerb alternativer Verhaltensweisen dienen, um so die Häufigkeit und Stärke unangemessener Reaktionen zu reduzieren (z.B. durch Sozialtraining). Im Laufe der vergangenen Jahre wuchs immer mehr die Bedeutung des inzidentellen Lernens in natürlichen Situationen, in denen die Bedeutung des Gelernten für das Kind eine größere Rolle spielte (Bernard-Opitz, 1987). Im Zuge dessen wurde der Schwerpunkt von einem sehr starren, hochstrukturierten operanten Ansatz zur Therapie eng umgrenzter Verhaltensweisen zugunsten eines umfassenderen Behandlungskonzeptes verlagert, das u.a. ein größeres Gewicht auf eine Generalisierung des Gelernten sowie auf den Einbezug der Familien in die Therapie legte (für einen Überblick s. Celiberti et al., 1993). Therapie als kindzentrierte und Beratung als elternzentrierte Maßnahme sind zu wichtigen Elementen bei der verhaltenstherapeutischen Behandlung autistischer Kinder geworden (Howlin & Rutter, 1987). Eine wichtige Voraussetzung für eine erfolgreiche Intervention ist zudem eine funktionale Verhaltensanalyse, um die Beziehung zwischen dem Verhalten des Kindes und den entsprechenden Determinanten in der Umwelt zu erfassen. Erst dann kann sinnvoll geplant werden, wie die Kontingenzen bzw. Umweltbedingungen verändert werden, um erwünschtes Verhalten (z.B. positive soziale Interaktionen) auf- bzw. unerwünschtes (z.B. Automutilationen) abzubauen (Campbell et al., 1996). Hierzu werden verhaltenstherapeutische Methoden wie operantes Konditionieren, Shaping (Verhaltensformung) oder Fading (langsames Ausblenden der Hilfestellung) angewandt (vgl. Remschmidt, 1998). Der planmäßig strukturierte Einsatz von Konsequenzen auf das kindliche Verhalten (Kontingenzmanagement) umfaßt eine große Auswahl von Belohnungen (z.B. Nahrungsmittel oder beliebte Tätigkeiten) und Bestrafungen (z.B. Time out oder Ignorieren) (vgl. Brack, 1997). Zu den bekanntesten und methodisch besten Untersuchungen zur Wirksamkeit von Verhaltenstherapie bei autistischen Kindern gehört die Studie von Lovaas (1987), in der bei der Hälfte der Kinder nicht nur weitreichende Verbesserungen der Symptomatik, sondern in einigen Fällen sogar Heilungen berichtet wurden. Lovaas bezieht sich dabei auf 19 autistische Kinder im Alter von 2 ½ bis 3 Jahren, die mit einem intensiven verhaltenstherapeutischen Programm von 40 Stunden pro Woche über einen Zeitraum von mindestens 2 Jahren behandelt wurden. Auch wenn die berichteten Erfolge im Sinne vollständiger Heilungen fragwürdig erscheinen und die Ergebnisse insgesamt relativiert werden müssen (auch unter Berücksichtigung der Kinder, die keine großen Fortschritte machten), so bleibt unzweifelhaft, daß mit diesem Verfahren eine ganze Reihe von Verbesserungen bei autistischen Kindern erzielt werden konnte. Lovaas (1987) selbst geht davon aus, daß bei den Kindern, die sehr stark auf seine Behandlung ansprachen, möglicherweise eine andere Ätiologie des Autismus vorliegt als bei denen, die keine großen Fortschritte machten.

5.3 Frühe Interventionsprogramme

Frühe Interventionsprogramme tragen der Tatsache Rechnung, daß die Auswirkungen einer Störung umso geringer gehalten werden können, je eher eine Behandlung einsetzt (Remschmidt, 1998). Primäres Ziel solcher früh einsetzenden Therapien ist in der Regel die Entwicklungsförderung (z.B. im Bereich der Motorik oder Wahrnehmung), häufig auf verhaltenstherapeutischer Grundlage. Die Frühförderung bzw. Früherziehung ist ein Angebot für Kinder in den ersten Lebensjahren und umfaßt neben heilpädagogischer Betreuung häufig auch Krankengymnastik oder ergotherapeutische Maßnahmen. Zu den Aufgaben der Frühförderung gehört außerdem die Beratung der Eltern im Umgang mit ihrem Kind (Kehrer, 1995). Rogers (1996; 1998) gibt einen Überblick über verschiedene Studien zur frühen Behandlung autistischer Kinder mit verhaltenstherapeutischem und/ oder entwicklungsförderndem Schwerpunkt, die einzeln oder in Gruppen durchgeführt wurden. Trotz einiger methodischer Mängel dieser Studien (z.B. keine Zufallszuweisung der Kinder zur Experimental- bzw. Kontrollgruppe) zeigten sich bei allen Untersuchungen eine signifikante Beschleunigung der Intelligenz- bzw. Sprachentwicklung sowie ein verbessertes Sozialverhalten und ein Rückgang autistischer Symptome. Dabei wurde auch deutlich, daß autistische Kinder am meisten von solchen Programmen profitieren, wenn die Intervention sehr früh (d.h. zwischen dem 2. und 4. Lebensjahr) einsetzt, sehr intensiv ist (> als 15 Stunden pro Woche bei einem hohen Betreuungsschlüssel von möglichst 1:1) und mindestens 1-2 Jahre andauert. Je höher das mentale Alter vor der Therapie bzw. je mehr das Kind über Sprachfähigkeiten verfügt, desto günstiger ist die Prognose, daß die Therapie zu weitreichenden Fortschritten führt (Rogers, 1998). Nach Remschmidt (1998) „kann eine früh einsetzende und kompetent durchgeführte Frühförderung recht gute Erfolge erzielen, die sich auf das Gesamtverhalten und auf die sprachliche Kommunikation erstrecken“ (S. 18).

5.4 Behandlungsansätze mit Schwerpunkt in der Sensomotorik

Diese Behandlungsansätze sind als erstes darauf ausgerichtet, die Körperwahrnehmung sowie die Reizverarbeitung zu verbessern. Das Vorgehen kann z. B. darin bestehen, daß zur Vermittlung von Spürinformationen bei der Bewältigung alltäglicher Aufgaben die Hände direkt geführt werden (Affolter, 1987) oder zur sensorischen Integration durch eine gezielte und dosierte Darbietung bestimmter Reize (z. B. kinästhetischer Art) die Wahrnehmung stimuliert und dadurch gefördert wird. Dabei geht man von einer neurologisch fundierten Theorie der hierarchischen Funktionsaufteilung einzelner Hirnbereiche aus, wobei „höhere“ (z.B. Gesichtssinn) Funktionen nur einwandfrei arbeiten können, wenn auch die entsprechend „niedrigeren“ Funktionen (z.B. Gleichgewichtssinn) integriert sind. Unter sensorischer Integration versteht man dabei die Fähigkeit, sensorische Informationen aus der Umwelt sowie körperinterne Wahrnehmungen aufzunehmen, zu organisieren, zu interpretieren und darauf zu reagieren. Es handelt sich also um die sofortige und simultane Integration verschiedener sensorischer Botschaften (schmecken, hören, sehen, berühren, riechen), die sich auch aus den einfachsten Handlungen ergeben (s. Ayres, 1984). Aufnahme, Organisation und

Reaktion auf diese Information resultiert in Wahrnehmung bzw. Bewußtsein. Sensorische Integration mündet in eine motorische, emotionelle und/ oder Verhaltensreaktion. Wenn die Informationen balanciert sind, dann sind die Reaktionen auf eine bestimmte Situation angemessen (Lefevre, 1996). Je nach Defizit (z.B. Hypo- oder Hypersensibilität einzelner Sinne) werden entsprechende Reize dosiert dargeboten, damit eine angemessene Anpassungsreaktion des Gehirns erworben werden kann. Der häufige Einsatz dieser Therapie in der Behandlung von Autismus (vgl. Kienle, 1994) steht allerdings in einem krassen Mißverhältnis zur geringen Anzahl von Studien zur Wirksamkeit dieser Methode (vgl. Dzikowski, 1988). Manche Autoren halten eine spezielle Kombination von sensorischer Integration und einem Sprach- bzw. Kommunikationstraining für besonders erfolgversprechend (Tomchek & Geis, 1996).

5.5 Musiktherapie

Seit den 60er Jahren kommen auch vermehrt musiktherapeutische Verfahren zur Förderung der Kommunikation sowie der sozialen Interaktion bei autistischen Kindern zum Einsatz. Über die Wirkweise von Musik als therapeutisches Medium sowie über die optimale Vorgehensweise existieren eine Reihe unterschiedlicher Annahmen (für eine Übersicht s. Mahns, 1988). Gemeinsam ist den praktischen Umsetzungen jedoch, daß der Schwerpunkt der Therapie darin besteht, über die Musik einen Zugang zu den Emotionen des Kindes herzustellen, um Anreize für (emotionale) Kommunikation zu schaffen, sowie das Kind in dem Bewußtsein seines Selbst und in seiner Ausdrucksfähigkeit zu fördern (Trevarthen et al., 1996). Musik ist deswegen besonders dazu geeignet, weil sie eine Art kultivierte Form menschlicher Funktionen (wie z.B. Atmung, Herzschlag, Bewegung, Sprechen, Lachen und Weinen) in Rhythmen und Tönen darstellt. Ergebnisse der Säuglingsforschung haben gezeigt, daß bereits in den ganz frühen Mutter-Kind-Interaktionen musikalische Elemente vorhanden sind (Papoušek, 1996; Papoušek & Papoušek, 1981). Im musiktherapeutischen Setting wird versucht, diese Intersynchronizität, Flexibilität und kreative Reziprozität (vgl. Murray & Trevarthen, 1985), die beim autistischen Kind von Anfang an gestört ist und demzufolge die Mutter-Kind-Interaktion beeinträchtigt, (wieder neu) aufzubauen. Das wird erreicht, indem der Therapeut z.B. versucht, die emotionale Stimmung des Kindes zu erfassen und diese durch dazu passende tonale und rhythmische Aspekte im musikalischen Ausdrucks seines Instruments (z.B. Klavier) wiederzugeben. Durch die Bereitstellung dieses biologischen Spiegels bzw. Echos sollen eine Welt mit geteilten Bedeutungen sowie die Erfahrung bzw. das Bewußtsein des Selbst ermöglicht werden. Neben einem absichtsvoll kontrastierenden musikalischen Ausdruck zur wahrgenommenen Stimmung des Kindes als therapeutisches Mittel werden auch bewußt immer wieder Perioden der Stille eingehalten. Aus diesem Grunde müssen Musiktherapeuten hochtrainierte Musiker sein, die mit Musik kreativ umgehen können. Eine allgemeine Kritik an musiktherapeutischen Verfahren bezieht sich auf die Tatsache, daß die berichteten Erfolge kaum anhand kontrollierter Studien validiert wurden. Es existiert jedoch eine beträchtliche Anzahl von Einzelfallstudien, die von dauerhaften Erfolgen in der Therapie berichten, welche auch auf andere Lebensbereiche generalisierten (z.B. Wimpory, Chadwick & Nash, 1995). Demnach wirkt sich Musiktherapie bei einigen Kindern positiv auf Verhaltensprobleme aus, wobei nicht alle von einer solchen Behandlung profitieren (Baker, 1982) und sogar negative Effekte beschrieben worden sind (vgl. Muller, 1993, zitiert nach Howlin, 1997). Als ein Baustein innerhalb eines weiteren Erziehungscurriculums kann diese Form der Behandlung aber durchaus als sinnvoll angesehen werden, weil die Betonung auf die Fähigkeit, zuzuhören, turn taking und soziale Reziprozität gelegt wird, und zwar in Situationen, in denen komplexe Sprache oder verbales Verstehen vermieden wird (s. Howlin, 1998; Strobel, 1990).

5.6 Pädagogische Programme

Pädagogische Programme sind in der Regel sehr umfassend aufgebaut und streben neben einer Optimierung der Umwelt eine möglichst weitgehende schulische/ berufliche Integration der autistischen Kinder bzw. Jugendlichen an. Beispielhaft sei hier das TEACCH Programm (*T*reatment and *E*ducation of *A*utistic and related *C*ommunication handicapped *CH*ildren) genannt, das einen sehr strukturierten Ansatz darstellt (Schopler, Mesibov & Hearsey, 1995) und aus verschiedenen aufeinander abgestimmten Bausteinen von Diagnostik (CARS, Schopler, Reichler & Renner, 1988), Förderdiagnostik (PEP–R, Schopler, Reichler, Bashford, Lansing & Marcus, 2000; AAPEP, Mesibov, Schopler, Schaffer & Landrus, 2000) und Therapie bzw. Entwicklungsförderung besteht (Schopler, Lansing & Waters, 1983; Schopler, Reichler & Lansing, 1987). TEACCH entstand vor über 30 Jahren aus einem universitären Forschungsprojekt, bei dem die Eltern nicht – wie damals üblich – als Verursacher der Störung ihrer Kinder, sondern als wesentlicher Faktor bei deren Rehabilitation angesehen und als Kotherapeuten einbezogen wurden (Campbell et al., 1996). Das TEACCH Programm baut auf 6 grundlegenden Prinzipien auf (Schopler, 1995):

1. *Anpassung* meint sowohl die Förderung der vorhandenen Fähigkeiten eines Kindes, um sich in der Welt zurecht zu finden, als auch eine spezielle Abstimmung der Umweltgegebenheiten auf die individuellen Bedürfnisse des Kindes.
2. Eine genaue *Diagnostik* von Stärken und Schwächen durch formelle (Tests) und informelle (Beobachtung) Einschätzung ist eine notwendige Voraussetzung für eine optimal individualisierte Behandlung.

3. *Strukturiertes Unterrichten* (besonders mit visuellen Hilfen) erleichtert nicht nur das Lernen und die Orientierung, sondern verhindert auch Verhaltensprobleme, die oftmals Folge von Verwirrung oder Frustration sind.
4. Ein Schwerpunkt liegt auch auf der *Aneignung einzelner Fähigkeiten*, die auf bereits vorhandenen Fähigkeiten aufbauen.
5. Der theoretische Hintergrund des praktischen Vorgehens leitet sich aus den Erkenntnissen der Verhaltens- bzw. Kognitionswissenschaften her, wobei besonderer Wert auf eine empirische Fundierung bzw. Überprüfbarkeit gelegt wird.
6. Um mit der gesamten Bandbreite autistischer Problematik arbeiten zu können, wird ein *umfassender Ausbildungsansatz* favorisiert. Alle im multidisziplinären Team professionell Tätigen erhalten daher ein Training, das über ihre spezielle Ausbildung (als Psychologe/ Pädagoge/ Erzieher etc.) hinausgeht bzw. sie erweitert.

Was die Wirksamkeit von TEACCH anbelangt, so hat Mesibov (1997) eine ganze Reihe von Studien zusammengestellt, die die Effektivität dieses Programms belegen.

5.7 Gestützte Kommunikation

Die Gestützte Kommunikation (GK) bzw. Facilitated Communication (FC) ist weniger als Therapie als vielmehr als eine besondere Art der Kommunikation anzusehen. Sie wurde von Rosemary Crossley (1997) in Australien zunächst für spastisch gelähmte Menschen entwikkelt und später auch bei autistischen angewandt, die über keine funktionale Lautsprache verfügen. In Deutschland sorgte die GK durch die Veröffentlichungen des „autistischen Dichters“ Birger Sellin (s. Sellin, 1992), der Texte von literarischer Qualität verfaßte (Sellin, 1993), für Aufsehen. Die GK geht von der theoretischen Annahme aus, daß beim Autismus primär keine sozialen bzw. kognitiven Defizite vorliegen und daß viele autistische Personen, die als geistig behindert angesehen werden, in ihren Fähigkeiten stark unterschätzt werden (Biklen, 1992). Gründe für Kommunikationsprobleme liegen nicht im mangelnden Verständnis von Informationen aufgrund kognitiver Defizite, sondern sind expressiver Art und rühren von der Schwierigkeit her, sich auszudrücken und mitzuteilen (Biklen, 1990). Diese Barriere wird durch die Bereitstellung einer geeigneten Kommunikationsform überwunden. Das praktische Vorgehen sieht so aus, daß die autistischen Personen mit anderen kommunizieren, indem sie z.B. Buchstaben auf einer Tafel zeigen oder auf einer Computertastatur eintippen und so einzelne Worte oder auch komplexe Sätze hervorbringen (Judt, 1991). *Gestützte* Kommunikation meint dabei, daß diese Form der Verständigung einer externen Unterstützung bedarf und zwar nicht nur in der Bereitstellung technischen Gerätes, sondern auch in Form emotioneller und v.a. physischer Hilfe durch eine andere Person (Konstantareas & Gravelle,

1998). Dieser „Stützer“ bzw. „facilitator“ unterstützt die autistische Person bei der Auswahl der Buchstaben, indem er ihr Handgelenk oder den Ellenbogen stützt oder bei der Isolation des Zeigefingers behilflich ist (Biklen et al., 1991). Diese Stütze ist aufgrund einer gestörten Willkürmotorik notwendig, die häufig im Zusammenhang mit Autismus auftritt (vgl. Schubert, 1994). Attwood (1993) legt eine detallierte Argumentation für den Einsatz der GK bei motorischen Bewegungsstörungen (wie z.B. Akinese oder Perseverationen) vor. Gerade an der Person des Stützers entzündet sich jedoch die Diskussion um GK, die mittlerweile fast schon zu einem Glaubenskrieg eskaliert ist (Blohm, 1996). Kernpunkt der Auseinandersetzung ist die Frage, ob tatsächlich die autistischen Personen die Verfasser der geschriebenen Texte sind oder aber ob sie durch die Stützer (unbewußt) manipuliert werden (z.B. Smith, Haas & Belcher, 1994). Auf der Seite der Befürworter von GK stehen neben vielen Praktikern (z.B. Arndt, 1994; Wepil, 1993) v.a. auch Eltern autistischer Kinder (z.B. Nagy, 1996), die in dieser Methode endlich die Möglichkeit sehen, die Kommunikationsblockade des Autismus zu durchbrechen. Kritiker finden sich v.a. unter den Wissenschaftlern (z.B. Kehrer, 1996), die die GK als unbewiesen ablehnen. Tatsächlich konnten in 45 von Howlin (1997) zusammengetragenen Studien zur GK nur in 8 eine unabhängige Kommunikation bestätigt werden. Auch in forensischen Gutachten in den USA zu Vorwürfen des sexuellen Mißbrauchs, die autistische Kinder und Erwachsene gegen Personen ihres unmittelbaren Umfeldes mittels GK erhoben haben sollen, konnte die Authentizität der betreffenden Texte nicht bestätigt werden (z.B. Bligh & Kupperman, 1993; Hudson, Melita & Arnold, 1993), was die Methode in Mißkredit gebracht hat. Trotz vieler berechtigter Einwände und Bedenken gegen die GK sollte aber auch festgehalten werden, daß es eine Reihe von Personen mit Autismus gibt, die über die GK zum selbständigen Schreiben und sogar zur Lautsprache gekommen sind. GK kann also eine mögliche und wichtige Kommunikationsform darstellen, um mit der Umwelt in Kontakt zu treten. Allerdings wäre es notwendig, klare Indikationsregeln aufzustellen, um zu bestimmen, für welche autistischen Personen diese Methode in Frage kommt und bei welchen andere Formen alternativer Kommunikation (z.B. Gebärdensprache) erfolgversprechender sind.

5.8 Festhaltetherapie

Die Festhaltetherapie wird von ihren Befürwortern nicht nur als Primär- bzw. Basistherapie, sondern sogar als Lebensform verstanden und steht in engem Zusammenhang mit der Verursachungstheorie von Tinbergen und Tinbergen (1984). Bekannt gemacht wurde diese Methode von der amerikanischen Kinderpsychiaterin Martha Welch (1984), die Autismus als ein Mutter-Kind-Problem ansieht, bei dem jeder der beiden ein Opfer der Umstände ist. In Deutschland wurde die Festhaltetherapie in etwas modifizierter Form v.a. von der Kinderpsychologin Jirina Prekop verbreitet, die davon ausgeht, daß verschiedene autismogene Faktoren in unserer technokratischen Welt zu einer Störung der symbiotischen Bindung des Kindes an die Mutter führen. Als Folge dieser Desadaptation tritt bei vulnerablen Kindern Angst, Ambivalenz gegenüber der Mutter und sozialer Rückzug auf. Durch die Ablehnung bzw. den Rückzug des Kindes befindet sich jedoch auch die Mutter in einer gefühlsmäßigen Ambivalenz zwischen Zurückweisung und Zuneigung zu ihrem Kind. Mit Hilfe der Festhaltetherapie soll die Bindung zwischen Kind und Mutter wieder hergestellt werden (vgl. Gruen & Prekop, 1986), indem das Kind – auch gegen seinen Willen („forced holding") – nicht nur *fest*-gehalten, sondern auch fest*gehalten* wird. Die Therapie findet unter starkem Einbezug der Eltern (v.a. der Mütter) statt, da diese das Festhalten bei ihren Kinder selber durchführen. Hierzu erhalten sie nach einer umfassenden Erklärung und Begründung für das Festhalten eine konkrete Anleitung für das Festhalten und eine Beratung durch ausgebildete Therapeuten (vgl. Prekop, 1983). Das konkrete Vorgehen beim Festhalten ist z.B. bei Welch (1984) und Prekop (1992) beschrieben. Hierzu wird das Kind von der Mutter (oder einer anderen primären Bezugsperson) auf dem Schoß oder der Erde gehalten, mit dem Ziel, einen intensiven Körper- und Augenkontakt herzustellen. Das Festhalten folgt einer bestimmten Dynamik, bei der sich am Anfang der Widerstand des Kindes gegen den engen Kontakt bis zu einem Höhepunkt steigert und schließlich in eine Phase der Entspannung mündet, der durch Freude an der Interaktion und Kommunikation gekennzeichnet ist. Wesentlich ist, daß das Festhalten nicht vor Einsetzen der Entspannung beendet wird, so daß die Dauer einer solchen Sitzung – je nach Temperament des Kindes – ca. 1 Stunde oder noch länger dauert. Anlaß für das Festhalten können verschiedene Situationen sein, wie z.B. Autoaggressionen, Angstzustände oder starke stereotype Manipulationen (Prekop, 1986). Der Indikationsbereich für die Festhaltetherapie ist allerdings nicht auf Autismus beschränkt, sondern erstreckt sich z.B. auch auf ängstliche, zwanghafte oder autokratische Kinder (Prekop, 1986; 1988). Untersuchungen zur Kurzzeitwirkung der Festhaltetherapie berichten von Verbesserungen v.a. im Kontakt- und Sozialverhalten, wobei es auch einen geringen Anteil von Kindern gab, die auf diese Behandlung nicht ansprachen bzw. mit Verschlechterungen reagierten (Burchard, 1988, Prekop, 1983; Rohmann & Hartmann, 1985). Kritisiert wurde die Festhaltetherapie v.a. wegen ethischer Bedenken gegen diese Art der physischen und psychischen „Gewaltanwendung", wegen unzureichender bzw. uneinheitlicher wissenschaftlicher Fundierung sowie mangelnder Wirksamkeit der Methode (Feuser, 1989; Kane & Kane, 1986). Nachdem die Festhaltetherapie in den 80er Jahren sehr heftig und kontrovers diskutiert wurde und sich modifizierte Formen daraus abgeleitet haben (z.B. Rohmann & Hartmann, 1985), ist es mittlerweile sehr still um sie geworden. Auch wenn es Erfolge gibt, die der Festhaltetherapie recht zu geben scheinen (Burchard, 1989), handelt es sich um keine umfassende Therapie, und es sollte jeweils genau geprüft werden, ob es nicht auch Mittel und Wege gibt, ohne erzwungenes Halten einen sozialen Zugang zum Kind zu bekommen (vgl. Janetzke, 1993).

5.9 Pharmakotherapie

Der in den letzten Jahrzehnten zunehmende Einsatz der Pharmakotherapie ging mit einem immer genaueren Verständnis der neurochemischen Auffälligkeiten, die für die Pathophysiologie des Autismus relevant sein könnten, einher. Die Verwendung von Medikamenten zielt dabei auf die Beeinflussung einzelner ganz spezifischer Symptome wie z.B. Aggression, Selbstverletzung, soziale Zugänglichkeit oder stereotypes und zwanghaftes Verhalten. Bei begleitenden epileptischen Anfällen stellen Medikamente (Antikonvulsiva) ganz klar die Methode der Wahl dar. Oftmals können durch eine medikamentöse Therapie aber auch die Voraussetzungen für effektiveres Lernen und soziale Anpassung verbessert werden. Durch die Pharmakotherapie ist jedoch nur eine symptomatische, nicht aber eine kausale Beeinflussung von Verhaltensweisen möglich (Remschmidt, 1998), so daß sie auch nur innerhalb eines umfassenden und individualisierten Behandlungskonzepts zum Einsatz kommen sollte. Darüber hinaus gibt es noch keine klaren Erkenntnisse, welches Pharmakon bei welchem Symptom bei welcher Gruppe von Personen den größten Erfolg verspricht. Dem häufigen Gebrauch von Medikamenten bei der Behandlung autistischer Störungen steht nämlich vielfach nur eine geringe Anzahl von methodisch einwandfreien Studien (größere Stichprobe, Placebokontrollgruppe, Doppelblindversuche etc.) zur Wirksamkeitsprüfung eines bestimmten Präparates gegenüber. Die folgenden Beispiele der am häufigsten eingesetzten Pharmaka sind aus den Überblicksartikeln von Campbell et al. (1996), Howlin (1997; 1998), McDougle (1997; 1998), Trevarthen et al. (1996) und Warnke (1994) zusammengefaßt, in denen auch die entsprechenden relevanten Studien aufgeführt sind.

5.9.1 Medikamente zur Beeinflussung der Serotoninfunktion

Von Tierversuchen weiß man, daß der Neurotransmitter Serotonin u.a. an der Regulation sozialer Verhaltensweisen beteiligt ist, welche beim Autismus in spezifischer Weise gestört ist. Zur Reduktion der bei manchen autistischen Personen festgestellten erhöhten Serotoninwerte ist häufig *Fenfluramin* als indirekter Serotoninrezeptorantagonist eingesetzt worden. Der anfängliche Enthusiasmus der 80er Jahre über die Wirksamkeit von Fenfluramin (s. z.B. Holm & Varley, 1989) hat sich mittlerweile weitgehend gelegt, da die Berichte über Verbesserungen im sozialen, motorischen und sensorischen Bereich durch neuere Untersuchungen nicht bestätigt werden konnten. Die Nebenwirkungen wie Gewichtsverlust, starke Sedierung, Schlafstörungen, Reizbarkeit und möglicher-

weise irreversible Veränderungen der Serotoninneuronen schließen eine Medikation mit Fenfluramin als Standardbehandlung aus.
Clomipramin gehört zur Klasse trizyklischer Antidepressiva und hat sich als nichtselektiver Serotoninaufnahmehemmer besonders bei der Behandlung von Depressionen und Zwangsstörungen sehr bewährt. Auch beim Autismus konnten unter Clomipramingabe signifikante Verbesserungen im Sinne einer Verminderung unkooperativen Verhaltens, Hyperaktivität, Zwanghaftigkeit und impulsiver Aggressivität sowie einer Verbesserung der sozialen Zugänglichkeit erzielt werden. Insgesamt handelt es sich um ein vielversprechendes Medikament, das allerdings wegen möglicher Nebenwirkungen (Tachykardie und Grand mal Anfälle) einer sehr genauen ärztlichen Überwachung bedarf.

5.9.2 Medikamente zur Beeinflussung der Dopaminfunktion

Wie klinisch neurobiologische Studien gezeigt haben, sind bei autistischen Störungen auch nicht selten erhöhte Konzentrationen des Neurotransmitters Dopamin zu finden. Das als Dopaminrezeptorantagonist wirkende *Haloperidol* gehört zu Gruppe der Neuroleptika und zeigt gute Erfolge bei der Reduktion von sozialem Rückzug, Aggressionen und Stereotypien, Angst- und Erregungszuständen sowie bei der Verbesserung der Aufmerksamkeitsleistung. Als Nebenwirkungen ist mit starker Sedierung, akuter Dystonie und Reizbarkeit sowie bei Langzeitmedikation v.a. mit Dyskinesien speziell im Gesichtsbereich und an den oberen Extremitäten zu rechnen.
Stimulanzien – von denen *Methylphenidat* (Handelsname *Ritalin)* zu den bekanntesten gehört – haben als Haupteffekt eine Verbesserung der dopaminen Neurotransmission und werden bevorzugt bei hyperkinetischen Störungen appliziert. Befunde zur Reduktion der Hyperaktivität bei autistischen Kindern sind jedoch nicht eindeutig. Verbesserungen im Bereich der Aufmerksamkeit stehen zudem Verschlechterungen wie Negativismus und Dysphorie gegenüber.

5.9.3 Medikamente zur Beeinflussung neuropeptider Funktionen

In Bezug auf Autismus wurde das opioide System am ausführlichsten untersucht, da speziell selbstverletzendes Verhalten und allgemein eine heraufgesetzte Schmerzschwelle in Verbindung mit erhöhten Endorphinkonzentrationen (z.B. in der cerebrospinalen Flüssigkeit) gebracht wurde. Abhilfe schaffen sollte *Naltrexon*, das als Opiatrezeptorantagonist wirkt. Allerdings konnten die meisten Studien keine signifikanten Verminderungen selbstverletzenden Verhaltens durch Naltrexon nachweisen, wobei jedoch einige Kinder von dieser Medikation im Sinne verminderter Hyperaktivität profitieren konnten.

5.10 Verschiedene Verfahren

Weitere Verfahren, die in der Autismustherapie zum Einsatz kommen, können an dieser Stelle nur exemplarisch und ohne eingehendere Beschreibung für eine große Fülle verschiedener Methoden genannt werden.

5.10.1 Auditory Integration Training (AIT)

Das von Guy Bérard entwickelte Hörtraining geht von einer neurosensorischen (Begleit-) Störung beim Autismus aus, die durch eine Hyper- oder auch Hyposensibilität gegenüber bestimmten Lautfrequenzen gekennzeichnet ist. Diese Verzerrungen beim Hören werden als Ursache für Verhaltensstörungen angesehen. Nach der Erstellung eines individuellen Audiogramms wird in den Trainingssitzungen dem autistischen Kind von einer elektronischen Anlage gefilterte Musik über Kopfhörer dargeboten (s. Nyffenegger & Nyffenegger, 1994). Bekannt wurde diese Methode v.a. durch das Buch von Annabel Stehli (1991), in dem sie die Heilung ihrer autistischen Tochter durch diese Methode beschreibt. Bislang gibt es noch keine Studien, die die Effektivität des AIT zweifelsfrei belegen, wobei allerdings die Ergebnisse laufender Studien noch ausstehen (Nyffenegger, 1998; 1999).

5.10.2 Therapie mit Tieren

Es gibt eine ganze Reihe von Behandlungsformen, die den Einsatz von Tieren in der Therapie favorisieren (s. Howlin, 1997). So soll z.B. die *Hippotherapie* bzw. das heilpädagogische Reiten die Motorik und den Gleichgewichtssinn verbessern, wobei auch viele pädagogische Anteile zum Einsatz kommen (z.B. Schröder, 1998). Die *Delphintherapie* hingegen ist mehr auf die Kontakt- bzw. Kommunikationsförderung ausgerichtet, weil diese Tiere besonders sensibel auf autistische Kinder reagieren sollen. Die bislang vorliegenden Ergebnisse in Form persönlicher Erfahrungsberichte sind allerdings sehr widersprüchlich (z.B. Franken, 1998; Schultz, 1998; Spitaler, 1998).

5.10.3 Körperliche Bewegung

Schließlich wird auch immer wieder von den positiven Auswirkungen ausgiebiger körperlicher bzw. sportlicher Aktivität auf die autistische Symptomatik berichtet (Evertsbusch, 2000; vgl. auch Gabler-Halle, Halle & Chung, 1993). Diese umfassen sowohl eine Verminderung von Aggressionen und Stereotypien wie auch eine Steigerung der Aufmerksamkeits- und Konzentrationsleistung. Für diese positiven Effekte scheint es jedoch wesentlich zu sein, daß es sich um eine körperliche Betätigung mit ausgiebiger Anstrengung handelt.

5.10.4 Megavitamintherapie und Diäten

Rimland (1996a) führt insgesamt 18 Studien an, die die positiven Auswirkungen von Megavitamintherapien auf autistische Symptome belegen. Hierbei werden den autistischen Patienten hohe Dosen an Vitamin B6 in Kombination mit Magnesium verabreicht. Rimlands eigener Untersuchung zufolge zeigten von 2050 autistischen Kindern und Erwachsenen nach Angaben der Eltern 46% Verbesserung (z. B. Verminderung von Hyperaktivität und erhöhte Aufmerksamkeitsspanne), wobei es in 5% jedoch auch zu Verschlechterungen (z.B. Kopfschmerzen oder Erbrechen) kam. Howlin (1998) hingegen kommt allerdings zu dem Ergebnis, daß wegen methodischer Mängel vieler Vitaminstudien bislang nicht nachgewiesen werden konnte, daß diese Art von Behandlung statistisch signifikante bzw. klinisch bedeutsame Veränderungen erreicht werden können. Ähnlich verhält es sich nach Howlin (1998) auch mit den von Rimland (1996b) vorgeschlagen Diäten für autistische Patienten, bei denen häufig eine Ernährung ohne Milch-, Weizen- und Zuckerprodukte hilfreich sein soll.

6 Entwicklung autistischer Störungen

Die klinischen Beschreibungen von Autismus legen nahe, daß es für den Beginn der Symptomatologie unterschiedliche Muster gibt. Während einige autistische Kinder bereits von Anfang an auffällig sind, machen andere eine Phase scheinbar normaler Entwicklung durch (s. z.B. deMyer, 1986). Dementsprechend gibt es keinen einheitlichen Entwicklungspfad für autistische Kinder. Sie gehen ihren individuellen Weg innerhalb der Grenzen und Möglichkeiten, die ihnen durch Faktoren wie die Schwere der Störung, das Ausmaß der beteiligten geistigen Behinderung oder die Förderung durch die Umwelt gesetzt werden. Die folgenden Ausführungen stellen daher nur einen groben Entwicklungsrahmen dar, der zwar allgemeine Entwicklungstrends und typische Symptomkonstellationen auf unterschiedlichen Entwicklungsstufen deutlich macht, innerhalb dessen aber eine Fülle unterschiedlicher Entwicklungsmöglichkeiten liegen.

6.1 Das Alter von 0-3 Jahre

Das Verhalten autistischer Babys wird von den Eltern sehr unterschiedlich beschrieben. Es wird sowohl von Säuglingen berichtet, die Tag und Nacht sehr viel schreien, ohne sich trösten und beruhigen zu lassen, als auch von solchen, die immer ruhig und zufrieden scheinen und selbst Wünsche nach Nahrung kaum äußern (Wing, 1971). Dennoch ist das erste Lebensjahr aus Sicht der Eltern in der Regel das unproblematischste. Allerdings werden bei vielen autistischen Kindern auch sehr bald Schwierigkeiten deutlich, sich an einen regelmäßigen Eß-, Schlaf- und Verdauungsrhythmus zu gewöhnen. Fütterprobleme zeigen sich im 2. Lebensjahr v.a. in Form von geringer Nahrungsaufnahme sowie einer zu geringen Auswahl an Nahrungsmitteln, die gegessen werden (DeMyer, 1986).

Eltern werden zunehmend besorgt, wenn sie bei ihren Kindern ein fehlendes Zärtlichkeitsbedürfnis, Gleichgültigkeit oder sogar Aversion gegen Körperkontakt, fehlende mimische Reaktionen sowie kein soziales Lächeln und kaum Interesse an der Außenwelt feststellen (vgl. Remschmidt, 2001; Wing, 1971). Meist suchen diese Kinder auch keinen koordinierten Blickkontakt auf (Lelord & Rothenberger, 2000) und sind nicht in der Lage, den Gesichtsausdruck ihrer Bezugspersonen als Hilfe zur Interpretation von Situationen zu gebrauchen z.B. ob ein Gegenstand eher als bedrohlich oder ungefährlich einzuschätzen ist (Sigman & Capps, 2000). Die grobmotorische Entwicklung hingegen ist beim frühkindlichen Autismus in der Regel nicht beeinträchtigt, es sei denn, es liegt eine zusätzliche Störung, z.B. neurologischer Art, vor. Auch die Wahrnehmungsfähigkeiten sind intakt, wenngleich es häufig zu einem ungewöhnlichen (übersteigerten oder reduzierten) Einsatz der Sinne kommt. So ist z.B. oft ein extremer Einsatz des Geruchssinns zu beobachten, indem an Speisen, Gegenständen oder auch Personen intensiv gerochen wird (vgl. DeMyer, 1986). Auf der anderen Seite bleiben häufig Reaktionen z.B. im auditiven Bereich (v.a. auf die menschliche Stimme) fast ganz aus, so daß sogar der Verdacht einer Gehörlosigkeit aufkommen kann.

Meistens wurde bei der Erforschung zur Entwicklung autistischer Kinder deren Verhalten mit dem sich normal entwickelnder Kinder verglichen. Allerdings kann durch solche Vergleiche nicht geklärt werden, inwieweit die gefundenen Verhaltensunterschiede autismusspezifisch oder eventuell nur auf Entwicklungsverzögerungen zurückzuführen sind. Daher können Untersuchungen mit Kindern, die hinsichtlich des Entwicklungsalters parallelisiert wurden, in diesem Punkt aufschlußreicher sein.

Eine Zusammenfassung von Ergebnissen verschiedener Studien, die sich mit der Frage beschäftigt haben, welche autistischen Verhaltensweisen autistische von entwicklungsverzögerten Kindern unterscheiden, sind in Tabelle 6.1 wiedergegeben.

Tabelle 6.1: Verhaltensweisen, die autistische und entwicklungsverzögerte Kinder unter 36 Monaten differenzieren (nach Stone, 1997)

Soziale Interaktionen und Reziprozität

- mangelnde Imitation
- anomaler Augenkontakt
- wenig soziale Interaktionen
- nicht responsiv/ ignoriert andere
- kaum Interesse an sozialen Spielen
- möchte lieber allein sein
- wenig Interesse, auf dem Arm gehalten zu werden
- wenig Lächeln/ ausdrucksloses Gesicht

Kommunikation

- Sprachverzögerungen
- wenig Gebrauch von Gesten
- macht andere nicht auf eigene Aktivitäten aufmerksam

Beschränkte und repetitive Interessen und Verhaltensweisen

- motorische Stereotypien/ ungewöhnliche Körperhaltungen
- unangemessener Objektgebrauch/ ungewöhnliches Spielverhalten
- Bindung an ungewöhnliche Objekte
- ungewöhnliche visuelle Interessen/ überempfindlicher Geschmackssinn
- inkonsistente Reaktion auf Geräusche/ wirkt taub
- mangelnde Reaktion auf Schmerz/ Hitze/ Kälte

6.2 Das Alter von 3-6 Jahren

Alle Studien zum Verhalten autistischer Kinder in diesem Entwicklungsabschnitt haben Auffälligkeiten im Sozialkontakt und Kommunikationsverhalten festgestellt. In den meisten Untersuchungen wurden auch verschiedene Formen beschränkter und repetitiver Aktivitäten beschrieben. Allerdings besteht noch keine Übereinstimmung darüber, ob diese Stereotypien einem bestimmten Typus zuzuordnen sind. Aufgrund des niedrigen Sprachniveaus vieler autistischer Kinder sind viele Auffälligkeiten autistischer Sprache (z.B. Idiosynkrasien oder metaphorische Sprache) in dieser Altersspanne noch nicht festzustellen. Ebenso differenziert das (Nicht-)Vorhandensein von Ritualen und Routinen noch nicht zwischen Kindern mit Autismus und anderen Behinderungen (Stone, 1997).
Das Vorschulalter ist insgesamt die Phase, in der das autistische Kind von seinen Eltern als am problematischsten wahrgenommen wird, v.a. bzgl. der (verzögerten) Sprache, der (ungewöhnlichen) Sozialbeziehungen sowie der (verlangsamten) Allgemeinentwicklung (DeMyer, 1986). Auffälligkeiten werden zunehmend auch beim Spielen deutlich. Phantasievolles Symbolspiel ist bei autistischen Kindern so gut wie überhaupt nicht zu beobachten. Auch zeigen sie kein Bedürfnis nach Anerkennung oder Lob bzw. äußern keine positive Reaktion darauf. Trotz dieser Störung der sozialen Beziehungen sind sie jedoch keineswegs beziehungslos oder gar beziehungsunfähig. Sie haben z.T. eine sehr enge Bindung an ihre primären Bezugspersonen, wie Untersuchungen zur Elternbeziehung ergeben haben (z.B. Sigman & Mundy, 1989). Beziehungen zu Gleichaltrigen oder gar Freundschaften hingegen sind kaum vorhanden, da autistische Kinder diesen Alters kaum Interessen an anderen Kindern zeigen (Innerhofer & Klicpera, 1988). Zu den größten möglichen Belastungen dieser Zeit gehören destruktive Verhaltensweisen, die sich sowohl gegen Gegenstände als auch gegen die eigene Person in Form von Selbstverletzungen richten können. Die Schlafstörungen sind häufig weiterhin vorhanden, werden in der Regel aber

weniger, während die Probleme mit der Nahrungsaufnahme oft länger persistieren, z.T. auch in Form von Pica (vgl. Wing, 1971). Die Reinlichkeitserziehung und das Toilettentraining sind bei autistischen Kindern schwieriger als bei normalen. Sie brauchen länger, bis sie sauber sind, wobei einige diesen Schritt nie schaffen. Erschwerend kommt für viele autistische Kinder hinzu, daß sie auch vermehrt unter körperlichen Problemen wie z.B. Verstopfung zu leiden haben. Allerdings findet man bei ihnen auch häufig ein Zurückhalten des Stuhls, das nichts mit Obstipation zu tun hat (Kehrer, 1989). Wenn sich starre Routinen und Rituale herausbilden, so sind sie häufig von einer großen Veränderungsangst begleitet, so daß z.B. Abweichungen im gewohnten Tagesablauf zu schweren emotionalen Ausbrüchen führen können (Wing, 1971). Grundsätzlich sind autistische Kinder nicht in ihrer emotionalen Ausdrucksfähigkeit eingeschränkt und können verschiedene affektive Zustände auch sehr intensiv äußern. Für die Umwelt ist allerdings häufig die Art bzw. Stärke der emotionalen Reaktion nicht nachzuvollziehen, da sie dem situativen Kontext oft nicht angemessen erscheint (Sigman & Capps, 2000). Defizite im empathischen Verhalten zeigen sich hingegen darin, daß sie keinen offensichtlichen Anteil an den Gefühlszuständen (z.B. Schmerz oder Trauer) anderer Personen nehmen. Weitere Verhaltensmerkmale in dieser Zeit können allgemeine motorische Hyperaktivität, verminderte Aufmerksamkeitsspanne sowie auffällige Bindungen an bestimmte Gegenstände sein (Lelord & Rothenberger, 2000). Autistische Kinder brauchen in dieser Zeit intensive Beaufsichtigung und Betreuung, weil sie zum einen viel Hilfe bei den Verrichtungen des Alltags benötigen, zum anderen auch Gefahren (z.B. Straßenverkehr) nicht realistisch einschätzen können (Wing, 1971).
Die Altersspanne von 3-6 Jahren ist die optimale Zeit, um charakteristische autistische Merkmale (z.B. Defizite bei geteilter Aufmerksamkeit oder Imitation), die sich in der Regel im Laufe der Zeit verbessern, zu beobachten. Beeinträchtigungen jüngerer autistischer Kinder sind insgesamt eher durch die Abwesenheit normaler Verhaltens (z.B. Unfähigkeit zum Gebrauch nonverbalen Ausdrucks) als durch das Vorhandensein pathologischen Verhaltens (z.B. Sprachbesonderheiten) gekennzeichnet (Stone, 1997).

6.3 Das Alter von 6 bis 12 Jahren

Die Spanne vom 6. bis 12. Lebensjahr ist durch eine Reihe von größeren Veränderungen gekennzeichnet. So muß das Kind sich an neue Umwelten bzw. neue Personen anpassen (z.B. Mitschüler und Lehrer). Die meisten autistischen Kinder machen in dieser Zeit Entwicklungsfortschritte. Nichtsdestotrotz treten ihre sozial-kommunikativen Defizite häufig noch stärker zutage, da ihre Fähigkeiten auf diesem Gebiet nicht in demselben Maße gestiegen sind wie die entsprechenden Anforderungen aus der Umwelt. Allerdings kann sich die Form, in der sich die soziale Störung äußert, ändern, v.a. was die Interaktion mit Erwachsenen anbelangt. Einige Kinder, die zuvor aktiv soziale Kontakte vermieden haben, geben ihren Widerstand auf und zeigen ein eher passives Verhalten. Andere werden sogar selber sozial aktiv, wobei sie sich aufgrund ihres mangelnden Verständnisses für soziale Regeln häufig merkwürdig verhalten (Loveland & Tunnali-Kotoshi, 1997). Die Beziehungen zu den Peers bleiben weiterhin stark beeinträchtigt, da die autistischen Kinder an keinen Gruppenaktivitäten teilnehmen und keine Freundschaften knüpfen bzw. Kontakte mit Gleichaltrigen weiterhin vermeiden (Howlin & Rutter, 1987). Was die kognitive Entwicklung anbelangt, so können autistische Kinder je nach intellektuellen Fähigkeiten lesen, schreiben und rechnen lernen und es in einigen schulischen Bereichen (z.B. Mathematik) sogar zu beachtlichen Leistungen bringen. Bei Intelligenztests zeigt sich ein Profil mit besonderen Stärken visuell-räumlicher Fähigkeiten und Schwächen im verbalen und sozialen Verstehen (Sigman & Capps, 2000). Die destruktiven Verhaltensweisen wie Aggression und Autoaggression vermindern sich meist während der Schulzeit und die Anpassungsfähigkeit nimmt zu (Kusch & Petermann, 1991a). Allerdings haben die ritualistische Verhaltensweisen die Tendenz, sich in der mittleren Kindheit weiter zu verstärken.

6.4 Jugend- und Erwachsenenalter

Von jeher hat sich die Forschung und Therapie beim Autismus schwerpunktmäßig mit der Spanne der ersten Lebensjahre beschäftigt. So verwundert es nicht, daß lange Zeit nur der Begriff „frühkindlicher Autismus“ zur Bezeichnung dieser Störung verwendet wurde. Da es sich jedoch um eine lebenslange Störung handelt, ergab es sich zwangsläufig, sich auch mit den späteren Lebensabschnitten zu befassen, um den groß gewordenen Kindern und Jugendlichen auch als Erwachsenen eine angemessene Förderung und Unterbringung zu ermöglichen.

Der Eintritt in die Pubertät stellt für die autistischen Jugendlichen einen kritischen Zeitpunkt dar. Der Umgang mit körperlichen Umstellungen und zunehmenden sexuellen Triebkräften bringen genauso wie bei sich normal entwikkelnden Jugendlichen neue Herausforderungen mit sich. Sexualisiertes Verhalten ohne Rücksicht auf den jeweiligen Kontext (z.B. öffentliche Selbststimulation) können autistische Jugendliche – und v.a. ihre Angehörigen – in peinliche Situationen bringen (Mesibov & Handlan, 1997). Insgesamt gesehen ist die Jugendzeit häufig jedoch durch weitere Entwicklungsfortschritte sozialer und kognitiver Art gekennzeichnet (Lelord & Rothenberger, 2000). Allerdings gilt das nicht für alle autistische Jugendliche. So fanden Gillberg und Schaumann (1981) bei bis zu einem Drittel Verschlechterungen, die auf keinen anderen Faktor als die Pubertät selbst zurückgeführt werden können. Mädchen scheinen von diesen Regressionen (Stereotypien, selbstverletzendes Verhalten, Gleichgültigkeit gegenüber der Umwelt) stärker betroffen zu sein als Jungen (Innerhofer & Klicpera, 1988). Außerdem entwickeln 20 bis 30% der Kinder bzw. Jugendlichen zwischen dem 11. und 14. Lebensjahr epileptische Anfälle, wobei ein niedriger IQ einen besonderen Risikofaktor darstellt (Deykin & MacMahon, 1979). Das bei einigen autistischen Kindern zu beobachtenden hyperaktive Verhalten geht in der Jugendzeit oftmals in Passivität in Form von Mangel an Antrieb bzw. Aktivitätsbedürfnis über (Rutter, 1973). Fehlende Bewegung in Verbindung mit unvermindertem Appetit führt dazu, daß einige Jugendliche in dieser Zeit recht adipös werden (vgl. Kusch & Petermann, 1991a). Nach Gillberg (1984) kommt es in der Adoleszenz bei ungefähr der Hälfte der autistischen Jugendlichen zumindest vorübergehend zu (Auto-) Aggressionen. Durch die zunehmende Körpergröße und Kraft stellen diese Verhaltensweisen auch für die Umwelt eine große Belastung dar. Von den weniger stark gestörten Jugendlichen kann es als sehr schmerzlich erlebt werden, wenn sie ihre Hilflosigkeit gegenüber den physischen und psychischen Veränderungen, fehlgeschlagene Annäherungsversuche an andere oder allgemein ihr Anderssein erfahren (Remschmidt, 2001). Diese Erfahrungen münden dann nicht selten in Unglücklichsein, Hoffnungslosigkeit und Depression (Sigman & Capps, 2000). Auch bei einigen autistischen Erwachsenen wächst noch das Interesse an sozialen Kontakten. Doch selbst diejenigen, die die meisten Fortschritte auf diesem Gebiet machen, haben weiterhin große Schwierigkeiten, interpersonelle Beziehungen aufzunehmen bzw. aufrechtzuerhalten (Mesibov & Handlan, 1997), da der Mangel an Einfühlungsvermögen bzw. am Verständnis sozialer Regeln weiterhin bestehen bleibt (Rutter, 1973). Das zwanghaft rituelle Verhalten nimmt im Alter zwar meist ab, allerdings können sich einige komplexe Rituale auch über sehr lange Zeit halten (Kusch & Petermann, 1991a). Insgesamt sind nur 1-2% aller erwachsenen autistischen Personen in der Lage, ein relativ eigenständiges Leben zu führen. Bei ungefähr 15% bleiben Restauffälligkeiten, doch auch sie erwerben einige Fertigkeiten in Beruf und Freizeit. Für weitere 15-20% ist aufgrund von Verhaltensproblemen eine begleitende Unterstützung sinnvoll. Zwei Drittel benötigen einen z.T. erheblichen Betreuungsaufwand, der oftmals nur in stationären Institutionen geleistet werden kann (Janetzke, 1993; Kusch & Petermann, 1991a).

6.5 Prognose

Die Prognose beim Autismus hängt von verschiedenen Faktoren ab. Zu den 2 wichtigsten gehören ein IQ von mindestens 55 in standardisierten Intelligenztests sowie der Erwerb kommunikativer Sprache vor dem 5. Lebensjahr (Rutter, 1973). Weiterhin können sich zusätzliche Fähigkeiten oder Interessen, keine schwere Störung der Reaktion auf Geräusche bzw. Laute sowie eine nur kurze Echolaliephase auf die weitere Entwicklung positiv auswirken (Kusch & Petermann, 1991a; Weber, 1988). Kehrer (1995) nennt zusätzlich als Prädiktoren für einen günstigen Entwicklungsverlauf die Kontrolle über die Ausscheidungsfunktionen, das Erlernen von Blickkontakt und Imitationsverhalten, den Rückgang von Stereotypien vor dem 10. Lebensjahr sowie das Fehlen von epileptischen Anfällen. Ganz wesentlich für die Prognose sind aber auch eine früh einsetzende Therapie sowie die Bereitstellung entsprechender Hilfsangebote. Hier konnten bereits einige wesentliche Verbesserungen erreicht werden. So faßt Howlin (1997) z.B. verschiedene Studien zur Entwicklung autistischer Personen im Erwachsenenalter vor und nach 1980 zusammen. Es wird deutlich, daß die Prognose nach 1980 deutlich positiver ausfällt als davor, was sich z.B. darin zeigt, daß mehr autistische Personen einer Beschäftigung nachgingen und deutlich weniger hospitalisiert waren. Zur Lebenserwartung autistischer Personen liegen bislang keine systematischen Studien vor. Der entscheidendste Faktor dürften dabei aber komorbide Störungen haben, die sich direkt auf die körperliche Gesundheit auswirken (z.B. Epilepsie oder Tuberöse Sklerose) (Wing, 1997a).

7 Idiot savant und Inselbegabung

Bei Intelligenz- und Entwicklungstests fällt auf, daß die Profile autistischer Kinder heterogener sind als die jeder (normalen und klinischen) Vergleichsgruppe (Frith, 1992; Hermelin, 2001; Schopler & Reichler, 1981). Normal entwickelte Kinder zeigen gemäß dem Durchschnitt der jeweiligen Altersgruppe ein relativ gleichmäßiges Leistungsniveau in den verschiedenen Untertests. Auch wenn die Profile vieler geistig behinderter Kinder ebenfalls nicht homogen sind (v.a. wenn zusätzliche Beeinträchtigungen z.B. sensorischer Art vorliegen) (Jakobi, 1999; Rauh, 2001), so ist für die autistischen – trotz individueller Besonderheiten – häufig ein gemeinsames Muster erkennbar. Bei den Wechsler Scales of Intelligence (WISC, Wechsler 1991; deutsche Fassung Hamburg-Wechsler-Intelligenztest für Kinder, HAWIK, Tewes, Schallberger & Rossmann, 2000) finden sich z.B. die schlechtesten Leistungen in den Subtests, die soziale bzw. kommunikative Kompetenz erfordern (wie z.B. allgemeines Verständnis). Leistungsspitzen finden sich hingegen bei den Aufgaben, die relativ abstrakt und ohne Berücksichtigung eines größeren Kontexts zu lösen sind (wie z.B. der Mosaiktest). Diese Fähigkeiten werden mit einer besonderen Art der Informationsverarbeitung (schwache zentrale Kohärenz) erklärt, bei der Details zwar sehr genau wahrgenommen werden, der Gesamtzusammenhang und somit die Bedeutung aber nicht erfaßt werden können (vgl. Pring, Hermelin & Heawey, 1995).

Die autistischen Kinder sind daher in der Regel bei den Aufgaben am erfolgreichsten, die keine analytischen Fertigkeiten oder sequentiellen Verarbeitungen erfordern, sondern bei denen die Lösungen dem Material sozusagen inhärent sind.

Daneben finden sich bei den autistischen Kindern auch viele besondere Fähigkeiten, die durch allgemeine Entwicklungs- und Intelligenztests nicht erfaßt werden (etwa künstlerische oder musische Begabungen). Schon Kanner (1943) erwähnte in seiner Erstbeschreibung sogenannte „islets of ability" (Inselbegabungen) und nannte hier v.a. außergewöhnliche Gedächtnisleistungen. Er wies damit auf eine weitere Besonderheit autistischer Kinder hin, nämlich auf die disharmonische bzw. asynchrone Entwicklung einzelner Fertigkeiten. Hierbei kommt es zu Dissoziationen im Entwicklungsverlauf mit besonderen Kompetenzen auf der einen und Defiziten bzw. Leistungseinbrüchen auf der anderen Seite. Häufig werden autistische Personen, die zwar intellektuell stark beeinträchtig sind, aber dennoch über einzelne besondere Fähigkeiten verfügen, auch als „idiots savant" bezeichnet. Allerdings gibt es bislang weder für den Begriff „Inselbegabung" (oftmals auch als „splinter abilities" bezeichnet) noch für „Savant Syndrom" eine allgemeingültige und genau operationalisierte Definition. Im folgenden sollen unter Inselbegabungen diejenigen isolierten Fähigkeiten verstanden werden, die nur *relativ* zu dem sonstigen allgemeinen Entwicklungs- und Intelligenzniveau besonders hervorragen (vgl. Prior, 1979). Sind diese Fähigkeiten jedoch auch im Vergleich zur Normalpopulation als überdurchschnittlich zu werten, so soll von einem „idiot savant" bzw. „Savant-Syndrom" gesprochen werden. In diesem Sinne besteht daher zwischen Inselbegabung und Savant-Syndrom nur ein quantitativer Unterschied und die Grenzen sind fließend. Diese Unterscheidung von Inselbegabung und Savant-Syndrom entspricht der in der Literatur teilweise zu findenden Gegenüberstellung von „talented" (begabten) und „prodigious" (außergewöhnlichen) Savants (Treffert, 1988).

Die Berichte über Idiots savants sind mehr als 100 Jahre alt. J. Langdon Down gebrauchte den Begriff in seinen Vorlesungen der Medical Society of London 1887 zur Darstellung einiger Fälle, die er während seiner langjährigen Arbeit im Earlswood Asylum zu Gesicht bekam (Treffert, 1988). Einige Jahre später beschrieb Alfred Binet, der den ersten Intelligenztest konstruierte, Idiots savants als Personen, die auf der einen Seite unter einer starken Lernbehinderung litten, auf der anderen Seite in einem eng umgrenzten Bereich aber erstaunliche Fähigkeiten aufwiesen (Hermelin, 2001). Tatsächlich ist es charakteristisch für das Savant Syndrom, daß die betroffenen Personen – selbst wenn sie zu Höchstleistungen auf ihrem Gebiet fähig sind – kaum in der Lage sind, einen praktischen Nutzen für ihr Leben aus ihren Begabungen zu ziehen. Hierzu zählen v.a. besondere Gedächtnisleistungen (z.B. photographisches Gedächtnis), kalendarische Berechnungen (z.B. Zuordnung des entsprechenden Wochentags zu einem beliebigen Datum), mathematische (z.B. Multiplikation oder Quadratwurzeln von mehrstelligen Zahlen im Kopf) und künstlerische (z.B. zeichnerische) Fähigkeiten, Begabungen für Dichtkunst und Fremdsprachen sowie eine besondere Musikalität (z.B. fehlerfreie Reproduktion eines einmalig gehörten Musikstükkes).

Inselbegabungen und Savant-Syndrom kommen zwar wie gesagt auch bei geistigen Behinderungen ohne Autismus vor, sie sind dort allerdings lange nicht so häufig anzutreffen. Rimland (1978a) geht davon aus, daß das Savant-Syndrom bei ungefähr 10% der autistischen Population vorkommt, wobei Angaben über das Geschlechterverhältnis von 1:3 bis 1:6 zugunsten der Jungen reichen (Treffert, 1988). Bei geistigen Behinderungen ohne Autismus hingegen gehen die Schätzungen für das Savant-Syndrom nicht über 0,06% hinaus (Hill, 1977).
Ein Hauptmerkmal der Population mit Savant Syndrom ist der hohe Anteil von Personen mit Beeinträchtigungen der Kommunikation. Diese können eine Folge der schweren geistigen Behinderung, des Autismus oder auch von Blindheit sein. Erstaunlicherweise finden sich Sehbeeinträchtigungen auch bei Savants, die sehr gut zeichnen können.
Auch wenn Savants zu verblüffenden Leistungen fähig sind, können sie in der Regel nicht erklären, wie sie diese zustande bringen (O'Connor, 1989).
Den Angaben der Eltern zufolge treten die besonderen Fähigkeiten der Kinder ungefähr ab dem 4. Lebensjahr in Erscheinung und erreichen um das 10. Lebensjahr herum ihren Höhepunkt (Prior & Ozonoff, 1998). Für musikalische Fähigkeiten ermittelte Rimland (1978b) einen Beginn mit 2 Jahren und einen Höhepunkt mit 7 Jahren.
Unter pseudo-verbalen Begabungen werden Fähigkeiten verstanden, bei denen (auch fremdsprachliche) Wörter exakt (re-)produziert, gelesen geschrieben und buchstabiert werden können, wobei ein Verständnis der entsprechenden Wörter bzw. Texte – wenn überhaupt – nur ganz rudimentär vorhanden ist (Rimland, 1978b).

7.1 Mögliche Ursachen des Savant Syndroms

Rimland (1978b) geht davon aus, daß die besonderen Fähigkeiten der Idiots Savants u.a. durch eine ungewöhnlich starke Beschäftigung mit den physikalischen Eigenschaften (z.B. visuell, auditiv, taktil) eines Reizes zustande kommen („high fidelity attention", p. 56). Normalerweise sind Personen in der Lage, sowohl ihre Aufmerksamkeit auf einen sehr eng umgrenzten Gegenstand zu fokussieren, als auch sich mit allgemeinen bzw. abstrakten Themen zu Lasten einzelner Details zu befassen. Bei der Auseinandersetzung mit den konzeptuellen Aspekten eines Reizes werden Beziehungen zwischen dem fraglichen Objekt und Gedächtnisinhalten hergestellt, um Bedeutungen zu erschließen. Dieser Prozeß ist bei der Verarbeitung im high-fidelity-Modus nicht vorhanden. Nach Rimland sind die Idiots Savants nun nicht in der Lage, von einem engen (physikalischen) zu einem weiten (konzeptuellen) Aufmerksamkeitsmodus zu wechseln. Die Fähigkeit, sich auf ein eng umgrenztes Interessensgebiet intensiv zu konzentrieren, ohne sich dabei von „extracerebralen" (z.B. Geräusche) oder „intracerebralen" (z.B. Gedanken) ablenken zu lassen, ist dabei stärker ausgebildet als bei anderen Menschen. Darüber hinaus sind die Savants hoch motiviert, ih-

rem Spezialinteresse nachzugehen, wann immer es möglich ist (s. Miller 1999). Diese Motivation verbunden mit einer ausgeprägten (typisch autistischen) Neigung, sich mit repetitiven Handlungsabläufen zu befassen, schafft günstige – wenn nicht gar notwendige – Rahmenbedingungen, eine hochtrainierte Fertigkeit auszubilden (O'Connor & Hermelin, 1991).
Die unterschiedlichen Fähigkeiten von Personen mit Savant Syndrom stehen nach Rimland (1978b) im wesentlichen im Zusammenhang mit Funktionen der rechten Hirnhälfte. Wie man aus den Untersuchungen mit hirnverletzten Patienten weiß, haben die beiden Hirnhälften unterschiedliche Funktionen, da Läsionen in verschiedenen Bereichen zu ganz spezifischen Ausfällen führen. Auf einem sehr groben Beschreibungsniveau kann man davon ausgehen, daß die linke (in der Regel dominante) Hirnhälfte v.a. verbale, logische und rationale Informationen verarbeitet, und zwar auf eine lineare bzw. sequentielle Art und Weise. Die primären Funktionen der rechten (subdominanten) Hemisphäre sind etwas schwieriger zu beschreiben. Insgesamt scheint es hier aber eher um die Verarbeitung räumlicher, nicht-linearer und holistischer (ganzheitlicher) Informationen zu gehen. Im Gegensatz zum sequentiellen Verarbeitungsmodus der linken Hirnhälfte ist der rechtshemisphärische eher als simultan zu beschreiben. Diese Funktionsaufteilung ist jedoch nicht absolut zu sehen und sollte nicht über die Tatsache hinweg täuschen, daß bei der Verarbeitung ein Austausch zwischen beiden Hirnhälften besteht (vgl. Springer & Deutsch, 1987).
Allerdings scheinen die besonderen Leistungen von Idiots Savants z.B. im Bereich kalendarischer oder mathematischer Berechnungen gegen eine rechtshemisphärische Präferenz zu sprechen, da diese Funktionen ja eher lineare bzw. sequentielle Operationen erfordern und somit der linken Hirnhälfte zuzuordnen wären. Rimland (1978b) führt in diesem Zusammenhang eine von ihm initiierte Untersuchung von einem erwachsenen Zwillingspaar mit Savant Syndrom an, deren besondere Begabung in kalendarischen Berechnungen lag. Ein Student (ohne Savant Syndrom) sollte durch intensives Training (he „practised night and day", p. 61) versuchen, bei den kalendarischen Berechnungen dasselbe Leistungsniveau zu erreichen wie die Zwillinge. Trotz massiver Übung gelang es dem Studenten lange Zeit nicht, die vorgegebene Berechnungsgeschwindigkeit zu erreichen, bis er an einen Punkt kam, an dem sein Leistungsvermögen sozusagen plötzlich „kippte" und dem der Zwillinge vergleichbar war. Der Student bemerkte, daß bei ihm eine Automatisierung der komplexen Berechnungen stattgefunden hatte und er verschiedene Operationen nicht mehr bewußt auszuführen brauchte. Rimland (1978b) stellte daraufhin die Hypothese auf, daß bei einer exzessiven Beschäftigung (wie sie für Savants typisch ist) mit linearen Informationen durch eine starke Automatisierung sowohl der Verarbeitungsmodus (von sequentiell zu simultan) als auch möglicherweise der Verarbeitungsort (von links- zu rechtshemisphärisch) wechselt.

8 Autistische Sprache

Seit der Erstbeschreibung durch Kanner (1943) sind die sprachlichen Auffälligkeiten als autistische Kernsymptome hervorgehoben worden. Sie finden sich auf jeder Altersstufe und können unterschiedliche Formen annehmen. Allgemein wird davon ausgegangen, daß ca. 50% aller autistischen Kinder keine funktionale Sprache erwirbt. Allerdings wird bei dieser Faustregel nicht genauer spezifiziert, was genau unter „funktional“ zu verstehen ist (einzelne Worte, einfache Sätze o.ä.). Sprachentwicklungsstörungen gehören zu den häufigsten Symptomen, die Eltern bei ihren autistischen Kindern zuerst auffallen (Howlin & Moore, 1997). Auch wenn Verzögerungen der Sprachentwicklung an sich nicht spezifisch (und möglicherweise nicht einmal notwendig) für die Diagnose Autismus sind, lassen sich zumindest schwere Sprachverständnisschwierigkeiten bei den meisten autistischen Kindern finden (Lord & Paul, 1997).
Sprache besteht aus mehreren Komponenten, von denen bei autistischen Personen nicht alle in gleicher Weise in Mitleidenschaft gezogen sind. Aus diesem Grunde ist es für eine differenzierte Darstellung notwendig, die einzelnen Teilbereiche der Sprache gesondert zu behandeln.

8.1 Echolalie

Zu den prominentesten Sprachauffälligkeiten autistischer Kinder zählen echolalische Äußerungen. Hierunter versteht man die Wiederholung einzelner Wörter, Sätze oder gesamter Dialoge, die unmittelbar, nachdem sie gehört wurden, reproduziert werden (sofortige Echolalie) oder mit einer zeitlichen Latenz (verzögerte Echolalie). Es kommen sowohl wortwörtliche Wiederholungen als auch Reproduktionen mit leichten Variationen vor, was eine genauere und allgemeingültige Definition von Echolalie erschwert (vgl. Schuler & Prizant, 1985). Echolalische Äußerungen finden sich zwar auch bei anderen Störungen (wie z.B. geistige Behinderung, Schizophrenie oder Tourette Syndrom) und können sogar Bestandteil des normalen Spracherwerbsprozesses sein, sie erreichen hierbei aber weder die Quantität noch die Qualität wie beim Autismus (Fay, 1993). Vielfach wurde Echolalie als ein deviantes Sprachverhalten ohne kommunikative Bedeutung betrachtet, das es zu eliminieren galt. Eine genauere Analyse der Kontextbedingungen ergibt jedoch häufig, daß hinter vielen echolalischen Äußerungen auch eine kommunikative Absicht steht, die jedoch aufgrund des idiosynkratischen und nicht konventionalisierten Sprachgebrauchs nicht als solche erkannt wird (Schuler & Prizant, 1985). So kann z.B. die (sofortige oder verzögerte) Wiederholung der Frage „Möchtest Du eine Banane?“ vom autistischen Kind im Sinne einer Bestätigung verwendet werden. Weitere Funktionen von Echolalie können u.a. Selbstregulation („Du brauchst keine Angst zu haben“),

Bestätigung („Hast Du den Ball genommen?“) oder Selbstdirektion („Jetzt gehst Du zur Schule“) sein.
Es wurde auch die Vermutung geäußert, daß die Echolalie eine Folge der Unfähigkeit sei, eigene Sätze zu bilden, so daß sich autistische Personen fremde Formulierungen sozusagen „ausleihen“ müssen. Allerdings sind solche Schwierigkeiten in der Schriftsprache (im Sinne einer Echographie) beim Autismus nicht bekannt (Büttner, 1995).
Echolalische Äußerungen können aber auch Hinweise darauf geben, wie autistische Kinder Sprache erwerben. Was den normalen Spracherwerbsprozeß anbelangt, so werden zwei unterschiedliche Strategien postuliert. Kinder, die Sprache nach dem „Gestalt-Typ“ erwerben, erlernen zunächst größere Einheiten, die mehrere Worte umfassen. Die sukzessive Segmentierung dieser größeren Einheiten führt zu einem zunehmenden Verständnis der Struktur der Sprache und der sie beherrschenden linguistischen Regeln. Der analytische Erwerbstyp ist durch ein umgekehrtes Vorgehen gekennzeichnet. Kinder erlernen hierbei sprachliche Regeln, indem sie – ausgehend von 1Wort- über 2Wort- und 3Wortsätze – immer länger und komplexer werdende Äußerungen produzieren. Das analytische Vorgehen in der frühen Sprachentwicklung erlaubt eine bedeutend größere Kreativität und Flexibilität als der (holistische) Gestaltansatz, da die sequentielle Verarbeitung der konstituierenden Elemente zu einer tieferen Verarbeitung und dem Erkennen hierarchischer Strukturen führt. Möglicherweise ist die sprachliche Verarbeitung nach dem Gestalt Typ bei autistischen Kindern besonders extrem ausgeprägt und erklärt somit den extensiven Gebrauch der Echolalie (für eine ausführliche Darstellung s. Prizant, 1983).
Da Echolalie auch bei normalen Kindern vorkommt, sollte sie bei autistischen Kindern nicht primär als pathologisch an sich, sondern vielmehr als Fehlanpassung bzw. –entwicklung eines an und für sich nichtpathologischen Prozesses angesehen werden (Fay, 1993).

8.2 Phonologie

Die phonologische Entwicklung als solche scheint bei den meisten autistischen Kindern nicht gestört zu sein, d.h. daß sie über das komplette Phoneminventar einer Sprache verfügen (Büttner, 1995), wobei auch gegenteilige Fälle dokumentiert wurden (z.B. Wolk & Giesen, 2000). Die artikulatorischen Fähigkeiten sind relativ gut ausgebildet (Boucher, 1976). Ähnlich wie retardierte Kinder brauchen zwar auch die meisten autistischen im Vergleich zu gesunden Kindern länger, um neue Wörter zu erlernen (Sigman & Capps, 2000). In Studien zur Produktion von Sprachlauten mit autistischen, retardierten und normalen Kindern, die hinsichtlich ihres nichtlinguistischen mentalen Alters parallelisiert worden sind, konnten jedoch keine grundsätzlichen qualitativen Unterschiede hinsichtlich der phonologischen Entwicklung festgestellt werden (Tager-Flusberg, 1981). In der Untersuchung von Bartolucci und Pierce (1977) zeigte sich zwar, daß die autistischen Kinder sowohl bei der Produktion als auch bei der Perzeption von Liquiden mehr Fehler machten als die normalen bzw. retardierten Kinder. Ansonsten zeigten jedoch alle 3 Gruppen ein sehr ähnliches Fehlermuster. Außerdem wird von manchen Autoren angemerkt, daß Echolalien eine höhere phonologische Qualität haben als spontane Äußerungen (Fay, 1993).

8.3 Syntax und Morphologie

Ein Problem bei der Einschätzung grammatikalischer Fähigkeiten autistischer Kinder liegt in der oftmals schwierigen Unterscheidung von frei generierter Sprache und verzögerter Echolalie. Die syntaktische Entwicklung geht bei autistischen Kinder offenbar in ähnlicher Weise vonstatten wie bei normalen, allerdings in langsamerem Tempo (Lord & Paul, 1997). Autistische Kinder haben jedoch häufig Schwierigkeiten mit dem Bilden und dem Verständnis syntaktischer Konstruktionen wie Frage- oder Passivsätzen, die von der typischen Wortstellung abweichen (vgl. Sigman & Capps, 2000). Sie verwenden weniger komplexe Strukturen und benutzen kaum Einbettungen, Zusammenfügungen und Umstellungen (Büttner, 1995). Viele autistische Kinder haben auch Schwierigkeiten mit dem korrekten Einsatz von Morphemen wie Verbendungen und Artikeln. Dennoch sind diese Auffälligkeiten nicht in jedem Fall als autismusspezifisch anzusehen wie ein Vergleich mit anderen, parallelisierten klinischen Gruppen (z.B. Retardierung, Schizophrenie, Entwicklungsdysphasie) zeigt (Tager-Flusberg, 1981).

8.4 Semantik

Kanners (1943) frühe Beobachtung der „metaphorischen" Sprache autistischer Kinder, bei der die konventionelle Bedeutung von Worten außer acht gelassen wird, legt nahe, daß diese Kinder spezielle Schwierigkeiten mit linguistischen Bedeutungen haben. Häufig ist ein sehr enges Wortverständnis zu beobachten, bei dem ein Wort (z.B. Ball) nur ein ganz spezielles Objekt (z.B. nur einen ganz bestimmten kleinen, roten Gummiball) bezeichnet. Auf der anderen Seite kann auch die Generalisierung extreme Formen annehmen (z.B. werden alle Blumen als Rosen bezeichnet) (Büttner, 1995). Es wurde immer wieder die Vermutung geäußert, daß Autismus durch ein primäres kognitives Defizit in der Semantik gekennzeichnet ist (z.B. Hermelin & O'Connor, 1970). Untersuchungsergebnisse zeigen relativ konsistent, daß autistische Kinder in kognitiven Verarbeitungsaufgaben (z.B. Gedächtnis) keinen Gebrauch von Bedeutungen machen (z.B. Erinnern von Items durch Gruppierung nach Ähnlichkeit). Allerdings lassen die Untersuchungen offen, ob das schlechte Abschneiden der autistischen Kinder auf fehlende konzeptuelle bzw. semantisch-linguistische Kategorien zu-

rückzuführen ist, oder auf eine Unfähigkeit, erworbene Kategorien auch anzuwenden (Tager-Flusberg, 1989).
Autistische Kinder sind zwar sehr wohl in der Lage, konzeptuelles Wissen zur Kategorisierung konkreter Objekte – wie sie durch Substantive repräsentiert werden – zu organisieren (z.B. Ordnen nach Farbe, Form, etc.). Sie haben aber Defizite im Gebrauch konzeptuellen Wissens über relationale Aspekte der Umwelt, wie sie z.B. durch Verben oder Präpositionen ausgedrückt werden (Fay, 1993). Das Verständnis von Äußerungen, die zweideutig (ambig) sind bzw. bei denen das Gegenteil des Gesagten gemeint ist (Ironie), stellt für autistische Personen eine besondere Schwierigkeit dar (Büttner, 1995).

8.5 Pragmatik

Die größten Schwierigkeiten haben autistische Kinder bei der Anwendung sprachlicher Formen in kommunikativen Situationen. Insgesamt produzieren autistische Kinder weniger kommunikative Sprechakte als Vergleichsgruppen von sprachbehinderten und normalen Kindern (Loveland et al., 1988). Selbst autistische Personen mit guten verbalen Fähigkeiten haben Probleme mit dem funktionellen Gebrauch von Sprache (Tager-Flusberg, 1981). In einer Analyse transkribierter Dialoge mit erwachsenen autistischen Personen spezifiziert Baltaxe (1977) die Defizite pragmatischer Funktionen nach 3 Kategorien: erstens die Beeinträchtigungen der Beziehung der Sprecher-Hörer-Rolle, zweitens das mangelnde Verständnis der Regeln, die einem Dialog zugrunde liegen, sowie drittens Schwierigkeiten, alte und neue Informationen zu unterscheiden. Darüber hinaus sind autistische Personen kaum in der Lage zu differenzieren, welche Informationen für einen Zuhörer relevant sind und welche nicht (Lord & Paul, 1997). Diese pragmatischen Funktionen beinhalten u.a. soziale Fähigkeiten wie z.B., eine Unterredung zu beginnen, auf verschiedene Gesprächspartner angemessen zu reagieren, unterschiedliche Themen im Gespräch zu behandeln sowie das Vorwissen des Zuhörers beim eigenen Redebeitrag zu berücksichtigen (Fay, 1993). Aufgrund der Beeinträchtigungen der sozial-kognitiven Fähigkeiten, die Wissens- und Geisteszustände anderer Personen zu erkennen bzw. mit den eigenen zu koordinieren, können pragmatische Defizite auch mit dem mangelnden bzw. fehlenden Erwerb einer Theory of Mind in Verbindung gesehen werden. Allgemein ist die Rate spontan initiierter Kommunikation (sowohl verbal als auch nonverbal) bei autistischen Personen zwar recht gering (s. Prior, 1977). Dennoch ist eine grundsätzliche Absicht zur Kommunikation oft vorhanden, allerdings fehlen die notwendigen sozial-kognitiven Fähigkeiten, diese Intentionen effektiv umzusetzen (vgl. Lord & Paul, 1997). Möglicherweise hängen diese Defizite auch mit den frühen Schwierigkeiten autistischer Kinder zusammen, in sozialen Situationen mit einem Interaktionspartner einen gemeinsamen Bezugsrahmen herzustellen, in dem es um geteilte Aufmerksamkeit bzw. geteilten Einstellungen und Gefühle geht (Sigman & Capps, 2000). In Untersuchungen zum Gebrauch einzelner sprachlicher Strukturen wie z.B. Verneinung zeigten sich grundsätzliche Unterschiede zwischen autistischen und normalen bzw. retardierten Kindern mit Down Syndrom, die hinsichtlich der sprachlichen Fähigkeiten parallelisiert wurden. So setzten autistische Kinder im Gegensatz zu den anderen beiden Gruppen Verneinungen viel seltener bzw. überhaupt nicht ein, um das Verhalten anderer Personen zu manipulieren (vgl. Tager-Flusberg, 1989).

8.6 Deixis

Autistische Kinder haben auch sehr häufig Schwierigkeiten mit deiktischen Ausdrücken. Hierbei handelt es sich um Ausdrücke, die je nach kommunikativer Situation und Rolle eine unterschiedliche Bedeutung besitzen (z.B. „jetzt", „hier"), die also von der räumlichen und zeitlichen Position des Sprechers abhängen. Beispielhaft für die Probleme beim Umgang mit der Deixis sei die häufig vorkommende Pronomenvertauschung von „Du" und „Ich" genannt. Im Gegensatz zu Namen besitzen Personalpronomen nämlich keine unveränderbare Referenz, sondern sind abhängig davon, wer gerade spricht und wer zuhört. Dieser Wechsel von der Zuhörer- in die Sprecherrolle fällt autistischen Kindern oft schwer, so daß sie sich selber als „Du" bezeichnen, da dieses die Form ist, mit der sie selbst angesprochen werden. Dementsprechend haben sie auch keine Schwierigkeiten mit dem richtigen Verständnis von Pronomen, solange sie sich in der Zuhörerrolle befinden (Jordan, 1989). Früher wurde häufig angenommen, daß es sich bei der Pronomenvertauschung um eine aktive Vermeidung des Wortes „Ich" aufgrund eines nicht ausgebildeten Ichs bzw. einer Ichschwäche (vgl. Bettelheim, 1977) handelt. Mittlerweile konnte jedoch gezeigt werden, daß der korrekte Gebrauch von „Ich" durch Training systematisch gefördert werden kann, indem die Aufmerksamkeit des autistischen Kindes gezielt darauf gerichtet wird, wie eine Person sich selbst und andere mit dem korrekten Personalpronomen bezeichnet (vgl. Oshima-Takane & Benaroya, 1989). Offenbar ist dabei aber auch das allgemeine produktive Sprachniveau von Bedeutung, wobei bei einer MLU (= mean length of utterance) von < 2,5 Wörtern auch bei normal entwickelten Kindern kein korrekter Pronomengebrauch zu erwarten ist (vgl. Jordan, 1989).

8.7 Suprasegmentale Aspekte der Sprache

Häufig sind bei autistischen Personen auch die sogenannten paralinguistischen Merkmale wie z.B. Stimmqualität, Intonation und Betonungsmuster auffallend. Fehler tauchen auch bei der Modulation, Lautstärke, Tonhöhe und dem Rhythmus auf. Allgemein wird autistische Sprache häufig als arhythmisch, hohl, dumpf und hölzern beschrieben (Sigman & Capps, 2000). Auch können extreme

Tempowechsel während einer Äußerung auftreten (Innerhofer & Klicpera, 1988). Besonders markant ist dabei die veränderte Sprachmelodie (Prosodie), die die Form eines sehr monotonen bis hin zu einem singsangartigen Sprechen annehmen kann (Lord & Paul, 1997). Dementsprechend zeigen autistische Personen in Untersuchungen entweder einen sehr engen oder stark erweiterten Grundfrequenzbereich ihrer Stimme im Vergleich zu einer normalen Kontrollgruppe (vgl. Baltaxe & Simmons, 1985). In der frühen Sprachentwicklung gehört die Prosodie normalerweise zu den Subkomponenten der Sprache, die sich am ehesten und schnellsten entwickeln (vgl. Jakobson, 1968). Die Beherrschung der Prosodie scheint jedoch für autistische Personen ein besonderes Problem darzustellen, da auch Personen mit guten allgemeinen verbalen Fähigkeiten in diesem Bereich große Defizite aufweisen (Konstantareas, 1993). Dies zeigt sich konkret z.B. in der Schwierigkeit, Intonationsmuster nachzuahmen oder in der Unfähigkeit, die Betonung einzelner Wörter einer Äußerung als Hilfe zum Verständnis der Gesamtinformation zu verwenden (Sigman & Capps, 2000).

8.8 Prälinguistische Entwicklung

Zur vorsprachlichen Entwicklung im ersten Lebensjahr ist bei autistischen Kindern fast nichts bekannt. Man geht zwar häufig davon aus, daß z.B. schon das Babbeln bei autistischen Kindern gestört ist und zwar in dem Sinne, daß es verzögert, weniger ausgeprägt oder überhaupt nicht auftritt (DeMyer, 1986). Wegen der späten Diagnosestellung können diese Aussagen allerdings kaum durch prospektive Studien überprüft werden und stützen sich meist nur auf die Erinnerung der Eltern (Konstantareas, 1993).

Die bislang existierenden Studien zur Untersuchung von autistischen Sprach(entwicklungs-)störungen beziehen sich fast ausschließlich auf Individuen, die bereits einige sprachliche Kompetenzen erworben haben. Allerdings ist von verschiedenen Autoren (z.B. Prizant, 1983) immer wieder auf die Bedeutung hingewiesen worden, auch das vorsprachliche Ausdrucksverhalten präverbaler autistischer Kinder zu untersuchen, um den Spracherwerbsprozeß als ganzes besser zu verstehen.

Die Untersuchung von Ricks (1975; 1979) gehört zu den ganz wenigen Studien, die sich inhaltlich mit dieser Thematik beschäftigt haben. Die Fragestellung bezog sich auf einen Vergleich des vokalen Verhaltens von englischen präverbalen normalen und nicht-sprechenden autistischen Kindern. Über einen Zeitraum von gut 1 Jahr wurde im Abstand von 1-2 Monaten Tonbandaufnahmen von den Kindern in unterschiedlichen Situationen gemacht. Die Gruppe der normalen Kinder war zu Beginn der Datenerhebung zwischen 5 und 7 Monate alt, die autistischen zwischen 3 und 6 Jahre. Aus dem Datenmaterial wurden die Lautproduktionen der Kinder ausgewählt, die sie in den folgenden 4 Situationen hervorbrachten:

1. Bitten (bei der Essenszubereitung, wenn das Kind hungrig ist)
2. Frustration (wenn das Essen dem Kind nicht sofort gegeben wird)
3. Begrüßung (wenn das Kind aufwacht und die Mutter sieht)
4. Angenehme Überraschung über ein neuartiges und aufregendes Erlebnis (Aufblasen eines Luftballons oder Zünden eines Feuerzeugs)

Aufgabe der Eltern war es, unter den Lautproduktionen verschiedener Kinder ihr eigenes zu identifizieren sowie die gehörten Sequenzen einer der 4 Situationen zuzuordnen. Um Spracheffekte auszuschließen, wurden zusätzlich Lautproduktionsdaten von Kindern erhoben, die in einer nicht-englischsprachigen Umgebung aufwuchsen. Um autismusspezifische Effekte zu kontrollieren, wurden zusätzlich die Lautäußerungen 4 nicht-sprechender Kinder aufgenommen, die zwar retardiert, aber nicht autistisch waren. Alle Eltern hörten 4 Kinder in den beschriebenen 4 Situationen. Die Eltern normaler Kinder hörten außer ihrem eigenen Kind noch 2 englische normale Kinder sowie ein Kind aus einer nicht-englischsprachigen Umgebung. Die Eltern autistischer Kinder bekamen neben den Lautäußerungen ihrer eigenen Kinder auch noch die zweier anderer autistischer sowie die eines retardierten Kindes vorgespielt. Die Eltern der normalen Kinder sollten außerdem das Kind aus der nicht-englischsprachigen Umgebung herausfinden. Die Ergebnisse zeigen, daß die Eltern normaler Kinder die Botschaften aller anderen normalen Kinder verstehen, d.h. die Lautäußerungen den entsprechenden Situationen, in denen sie produziert wurden, zuordnen konnten. Allerdings hatten sie Schwierigkeiten, ihre eigenen Kinder zu identifizieren. Eltern autistischer Kinder hingegen konnten nur die Botschaften ihres eigenen und des retardierten Kindes verstehen, dafür aber mit Leichtigkeit ihr eigenes Kind identifizieren. Als Schlußfolgerung kann man daraus ziehen, daß normale Kinder ein sehr ähnliches Vokabular gebrauchen, um ein- und dieselbe Botschaft zu übermitteln, wohingegen autistische Kinder einen eher idiosynkratischen Ausdruck verwenden. Normal entwickelte Kinder haben offenbar schon sehr früh die Fähigkeit, sich differenziert zu äußern und zwar auf eine Art und Weise, die auch für fremde Eltern verständlich ist. Es liegt nahe, diese Äußerungsformen als universell zu betrachten, da die fremdsprachlichen Kinder nicht von den englischsprachigen unterschieden werden konnten und auch die retardierten Kinder sich dieses Ausdrucks bedienten. Ein weiteres interessantes Ergebnis ergab sich aus einem Vergleich des Imitationsverhaltens der autistischen und normalen Kinder. Beiden Gruppen wurden Tonbandaufnahmen vorgespielt, die entweder eigene Laute enthielten oder aber die Äußerungen von Erwachsenen. Es zeigte sich, daß die normalen Kinder mehr Reaktionen auf die Erwachsenenstimme zeigten als auf die eigene. Bei den autistischen Kindern verhielt es sich umgekehrt: sie imitierten ausschließlich ihre eigenen Lautäußerungen.

8.9 Fazit

Zusammenfassend läßt sich sagen, daß autistische Sprach(entwicklungs)störungen durch eine Asynchronie bzw. Dissoziationen zwischen dem Erwerb der formalen und dem der funktionalen Aspekte der Sprache gekennzeichnet sind. Relativ normal entwickeln sich Sprachlaute (Phonologie), linguistische Formen (Syntax), Fragen, die Bitten ausdrücken, Protoimperative (z.B. Aufforderungen) sowie instrumentelle Gesten. Stark beeinträchtigt sind hingegen die Intonation/ Stimmqualität (Prosodie), linguistische Funktionen (Pragmatik), Protodeklarative (Kommentare/ Informationen) sowie expressive Gesten (Tager-Flusberg, 1997). Die unterschiedliche Entwicklung einzelner Aspekte der Sprache legt nahe, daß sie (zumindest im Falle des Autismus) relativ unabhängig voneinander sind und ihnen möglicherweise unterschiedliche Fähigkeiten zugrunde liegen (Tager-Flusberg, 1981).

Teil II

9 Der Einzelfall

9.1 Die Daten

Ausgangspunkt der vorliegenden Untersuchung ist die anhand von Tagebüchern, Photographien und Videoaufnahmen durchgeführte Entwicklungsdokumentation einer 1985 geborenen autistischen Jugendlichen mit Namen Samantha (vgl. Wenglorz, 2001; Wenglorz & Deutsch, 1997a und b). Grundlage der Datenauswertung ist die ca. 73 Stunden umfassende Videodokumentation, die den Zeitraum von Samanthas 3. bis 15. Lebensjahr abdeckt. Die frühesten existierenden Aufnahmen von Samantha wurden 1988 zum Zwecke der Eingangsdiagnostik des heilpädagogischen Kindergartens, den sie damals besuchte, angefertigt. Ab 1990 wurden vom Autor kontinuierlich Videoaufnahmen gemacht, allerdings ohne einen vorher festgelegten Zeitstichprobenplan. Der Datenerfassung lag also kein vorher festgelegtes Schema zugrunde, da die Videoaufnahmen ursprünglich nicht mit der Intention einer späteren wissenschaftlichen Auswertung angefertigt wurden. So variieren sowohl die Länge der einzelnen Aufnahmen als auch die Zeitintervalle zwischen verschiedenen Aufnahmen. Alle Filmaufnahmen sind spontan – häufig ereignisorientiert – im Alltag entstanden und decken somit ein großes Spektrum verschiedener Situationen ab: im Kindergarten (z.B. beim Morgenkreis), in der Schule (z.B. beim Spielen), zu Hause (z.B. beim Essen) oder bei Freizeitaktivitäten (z.B. auf dem Spielplatz). Weil Alltagsbegebenheiten festgehalten wurden, bei denen nichts gestellt ist, zeichnen sich die Videos durch ein großes Maß an Lebensnähe und Authentizität aus. Wo es sich anbot (v.a. bei Aufnahmen im häuslichen Umfeld), wurde die Kamera meist auf einem Stativ befestigt, so daß keine Person zum Filmen benötigt wurde.

9.2 Samantha

Im folgenden werden einige Angaben zu Samanthas Symptomatik sowie zu ihrer Anamnese und Entwicklung gemacht.

9.2.1 Anamnese

Samantha wurde als erstes Kind ihrer Eltern geboren. Eine 3 Jahre jüngere Schwester verstarb im Alter von 4 Monaten. Der 6 Jahre jüngere Bruder entwikkelt sich unauffällig. Samanthas Entwicklung jedoch verlief von Anfang an nicht normal. Bereits die Geburt, die nach 38wöchiger Schwangerschaft mit Kaiserschnitt aus kindlicher Indikation (Plazentaablösung) eingeleitet wurde,

war mit Komplikationen verbunden. Größe und Gewicht waren bei der Geburt zwar normal, allerdings hatte Samantha ein Hirnödem und litt unter starkem prä- bzw. perinatalem Sauerstoffmangel, weshalb bereits zu diesem Zeitpunkt ärztlicherseits eine Behinderung befürchtet wurde. Aus diesem Grunde erfolgte auch unmittelbar nach der Geburt eine Verlegung auf die Intensivstation, wo Samantha einige Tage später einem Herzstillstand erlag. Nach erfolgreichen Reanimierungsversuchen verblieb sie noch 5 Wochen im Brutkasten, 2 weitere Wochen später erfolgte die Entlassung aus der Klinik. Entwicklungsauffälligkeiten zeigten sich bereits bei den Vorsorgeuntersuchungen U2 (3.-10. Lebenstag) und U3 (4.-6. Lebenswoche), bei denen eine Hypotonie festgestellt und daraufhin Krankengymnastik verordnet wurde. In den ersten Lebensmonaten wurden wegen krampfverdächtiger Bewegungen und auffälligen EEGs Luminaletten verabreicht. Im Rahmen der U6 (10.-12. Monat) wurde festgestellt, daß noch kein koordiniertes Krabbeln auf Händen und Knien bzw. kein Stehen mit Festhalten möglich war. Samantha begann zwar mit 1½ Jahren zu laufen, allerdings konnte sie im Alter von 2 Jahren (U7) noch keine Treppen steigen mit Festhalten am Geländer. Weder eine altersspezifische Sprache noch ein entsprechendes Sprachverständnis konnte im Verlauf des 2. Lebensjahres beobachtet werden. Aus diesen Gründen erhielt Samantha ab dem 20. Lebensmonat Frühförderung. Weitere Entwicklungs- und Verhaltensauffälligkeiten wurden im Rahmen der U8 (3,5 – 4. Lebensjahr) registriert: Einnässen, mangelnder Sozialkontakt, Stereotypien sowie motorische Spastizität und Rigidität. Wegen fehlender Reaktion auf akustische Reize wurden auch sensorische Defekte vermutet. Eine audiologische Untersuchung konnte jedoch den Verdacht einer Schwerhörigkeit bzw. Taubheit nicht bestätigen. Andere Entwicklungsschritte wie z.B. das Zahnen bzw. der Zahnwechsel verliefen dagegen gänzlich unauffällig.
Ab dem 3. Lebensjahr besuchte Samantha einen heilpädagogischen Kindergarten und wurde mit 7 Jahren in eine Schule für geistig und körperlich behinderte Kinder eingeschult.

9.2.2 Sozialkontakt und emotionale Auffälligkeiten

Aufgrund ihrer ansprechenden äußeren Erscheinung war Samantha in den ersten Lebensjahren ihre schwere Behinderung kaum anzusehen. Auffällig war lediglich der abwesende Blick und ein Augenfehler. Mit zunehmendem Alter (v.a. ab der Pubertät) stellten sich jedoch sowohl physiognomische wie auch körperbauliche Veränderungen ein, die ihre Behinderung immer mehr zu Tage treten ließen.
Was den Sozialkontakt anbelangt, so konnte dieser in den ersten 5 Lebensjahren hauptsächlich über körperliche Berührungen hergestellt werden. Samantha selbst zeigte zunächst ein geringes Interesse an Interaktionen mit anderen. Wenn Kontaktaufnahmen von ihr ausgingen, so waren sie ausschließlich auf Erwachsene

ausgerichtet und dienten der Befriedigung eines spezifischen Bedürfnisses (v.a. Essen oder Trinken). Dazu wurde meist die Hand oder der Arm des Erwachsenen instrumentell – wie ein nicht zum Körper gehörendes Gerät – in Richtung des begehrten Gegenstandes geführt (s. auch Wenglorz, 1995a).
Augenkontakt kam in sozialen Situationen so gut wie gar nicht vor. Entweder wich Samantha dem Blickkontakt aktiv aus, indem sie den Kopf zur Seite drehte, oder sie fixierte andere Personen nicht und schaute durch ihre Interaktionspartner einfach hindurch.
Die Interaktion mit anderen Kindern vermied sie so weit wie möglich und schien am zufriedensten, wenn sie von anderen in Ruhe gelassen wurde. Die Beziehung zu den Eltern als engsten Bezugspersonen war häufig indifferent. Weder Trauer bei Trennung noch Freude beim Wiedersehen waren erkennbar. Zeigte sie in anderen Situationen Kummer oder Schmerz, suchte sie von sich aus keinen Trost bei vertrauten Personen bzw. wehrte sich sogar dagegen. Auf der anderen Seite zeigte sie jedoch häufig auch eine anomale Distanzlosigkeit gegenüber völlig fremden Menschen. Insgesamt war Samanthas Sozialkontakt von einer großen Ambivalenz geprägt. Kontakt zulassen und abwehren wechselten schnell und unberechenbar. Allerdings wurde bereits während der Kindergartenzeit ein vermehrtes Interesse an sozialen Interaktionen deutlich. Die von ihr initiierten Kontaktaufnahmen wurden häufiger, Bindungen zu wichtigen Bezugspersonen entwickelten sich ebenfalls, was sich z.B. in angemessenen Reaktionen bei der Begrüßung oder beim Abschied zeigte. Dieser positive Trend setzte sich auch nach dem Schuleintritt fort. Neue soziale Beziehungen wurden aufgebaut, und es kam sogar vermehrt zu Kontaktaufnahmen mit anderen Kindern.
Emotionale Auffälligkeiten zeigten sich bei Samantha in den ersten Lebensjahren v.a. in Form einer großen Stimmungslabilität. Lachen, Weinen und Aggression wechselten schnell und häufig ohne erkennbaren Auslöser. Stundenlange Schreianfälle bis zum Erbrechen waren keine Seltenheit. Die Häufigkeit dieser extremen Stimmungsschwankungen reduzierte sich bis zur Pubertät insgesamt deutlich. Allerdings traten zeitweise auch immer wieder Phasen vermehrter Aggressivität auf, die mit zunehmender Kraft und Körperfülle Samanthas zu einem wachsenden Problem für die Umwelt wurden, da Samantha sowohl Erwachsene wie auch Kinder mit Kneifen und Kratzen in Gesicht und Hände attackierte.

9.2.3 Beziehungsstörungen zur dinglichen Umwelt und stereotype Verhaltensmuster

Samantha ist in ihrer Fähigkeit zu spielen sehr eingeschränkt und sie kann Spielzeug weder einen thematischen noch einen symbolischen Gehalt zuordnen. Dementsprechend kann sie sich nur mit sehr wenigen Spielsachen überhaupt beschäftigen. Meist wird der Zweck eines Gegenstandes nicht erkannt, und es sind häufig nur Einzelteile von Interesse (z.B. werden die Räder an einem Spielzeugauto gedreht, ohne mit dem Auto als solchem zu spielen). Zwar gibt es auch einige Spielzeuge, die Samantha ihrer Funktion gemäß benutzt (wie z.B. einen Kreisel oder Glitzerstab). Auffällig dabei ist jedoch, daß die jeweiligen Handlungsabläufe sehr stereotyp und variationsarm ablaufen. Von klein auf bis heute sind stereotype Bewegungsabläufe bei Samantha ein Kennzeichen der Beschäftigung mit Objekten. Bevorzugt werden Bändel, Schnüre, Handtücher, Papierschnipsel oder auch die eigenen Haare mit den Händen hin- und hergewedelt. Sand läßt sie in immer gleicher Weise durch die Finger rieseln. In den ersten 5 Lebensjahren waren diese stereotypen Objektmanipulationen mit einer sehr starken Abschottung von der Außenwelt und Widerstand gegen Unterbrechung verbunden, was mit zunehmendem sozialem Interesse allerdings immer mehr zurückging. Es gibt bei Samantha jedoch auch eine Reihe stereotyper Bewegungsabläufe ohne Objekte. Am bemerkenswertesten ist das stundenlange Drehen um die eigene Achse, ohne dabei irgendwelche Anzeichen von Schwindel zu zeigen. Außerdem führt sie häufig fächelnde Bewegungen mit den Händen und Armen aus. Auch ausgiebige hüpfende Bewegungen sind zu beobachten. Interessant bei diesen motorischen Stereotypien ist, daß sie im Laufe der Jahre fast völlig unverändert beibehalten wurden.

9.2.4 Störung der Wahrnehmungsverarbeitung und sensorielle Auffälligkeiten

Auffälligkeiten bei der Wahrnehmung zeigen sich bei Samantha z.B. in der Reaktion auf akustische Reize. So rufen unvorhergesehene laute Geräusche keinerlei Schreckreaktion hervor. Auf der anderen Seite können sehr leise Geräusche (z.B. das Rascheln von Bonbonpapier) auch aus einem relativ lauten Hintergrund herausgefiltert werden. Diese (über-)selektive Wahrnehmung läßt sich auch im visuellen Bereich feststellen. So ist Samantha in der Lage, auch in fremden Umgebungen für sie interessante Dinge mit einem einzigen schweifenden Blick zu erfassen. Neben diesen Mehrleistungen finden sich jedoch auch Defizite bei der visuellen Wahrnehmung. Diese zeigten sich bis ca. zum 10. Lebensjahr v.a. in einer mangelnden Auge-Hand-Koordination sowie in einer fehlerhaften Einschätzung von Höhendistanzen (was z.B. die Bewältigung von Treppen zum Problem machte). In beiden Bereichen fanden jedoch wesentliche Verbesserungen statt. Auch der Geruchsinn wird teilweise auffällig zum Beriechen anderer Personen eingesetzt.

9.2.5 Allgemeine Entwicklungsauffälligkeiten

In den ersten Lebensjahren nahm Samantha nur eine ganz bestimmte Auswahl von Speisen zu sich, wobei sich ihre Präferenzen jedoch von einem auf den an-

deren Tag ändern konnten. Bis zum Schuleintritt normalisierte sich ihr Eßverhalten jedoch weitestgehend.
Das Schlafmuster war in den ersten Lebensjahren relativ regelmäßig. Ab dem Kindergartenalter traten allerdings vermehrt Phasen mit einem gestörten Schlafrhythmus (in Form von Einschlaf- und Durchschlafstörungen sowie zu frühem Erwachen) auf. Auch diese Störungen sind seit der Pubertät wieder zurückgegangen. Bis zum 9. Lebensjahr mußte Samantha wegen Einnässens und Einkotens Tag und Nacht Windeln tragen. Erst dann zeigte das lange und intensive Toilettentraining seine Wirkung. Allerdings gibt es immer wieder Perioden, in denen das Einnässen erneut auftritt.
Samantha ist in ihren intellektuellen Fähigkeiten sehr eingeschränkt und zeigt das Bild einer schweren geistigen Behinderung. Ihre Entwicklung ist insgesamt stark verzögert, wobei einzelne Entwicklungsbereiche unterschiedlich stark von dieser Retardierung betroffen sind. Ein im Alter von 9,11 Jahren durchgeführter Entwicklungstest (Psychoeducational Profile, P.E.P., Schopler & Reichler, 1981) ergab einen Entwicklungsindex von 17, was dem Stand eines normal entwickelten 2jährigen Kindes entspricht. Zu den Stärken zählten dabei vor allem grob- und feinmotorische Fähigkeiten sowie die Auge-Hand-Koordination. Verbale, kognitive, perzeptuelle und Imitationsleistungen schnitten dagegen schlechter ab.
Bis heute ist Samantha auf die Betreuung und Beaufsichtigung durch andere Personen angewiesen, um alltägliche Handlungsroutinen zu bewältigen. Zwar konnten im Laufe der Jahre durch intensives Training auch Verbesserungen in der Lebenspraxis erzielt werden (z.B. Anziehen oder Waschen), von einer Selbständigkeit in diesem Bereich kann jedoch noch nicht gesprochen werden.

9.2.6 Sprachliche und musikalische Entwicklung

Samantha hat keine gesprochene Sprache erworben und zeigt auch keine Ansätze, ihre fehlende sprachliche Ausdrucksfähigkeit durch alternative Mittel wie Gestik oder Mimik zu kompensieren. Was das rezeptive Sprachverständnis anbelangt, ist Samantha in der Lage, einfache Begriffe (wie z.B. ihren Namen) bzw. Anweisungen (z.B. etwas aufzuheben) zu verstehen. Allerdings müssen sich diese Anweisungen auf das „Hier“ und „Jetzt“ beziehen und in einen konkreten Handlungskontext eingebunden sein. Aufforderungen müssen somit sehr handlungsnah formuliert werden. Auch wenn Samantha nicht sprechen kann, so ist sie jedoch nicht stumm, sondern ist in der Lage, eine ganze Reihe von Lauten zu bilden. Diese Lautäußerungen bestehen im allgemeinen aus einem oder mehreren Vokalen (z.B. a, a-i, a-u) oder Konsonant-Vokalkombinationen (z.B. h-i, j-a, t-u). Interessant dabei ist die Tatsache, daß diese Laute bzw. Lautkombinationen nicht gesprochen, sondern nur in Verbindung mit Liedern produziert werden. Singen gehört zu Samanthas Hauptbeschäftigungen. Sie singt im Prinzip

immer und überall (zu Hause, in der Schule, auf der Straße), ohne Rücksicht auf den jeweiligen sozialen Kontext. Bereits ab dem Kleinkindalter war bei ihr ein sehr intensiv ausgeprägtes Verhältnis zum Singen bzw. zur Musik zu beobachten. Allerdings handelt es sich bei ihren Gesängen nicht um reine Reproduktionen des Gehörten, sondern sie zeigt eine kreative Variation im Umgang mit dem Liedmaterial, wobei bereits ab dem 3. Lebensjahr eine beeindruckende Intonationssicherheit deutlich wird.
Im Vergleich zu ihrem sonstigen allgemeinen niedrigen Entwicklungsniveau hebt sich die musikalische Begabung besonders heraus. So steht z.B. ihre Fähigkeit, Lieder nachzusingen, in starkem Kontrast zu ihren allgemeinen Nachahmungsdefiziten. Ihr Liedrepertoire hat sie sich sowohl durch das Vorsingen durch andere Personen angeeignet (z.B. in der dyadischen Interaktion oder bei Gruppenaktivitäten wie z.B. dem Morgenkreis im Kindergarten) als auch durch das Anhören von Musik, z.B. mittels Musikkassetten oder CDs. Sie ist in der Lage, sich durch technisches Gerät selber mit Musik zu versorgen, wobei sie im Umgang mit Kassettenrekorder, CD Player oder Videogerät eine Geschicklichkeit und Präzision an den Tag legt, die sonst in keinem anderen Lebensbereich erreicht wird. Ihre Musikrezeption, die auch viel moderne Musik wie Pop und Techno umfaßt, geht damit auch über ihre Produktion hinaus, die sich im wesentlichen auf deutsche Kinderlieder konzentriert. Samantha hat, was ihre Liedproduktion als auch –rezeption anbelangt, ganz eigene Präferenzen, die allerdings auch phasenweise variieren können. Offen bleibt zunächst auch die Frage, nach welchen Kriterien sie Lieder in ihr aktives Liedrepertoire aufnimmt (abgesehen davon, daß es sich meist um deutsche Kinderlieder handelt). Die Häufigkeit, mit der ein Lied gehört wird, scheint zumindest kein ausschlaggebender Einflußfaktor zu sein. Somit sind auch Versuche, ihr systematisch Lieder beizubringen, nur sehr begrenzt erfolgreich.
Das Hören von Musik ist bei Samantha häufig mit einer starken emotionalen Beteiligung verbunden, die bis zu fast ekstatischen Zuständen reichen kann. Das führt dazu, daß Musikrezeption auch oft von ihr in motorische Bewegung (wie z.B. Springen oder Drehen um die eigene Achse) umgesetzt wird. Darüber hinaus hat Musik in belastenden Situationen bzw. stimmungslabilen Zuständen auch eine emotions- und erregungsregulierende Funktion für sie.
Die von ihr beim Singen hervorgebrachten Laute haben vom klanglichen Eindruck oft eine verblüffende Ähnlichkeit mit dem originalen Liedtext. Bei den von Samantha produzierten Lauten handelt es sich allerdings nicht um Wörter, die Bedeutungen tragen, und ihre Lautproduktion besitzt keine *referentielle* Funktion. Allerdings kann ihre Lautproduktion sehr wohl *kommunikative* Funktion haben, nämlich dann, wenn sie ein Lied anstimmt, um einen Kommunikationspartner zum Singen des entsprechenden Stückes aufzufordern. Bemerkenswert ist, daß Samantha nicht in der Lage ist, mit einem Interaktionspartner, geschweige denn mit einer Gruppe, gemeinsam ein Lied zu singen. Die dyadische

Interaktion ist dadurch gekennzeichnet, daß nur ein abwechselndes Singen möglich ist, wobei Samantha sofort verstummt, wenn der Interaktionspartner einsetzt, und erst fortfährt, wenn jener schweigt. Dieser musikalische Dialog im Sinne eines Turn-taking ist charakteristisch für das Singen mit Samantha. Das zeigt, daß Samantha hier eine Koordination von eigenen Interaktionsbeiträgen und denen eines Kommunikationspartners möglich ist, eine – möglicherweise zu komplexe – Synchronisation jedoch nicht zustande kommt. Aber auch beim Anhören von Musikkonserven ist bei ihr kein Mitsingen der Lieder zu beobachten.

10 Fragestellung

Autistische Entwicklungsstörungen geben der Wissenschaft weiterhin viele Rätsel auf. Viele Theorien, die sich mit der normalen kindlichen Entwicklung befassen (seien sie kognitiv, sozial, behavioral, emotional oder neurobiologisch ausgerichtet) wurden herangezogen, um die rätselhaften Beeinträchtigungen und Kompetenzen autistischer Personen zu erklären. Auf der anderen Seite kann die Untersuchung von Entwicklungsabweichungen und deren Ursachen beim Autismus eine Hilfe sein, auch die normale Entwicklung besser zu verstehen. Mechanismen, die die normale Entwicklung steuern und vorantreiben, treten nämlich oftmals dann erst besonders deutlich hervor, wenn sie versagen. Aufgrund der qualitativen Entwicklungsbeeinträchtigungen ist Autismus mittlerweile so etwas wie eine „paradigmatische Störung“ geworden, die herangezogen wird, um Theorien zu testen und die Vorbedingungen der normalen sozial-kognitiven Reifung zu erforschen. Hierzu gehören beispielsweise Ausdruck und Erkennen von Gefühlen, Intersubjektivität, Aufbau von Bindung, Empathie sowie Bedeutung und Gebrauch von Sprache (Cohen & Volkmar, 1997).
Was jedoch die Spracherwerbsforschung im Bereich Autismus anbetrifft, so hat man sich bislang fast ausschließlich damit befaßt, die sprachlichen Abweichungen und Besonderheiten *sprechender* autistischer Personen zu erfassen und zu beschreiben. Die Untersuchung autistischer Kinder, die einzelne Meilensteine der Sprachentwicklung zwar erreicht, den Durchbruch zum Erwerb der Lautsprache aber dennoch nicht geschafft haben, ist weitgehend vernachlässigt worden. Allerdings können gerade diese Fälle im Hinblick auf (psycho-) linguistische bzw. entwicklungspsycho(patho)logische Fragestellungen von besonderem Interesse sein: So kann der Fall Samantha möglicherweise Hinweise darauf geben, welchen Weg die Lautentwicklung nehmen kann, wenn damit keine Bedeutungen ausgedrückt werden oder auch wie der Zusammenhang von Sprechen und Singen in der Entwicklung ist.
Auf dem Hintergrund der vorliegenden Längsschnittdaten über die Lautproduktion eines nichtsprechenden autistischen Kindes ergeben sich nun 3 Fragestellungen, denen nachgegangen werden soll. Diese betreffen erstens die Frage, nach welchen Prinzipien Samanthas Lautproduktionen gegliedert sind. Eng da-

mit verbunden ist zweitens die Untersuchung der lautlichen Struktur ihrer Liedproduktionen sowie ein diesbezüglicher Abgleich des gehörten Originals (Input) mit den gesungenen Reproduktionen (Output). Drittens erlaubt die längsschnittliche Datenerfassung auch eine Analyse entwicklungsspezifischer Aspekte.

Aus diesen 3 Themenbereichen lassen sich nun eine Reihe spezifischer Fragen formulieren:

1. - Was sind die zentralen Produktionseinheiten von Samanthas Lautäußerungen und wie sind sie gegliedert?
- In was für Einheiten tauchen Phone (Laute) auf und inwieweit kommen einfache (Konsonant-Vokal) oder auch komplexe Silben vor?

2. - Welche Korrespondenzen lassen sich hierbei zwischen Samanthas Lautproduktion und dem Originalliedtext finden (z.B. auf Segment- oder auf Silbenniveau)?
- Wie hoch ist der Grad der phonetischen Ähnlichkeit bzw. Übereinstimmung zwischen dem Text des Liedes, den Samantha als Input rezipiert und ihren eigenen Lauten, die sie als Output produziert?
- Handelt es sich bei Samanthas Äußerungen um Laute des Deutschen?

3. - Wie können Samanthas Lautproduktionen in einen (sprach-)entwicklungspsychologischen Rahmen eingeordnet werden?
- Können innerhalb der Altersspanne von 3 bis 15 Jahren bei Samantha Aussagen über entwicklungsspezifische Veränderungen des Lautinventars gemacht werden?

Voraussetzung für die Beantwortung dieser Fragen bzw. für die Analyse des Datenmaterials ist eine phonetische Transkription von Samanthas Lautproduktionen. Wegen der Fülle bzw. Komplexizität der Daten und dem daraus resultierenden Auswertungsaufwandes ist es im Rahmen dieser Arbeit nicht möglich, neben der sprachlichen auch die musikalische Auswertung durchzuführen. Dennoch soll die Frage erörtert werden, warum Sprachlaute nur beim Singen auftreten und welche theoretischen Erklärungsmodelle sich hierfür finden lassen.

11 Exkurs Phonetik

11.1 Begriffsbestimmung und Definition

Da zum Verständnis der vorliegenden Arbeit elementare Kenntnisse der Phonetik notwendig sind, sollen an dieser Stelle die wichtigsten Grundlagen auf diesem Gebiet umrissen werden. Die folgenden Ausführungen sind den gängigen Lehrbüchern entnommen, auf die für eine weitergehende Vertiefung des Themas auch verwiesen wird (Clark & Yallop, 1995; Crystal, 1993; O'Connor, 1973; Pétursson & Neppert, 1991).

„Phonetics is the branch of linguistics which studies the sounds of language" (O'Connor, 1973). Die Phonetik befaßt sich somit mit der lautlichen Seite der Sprache und analysiert diejenigen Signale, die von Menschen (in der Regel) in kommunikativer Absicht mit Hilfe der Artikulationsorgane produziert werden.

Die Phonetik gliedert sich allgemein in 3 Unterdisziplinen:

1. Die *Artikulatorische Phonetik* befaßt sich mit dem Aufbau und der Funktion der Sprechorgane (z.B. Zunge, Kehlkopf, Lippen) und beschreibt, wie Sprachlaute produziert werden. Mit Hilfe der phonetischen Umschrift (Lautschrift) können diese Laute unabhängig von der Orthographie einer Sprache schriftlich festgehalten werden.
2. Die *Akustische Phonetik* beschreibt mit physikalischen Methoden die Schallstruktur (Frequenzen, Intensitäten, Spektren etc.) der produzierten Laute.
3. Die *Auditive Phonetik* beschreibt den Aufbau und die Funktion des Ohres und untersucht, wie Laute mit dem Hörorgan wahrgenommen werden.

Abgegrenzt werden muß die Phonetik von der *Phonologie*, welche funktioneller und auch sehr viel sprachspezifischer ausgerichtet ist. Von der Vielzahl möglicher Laute, die man produzieren kann, wird nur eine bestimmte Auswahl für den Aufbau einer Sprache eingesetzt. In der Phonetik sind im Prinzip alle Laute gleich relevant. In der Phonologie wird hingegen untersucht, welche Laute in einer speziellen Sprache ausgewählt und wie damit Bedeutungsunterschiede ausgedrückt werden. Phonologie kann somit als „funktionelle Phonetik" bezeichnet werden. Aber auch Sprecher derselben Sprache sprechen ein und denselben muttersprachspezifischen Laut nicht alle exakt gleich aus, und es gibt sogar intraindividuelle Unterschiede. Trotzdem werden diese Laute innerhalb bestimmter Grenzen phonologisch als gleich wahrgenommen, auch wenn das in akustischer Hinsicht nicht ganz der Fall ist. Die Phonologie bemüht sich nun „Ordnungsprinzipien im vermeintlichen Chaos der Sprachlaute zu finden" (Crystal, 1993, S. 160).

Phonologische Analysen gehen davon aus, daß es bedeutungsunterscheidende Laute, sogenannte *Phoneme* gibt. Dieses wird anhand von *Minimalpaaren* verdeutlicht. So kann für jede Sprache ein Phoneminventar bedeutungsunterscheidender Elemente aufgestellt werden (im deutschen z.B. e und o: G**e**ld – G**o**ld oder d und k: **D**ampf – **K**ampf). Varianten eines Phonems, die von ihrer Position im Wort bzw. von der Kombination mit anderen Lauten abhängen, heißen *Allophone* (z.B. die unterschiedliche Aussprache von ch in den Wörtern wa**ch** und wei**ch**).

Die Möglichkeiten zur Lautproduktion sind zunächst durch die anatomischen Gegebenheiten der Artikulationsorgane festgelegt. Abbildung 11.1 zeigt einen nach links ausgerichteten medianen Sagittalschnitt der menschlichen Sprechwerkzeuge. Der Bereich oberhalb des Kehlkopfes wird als *Ansatzrohr* bezeichnet, welches aus dem *Rachen (Pharynx)* sowie dem Mund- und Nasenraum besteht. Das Ansatzrohr, die eigentliche Artikulationsstrecke, reicht also von den Stimmlippen bis zu den Mundlippen und ist bei Männern 17cm lang, bei Frauen etwas kürzer. Der für die Lauterzeugung notwendige Luftstrom ist in der Regel *pulmonal eggressiv*, d.h. die Luft passiert aus der Lunge kommend das Ansatzrohr und tritt dann aus dem Mund bzw. der Nase wieder aus. Bei der Artikulation sind zum einen aktive (= bewegliche) *Organe* (z.B. Zunge oder Lippen) und zum anderen passive (= unbewegliche) *Stellen* (z.B. Schneidezähne oder Gaumen) von Bedeutung.

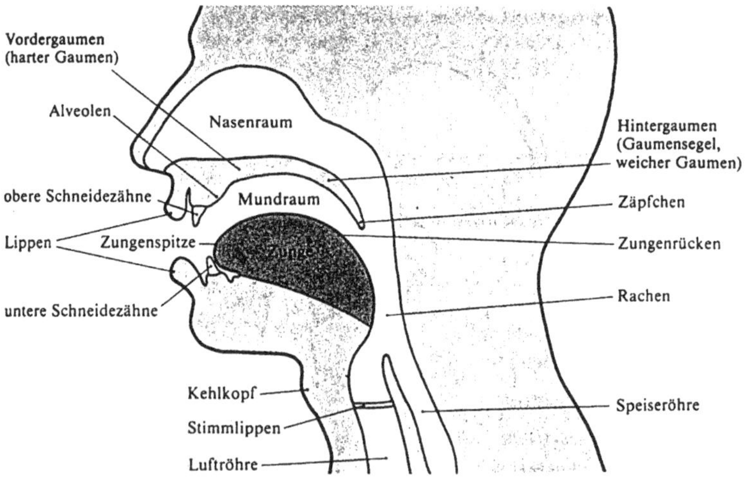

Abbildung 11.1: Medianer Sagittalschnitt der Artikulationsorgane
(Mangold, 1990, S. 25)

11.2 Systematik der Lautklassifizierung

Mit den menschlichen Sprechwerkzeugen kann eine große Vielzahl unterschiedlicher Sprachlaute produziert werden. Die allgemeinste Kategorisierung ist die Einteilung nach *Vokalen* und *Konsonanten*. Vokale werden auch als Selbstlaute, Konsonanten auch als Mitlaute bezeichnet. Diese Begriffe beziehen sich auf die Silbenstruktur, da nur Vokale eine Silbe alleine bilden können, Konsonanten hingegen in der Regel nur in Verbindung mit Vokalen produziert werden. Die *Approximanten* bilden eine dritte Klasse und stellen so etwas wie den Grenzbereich zwischen Vokalen und Konsonanten dar, weswegen sie auch *Halbvokale* oder *Halbkonsonanten* genannt werden.

Eine Gegenüberstellung der wichtigsten Eigenschaften von Vokalen und Konsonanten ist in Tabelle 11.1 wiedergegeben.

Tabelle 11.1: Merkmale von Vokalen und Konsonanten

Vokale	Konsonanten
• immer stimmhaft	• nicht immer stimmlos
• Luft strömt ungehindert durch das Ansatzrohr	• Luftstrom wird im Ansatzrohr be- oder verhindert
• bildet normalerweise den Silbengipfel *	• bildet normalerweise nicht den Silbengipfel
• Silbenträger (z.B. Vokal i: I - dee)	• Mitlaut (z.B. Approximant j: ju - beln)

* Silbenkern/ Nukleus: Teil der Silbe, der aufgrund der Tonhöhe oder Akzent das akustische Maximum bildet

Die produzierten Sprachlaute können mit Hilfe des *International Phonetic Alphabet (IPA)* transkribiert und somit in eine schriftliche Form gebracht werden. Das IPA bedient sich für die Kennzeichnung verschiedener Laute im wesentlichen lateinischer Buchstaben, die allerdings nicht immer mit dem deutschen Gebrauch übereinstimmen. Da es jedoch mehr Laute zu klassifizieren gibt als das lateinische Alphabet Buchstaben hat, mußten einige andere Zeichen hinzugefügt werden. Das IPA ist *monographemisch*, d.h. es gibt eine eindeutige Korrespondenz zwischen Laut und Zeichen in beide Richtungen.

11.2.1 Konsonanten

Für die Auflistung der Konsonanten und Approximanten einerseits und der Vokale andererseits sind unterschiedliche Darstellungsformen gewählt worden. Die Konsonanten und Approximanten sind in einer zweidimensionalen Matrix angeordnet, aus der die 3 wichtigsten Klassifikationsmerkmale abzulesen sind:

1. Artikulationsmodus (die Art und Weise, wie ein Laut produziert wird, d.h. wie der Luftstrom im Ansatzrohr modifiziert oder gehemmt wird).
2. Artikulationsstelle (der Ort, an dem der Laut produziert wird, d.h. wo der Abstand zwischen zwei Artikulatoren am geringsten ist).
3. Stimmbeteiligung (ob die Stimmlippen bei der Lautproduktion mitschwingen [wie z.B. bei b] oder nicht [wie z.B. bei p]).

Die Konsonanten können durch die Klassifikation nach sekundären Modifikationen noch weiter präzisiert werden. Die Kodierung erfolgt hierbei mit Hilfe der Tabelle der sogenannten *Diakritika*, die an dieser Stelle jedoch nicht weiter ausgeführt werden soll.

Die Artikulationsarten sind in der Matrix in den Zeilen angegeben. Von der obersten Zeile (Plosive) bis zur letzten (Approximanten) findet eine Progression von den geschlossensten (konsonantischsten) zu den offensten (vokalischsten) Lauten statt. Die 3 Hauptklassen der Artikulationsarten sind Plosive, Frikative und Approximanten.

- Plosive sind Laute mit einem völligen Mund- und Nasenverschluß, wobei sich hinter dem Verschluß durch die ins Ansatzrohr strömende Luft ein Druck aufbaut. Durch die plötzliche Lösung des Verschlusses kommt es beim Ausströmen der Luft zu einem knallartigen Geräusch (z.B. bei den Lauten p, k oder t).
- Bei den Frikativen kommt es nicht zu einem vollständigen Verschluß, sondern es wird an einer Stelle im Ansatzrohr eine Enge gebildet, durch die bei ausströmender Luft ein Reibegeräusch entsteht (z.B. bei den Lauten f, sch oder ch).
- Die Engebildung bei den Approximanten ist so gering, daß kein Reibegeräusch zu hören ist (z.B. bei j). Die Approximanten bilden somit den Übergang von den Frikativen zu den Vokalen.

Die 4 verbleibenden Artikulationsarten können als Untergruppen der 3 eben beschriebenen Hauptklassen aufgefaßt werden. So können Nasale als nasalierte Plosive angesehen werden (z.B. m als nasaliertes p). Trills sind „gerollte Laute" (wie z.B. das gerollte r im deutschen), die aufgrund der schnellen Folge von Verschlüssen und Öffnungen ebenfalls den Plosiven zugeordnet werden können. Ebenso verhält es sich mit den Taps bzw. Flaps, die im Gegensatz zu dem Trills nicht in einer schnellen Abfolge von Öffnung und Verschluß „gerollt", sondern nur 1x „geschlagen" werden. Die lateralen Frikative bzw. lateralen Approximanten als eine Unterform der Frikative bzw. Approximanten sind dadurch gekennzeichnet, daß aufgrund der Verschlußbildung die Luft nicht aus der Mitte des Mundraumes entweichen kann, sondern an einer oder auch an beiden Seiten nach außen strömt. Die lateralen Approximanten müßten bzgl. des Öffnungsgra-

des zwar über den Approximanten stehen, da die Engebildung etwas stärker ist. Da sie jedoch als Untergruppe der Approximanten angesehen werden, sind sie in der IPA Tabelle unter diesen angeordnet.
Die Stimmhaftigkeit der Laute ist in der Matrix so kodiert, daß rechts in jeder Zelle die stimmhafte Variante eines Lautes und links davon (soweit vorhanden) die stimmlose. Allerdings weist die Matrix auch einige weiße Flecken auf. Hierbei handelt es sich um Laute, die im Prinzip produziert werden können, faktisch jedoch sehr selten oder überhaupt nicht vorkommen. Die schwarzen Zellen hingegen umfassen Laute, die aufgrund anatomischer Gegebenheiten überhaupt nicht produzierbar sind.
Die Artikulationsorte sind in den Spalten der Matrix wiedergegeben. Orientiert man sich an einem links ausgerichteten medianen Sagittalschnitt der Artikulationsorgane, wandert man dabei von links nach rechts von den Lippen bis zur *Glottis* (Stimmritze). Zur Verdeutlichung weisen Pfeile von den angegebenen Artikulationsorten des IPA zu den korrespondierenden anatomischen Stellen im Sagittalschnitt (s. Abbildung 11.2). Einzig dem Artikulationsort „retroflex“ ist kein Pfeil zugeordnet, da es sich um keine genau festgelegte Artikulationsstelle im eigentlichen Sinne handelt. Retroflex besagt lediglich, daß die Zunge zurückgebogen wird, so daß deren Unterseite artikuliert.

In der IPA Tabelle sind die sogenannten Affrikaten nicht mit aufgeführt. Hierbei handelt es sich um Laute, die aus einer Abfolge eines Plosivs und eines Frikativs mit gleicher Artikula-tionsstelle (= homorgan) bestehen. Im Deutschen gibt es z.B. die Affrikaten [t͡s] und [p͡f].

	Bilabial	Labio-dental	Dental	Alveolar	Postalveolar	Retroflex	Palatal	Velar	Uvular	Pharyngeal	Glottal
Plosive	p b			t d		ʈ ɖ	c ɟ	k ɡ	q ɢ		ʔ
Nasal	m	ɱ		n		ɳ	ɲ	ŋ	ɴ		
Trill	ʙ			r					ʀ		
Tap or Flap				ɾ		ɽ					
Fricative	ɸ β	f v	θ ð	s z	ʃ ʒ	ʂ ʐ	ç ʝ	x ɣ	χ ʁ	ħ ʕ	h ɦ
Lateral Fricative				ɬ ɮ							
Approximant		ʋ		ɹ		ɻ	j	ɰ			
Lateral approximant				l		ɭ	ʎ	ʟ			
	Bilabial	Labio-dental	Dental	Alveolar	Postalveolar	Retroflex	Palatal	Velar	Uvular	Pharyngeal	Glottal

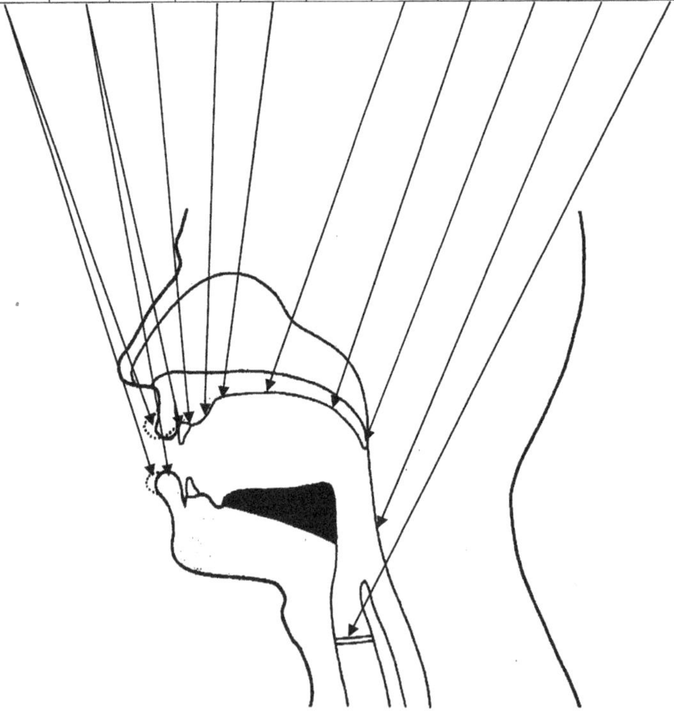

Abbildung 11.2: Das International Phonetic Alphabet (IPA, revised to 1993, corrected 1996) Consonants (pulmonic)

11.2.2 Vokale

Im Gegensatz zu den Konsonanten bzw. Approximanten sind die Vokale nicht in Form einer Tabelle, sondern anhand eines sogenannten Vokalvierecks aufgeführt (s. Abb. 11.3).

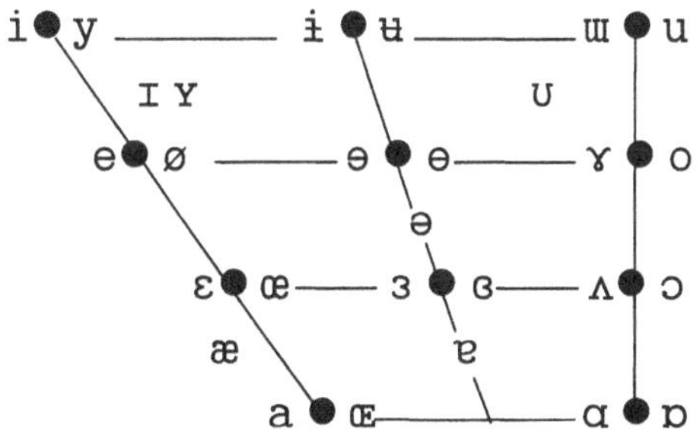

Abbildung 11.3: Vokalviereck

Die Klangfarbe der Vokale wird durch 2 Bewegungsdimensionen der Zunge reguliert: „oben – unten" und „vorne – hinten". Die Vokale werden nach folgenden Kriterien klassifiziert:

- Öffnungsgrad: oben – unten (Entfernung zwischen dem Zungenrücken und dem nächstliegenden Punkt der Gaumenwölbung)
- Artikulationsstelle: vorne – hinten (Punkt auf der Zungenoberfläche, an dem der Öffnungsgrad des Mundkanals am geringsten ist. Mit wenigen Ausnahmen fällt die Artikulationsstelle mit dem höchsten Punkt des Zungenrückens zusammen)
- Rundung (Runden bzw. Vorstülpen der Lippen)

Die Vokale an den Eckpunkten des artikulatorischen Vierecks stellen die Extreme für die Vokalartikulation dar, über die hinaus keine Vokale gebildet werden können. Im Vokalviereck werden die Dimensionen Artikulationsstelle (horizontal) und Öffnungsgrad (vertikal) abgetragen:

Die **Artikulationsstellen** sind
- vorne bzw. palatal (Vorderzungenvokale),
- zentral (Zentralvokale, Mittelzungenvokale) und
- hinten bzw. velar (Hinterzungenvokale).

Die 4 **Öffnungsgrade** lauten:

- geschlossen
- halbgeschlossen
- halboffen
- offen

Zusätzlich können bei der Artikulation von Vokalen auch noch sekundäre Modifikationen vorgenommen werden, deren wichtigste davon die Nasalierung ist (und z.B. im französischen sehr häufig vorkommt).
Zur Veranschaulichung ist in Abbildung 11.4 das Vokalviereck in den medianen Sagittalschnitt eingezeichnet, wobei die verschiedenen Zungenstellungen für die Artikulation der Vokale [i] und [u] sowie für das vordere [a] und hintere [ɑ], also die Extrempunkte des artikulatorischen Vierecks, wiedergegeben sind.

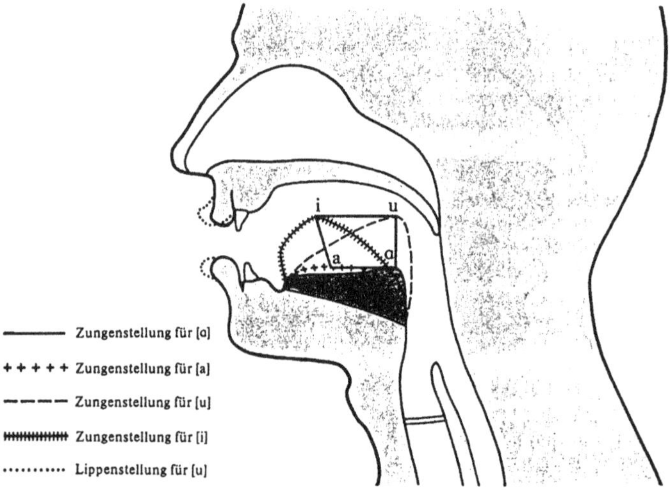

Abbildung 11.4: Sprechwerkzeuge mit Vokalviereck im Mundraum
(Mangold, 1990, S. 26)

Stehen 2 Vokalzeichen dicht nebeneinander, so gibt das linke die ungerundete und die rechte die gerundete Variante wieder (Beispiel [i] und [y]). Auf die weiteren Möglichkeiten des IPA, Laute zu transkribieren (z.B. anhand ihrer suprasegmentellen Eigenschaften wie Betonung und Länge), soll an dieser Stelle nicht weiter eingegangen werden.

2 Vokale (Monophthonge) können zu 1 Diphthong kombiniert werden. Obwohl Diphthonge aus 2 Lauten bestehen, können sie trotzdem als 1 Phon angesehen werden, da die Bewegung des Diphthongs von einer Vokalqualität zur anderen innerhalb einer Silbe erfolgen muß (wie z.B. in H**au**s und nicht wie in The-**a**ter).

12 Die normale Lautentwicklung

Um Samanthas Lautproduktionen in einen theoretischen Rahmen einzuordnen, ist es notwendig, grundlegende Annahmen und Ergebnisse zum normalen Spracherwerb darzustellen. Dabei steht die lautliche Entwicklung im ersten Lebensjahr im Vordergrund, weil dies der Zeitraum ist, in dem von normal entwikkelten Kindern meist noch keine Wörter erworben wurden und der deshalb für einen Vergleich mit Samanthas Lautproduktionen am ehesten geeignet ist.
Die Frage, in welcher Reihenfolge Kinder im Verlauf ihrer vorsprachlichen Entwicklung neue Laute erwerben, kann bislang nicht exakt beantwortet werden (vgl. Crystal, 1993). Zudem gibt gerade für das deutsche sehr wenige Untersuchungen zu diesem Thema (z.B. Sendlmeier & Sendlmeier, 1991). Was die Häufigkeit bestimmter Laute anbelangt, so konnten Irwin und Chen (1946) für das Englische zeigen, daß in den ersten Lebensmonaten z.B. Vokale 5 mal so oft vorkommen wie Konsonanten und daß sich erst mit ca. 2½ Jahren ein ausgeglichenes Verhältnis einstellt. Im vorsprachlichen Stadium lassen sich große Ähnlichkeiten im Konsonantenrepertoire von Kindern aus unterschiedlichen sprachlichen Umgebungen feststellen (z.B. Locke, 1983). Sprachvergleichende Studien legen nahe, daß es für die ersten Lebensmonate universelle Tendenzen für die Lautentwicklung gibt, die sich dann mit dem Spracherwerb immer mehr spezifisch in Richtung Zielsprache(n) ausdifferenzieren (z.B. Kent, 1992).

12.1 Stufenmodelle zur vorsprachlichen Lautentwicklung

Das prälinguistische Stadium, in dem die vom Kind produzierten Laute noch keine Bedeutungen tragen, ist von verschiedenen Autoren in unterschiedliche Phasen mit meist 5 Abschnitten eingeteilt worden. Zwei bekannte Modelle zur Entwicklung der Lautproduktion (Stark, 1980 und Oller, 1980), die empirisch geprüft sind und viele Parallelen aufweisen, seien an dieser Stelle exemplarisch dargestellt. Das Modell von Oller wird dabei ausführlicher behandelt, um die einzelnen Lautproduktionen etwas genauer zu beschreiben.
Stark (1980) geht davon aus, daß die Sprachproduktionsfähigkeiten beim Kind stufenweise aufgebaut werden, wobei die vorherige Stufe jeweils mit der nachfolgenden in einer bestimmten Art und Weise verbunden ist. Das geordnete Fortschreiten von Stufe zu Stufe ist dabei sowohl durch interindividuelle Variation, z.B. was den genauen Zeitpunkt des Erwerbs betrifft, als auch durch universelle Aspekte, z.B. was die Abfolge der einzelnen Stufen anbelangt, gekenn-

zeichnet. Diese Stufen stellen dabei keine diskreten Einheiten dar, sondern es gibt fließende Übergänge und Überschneidungen zwischen den verschiedenen Stadien.

1) Reflexive Vokalisationen (Reflexive Vocalizations): 0-6 Wochen
2) Gurren und Lachen (Cooing and Laughing): 6-16 Wochen
3) Vokales Spielen (Vocal Play): 16-30 Wochen
4) Redupliziertes Babbeln (Reduplicated Babbling): 31-50 Wochen
5) Nichtredupliziertes Babbeln (Nonreduplicated Babbling): 10-14 Monat

Das primäre Ziel des Stufenmodells von Oller (1980) besteht darin, aufzuzeigen, in welcher Phase der Lautentwicklung Vokalisationen mit sprachähnlichen Qualitäten auftreten. Als Beurteilungskriterien werden dafür – v.a. für die frühen Lautproduktionen – nicht nur phonetische bzw. phonologische Merkmale (z.B. Plosive, Frikative, etc.), sondern auch metaphonologische Merkmale (wie z.B. Tonhöhe oder Amplitude) herangezogen. Oller (1980) schließt aus ihrer Analyse alle reflexiven Vokalisationen (Husten, Schluckauf, etc.) aus, so daß nur diejenigen Beachtung finden, die willkürlich hervorgebracht werden können. Das vermehrte Auftreten eines Vokalisationstyps während einer bestimmten Phase wird als Indiz dafür genommen, daß diese Laute unter willkürliche Kontrolle gekommen sind und nicht nur zufällig produziert werden.

1) Phonation (The Phonation Stage): 0-1 Monat
   In den ersten beiden Lebensmonaten sind sprachähnliche Laute noch ziemlich selten. Allerdings finden sich hier bereits sogenannte quasi-resonante Nuklei (QRN). Diese beinhalten zwar normale Phonation, allerdings ohne den systematischen Kontrast zwischen Öffnen und Schließen des Vokaltraktes und ohne die Möglichkeiten der Mundhöhle als Resonanzraum voll auszunutzen. QRN umfassen sowohl silbische Nasale wie auch hohe und mittlere ungerundete nasalierte Vokale. Daneben erscheinen in geringerer Frequenz auch schon voll-resonante Nuklei (FRN), die offensichtlich Varianten der QRN darstellen.
2) Gurren (The Goo Stage): 2-3 Monate
   Sobald Säuglinge die Kontrolle über die Produktion von QRNs haben, beginnen sie mit repetitivem Gurren. Dabei werden postalveolare (meist velare) konsonantartige Elemente, die oft die Form stimmhafter Frikative annehmen, produziert. Das Gurren spiegelt somit die häufig berichtete Vorliebe für hintere Konsonanten bei den frühen Lautäußerungen wider.
3) Expansion (The Expansion Stage): 4-6 Monate
   Wie der Name bereits andeutet, wird auf dieser Stufe das Lautrepertoire durch verschiedene neue Elemente sehr stark ausgeweitet. Vokalartige Elemente in Form von FRNs treten gehäuft auf. Zusätzlich finden sich hier so-

genannte Raspberry-Vokalisationen (RSP), bestehend aus bilabialen oder labiolingualen Trills oder Vibranten. Neu ist auch das Kreischen bzw. Quietschen (Sqealing, SQ), bei dem das maximale Tonhöhenregister ausgenutzt wird. Das Gegenstück dazu, das Brummen (Growling, GR), besteht hingegen aus sehr tiefen Vokalisationen. Kennzeichen des Schreiens (Yelling, YEL) sind neben der hohen Amplitude v.a. die ingressiv-egressiven Vokalisationssequenzen (IES). Schließlich tritt in dieser Phase auch das marginale Babbeln (MB) auf, bei dem ein Verschluß einem FRN beigeordnet und so ein Übergang von konsonant- zu vokalartigen Elementen geschaffen wird.
Der Gebrauch der beschrieben Vokalisationsarten ist auf der Expansionsstufe starken täglichen Fluktuationen unterworfen.

4) Kanonisches Babbeln (The Canonical Stage): 7-10 Monate
Die relativ strikte zeitliche Struktur von Silbenproduktionen in natürlichen Sprachen findet mit Beginn des kanonischen Babbelns (BB) Eingang in die Lautproduktionen des Kindes. Kanonisches Babbeln besteht sowohl aus konsonantartigen Elementen wie auch aus FRNs (Vokalen). Das Einsetzen dieser Vokalisationsform ist häufig sehr plötzlich und beginnt meist mit dem reduplizierten Babbeln (RB), bei dem ein- und dieselbe Silbe immer wieder wiederholt wird (z.B. [mamama] oder [dadada]). Das reduplizierte Babbeln zeigt keine Variationen bei der Abfolge von konsonantischen und vokalischen Einheiten innerhalb einer Sequenz. Das kanonische Babbeln umfaßt neben dem reduplizierten Babbeln allerdings auch nicht-reduplizierte kanonische Äußerungen, v.a. das Einzelkonsonant-Babbeln (Single-Consonant Babble, SCB), wie z.B. [ba], [ada] oder [imi].

5) Buntes Babbeln (The Variegated Babbling Stage): 11-12 Monate
Während dieser Phase werden die strikten silbischen Eigenschaften von Sprache beibehalten, wobei aber die starke Beschränkung bei der Abfolge von Konsonant- und Vokaltypen aufgebrochen wird. Außerdem beginnen die Kinder eine Art Kauderwelsch (Gibberish, GIB) zu produzieren, bei dem innerhalb einer phonetischen Sequenz Silben mit unterschiedlicher Betonung versehen werden.

Die dargestellte Erwerbssequenz von Lauten ist z.T. auch auf anatomisch-physiologische Parameter zurückzuführen. So läßt sich die Präferenz für die velaren Konsonanten während der Gurrphase durch die Größe der Zunge relativ zur Mundhöhle erklären, wobei der Zungenrücken fast das Velum berührt. Den häufigen bilabialen bzw. labiolingualen Lauten während des RSP könnte hingegen eine besondere Sensibilität der Lippen oder eine spezielle Fähigkeit für ihre motorische Kontrolle zugrunde liegen. Außerdem findet in den ersten 6 Lebensmonaten durch den sogenannten Kehlkopfdeszensus eine Transformation des Vokaltraktes statt. Die Position des Kehlkopfes verlagert sich dabei nach unten, wobei u.a. der Rachenraum verlängert wird. Diese anatomische Veränderung stellt z.B. eine Voraussetzung für die Vokalproduktion dar (vgl. Papoušek, 1994). Allein durch anatomisch- physiologische Entwicklungen bzw. Beschränkungen ist die Produktion von Lauten in spezifischen Phasen jedoch nicht zu erklären. So haben sowohl Oller (1980) als auch Stark (1980) festgestellt, daß bestimmte Laute vermehrt in spezifischen Situationen (z.B. Füttern oder Objektexploration) vorkommen. Diese „Laut-Situation-Korrespondenz" wurde von Blake und Fink (1987) speziell für das späte Babbelstadium herausgearbeitet. Dabei konnten sie 11 Situationstypen (in denen die Kinder z.B. etwas erbaten oder durch Zeigen etwas kommentierten) kategorisieren, die mit bestimmten Lautmustern verknüpft waren. Man kann daher davon ausgehen, daß auch die frühen Lautproduktionen spezifische expressive Elemente besitzen. Diese Lautmuster orientieren sich jedoch offensichtlich nicht am Modell der Erwachsenensprache, sondern werden von den Kindern selber „erfunden". Diese „phonetisch konsistenten Lautformen" (PCF, vgl. Dore, Franklin, Miller & Ramer, 1976) stellen zum einen eine sehr kreative Leistung dar, sie sind zum anderen aber auch sehr idiosynkratisch, so daß es eine große interindividuelle Variation bei Kindern gibt, was die Zuordnung von Lauten zu Situationen anbetrifft. Aussagen zu allgemeinen Gesetzmäßigkeiten sind in diesem Punkt daher kaum möglich. Nichtsdestotrotz stützen diese Ergebnisse die Annahme, daß das Kind schon in der prälinguistischen Phase auf einer sehr pragmatischen, handlungsorientierten Ebene Laute mit Bedeutungen zusammenbringt.

12.2 Das Babbeln

Babbeln wurzelt in einer allen Kindern gemeinsamen biologischen Basis (Vihman, 1992). Da es sogar bei hirngeschädigten und gehörlosen Kindern vorkommt, kann man davon ausgehen, daß keine spezifischen Lernprozesse dafür vonnöten sind. Die besondere Bedeutung des Babbelns für den Spracherwerb resultiert aus der Tatsache, daß hier die ersten erwachsenenähnlichen Silben auftauchen, was von vielen als der Beginn der Phonologie angesehen wird (z.B. Macken, 1992). Dies ist auch der Grund, warum sich frühestens hier der Gebrauch des IPA zur Transkription erlaubt, da die Lautproduktionen auf den vorangegangenen Stufen Merkmale aufweisen, die das für die Erwachsenensprache entwickelte IPA nicht zu erfassen vermag (vgl. Ingram, 1976; Stark, 1980). Die kindlichen Produktionseinheiten in Form kanonischer Silben (ab 6-8 Monate) zeigen hingegen schon die zeitlichen Charakteristika von Konsonant-Vokal-Sequenzen der Erwachsenensprache und haben zunächst überwiegend die Form einfacher CV Silben (offene Silben) (Lleó, El Mogharbel & Prinz, 1994). Reduplizierte Silben werden häufig rhythmisch und mit einer Wiederholungsrate von ca. 200 msec produziert, was einer Silbenlänge in natürlichen Sprachen bei einer Unterhaltung entspricht (Kent & Bauer, 1985). Die Silbe ist quasi das „Atom der

Sprache“ (Vihman, 1992), das Rohmaterial, aus dem die Sprache gebildet wird. Das kanonische Babbeln scheint also ein erster phonetisch notwendiger Schritt für die orale Sprachproduktion zu sein, indem es dem Kind ein phonetisches Leitsystem zur Verfügung stellt, das das Lernen von Lauten und die Entwicklung gesprochener Sprache unterstützt. Redupliziertes Babbeln könnte somit einen Rahmen bilden, in den dann später die Sprachsegmente eingegliedert werden.

Entgegen früheren Annahmen belegen neuere Untersuchungen, daß kanonische bzw. reduplizierte Babbelformen von Anfang an ein gewisses Maß an phonotaktischer Variation zeigen (s. Mitchel & Kent, 1990). Elbers (1982) konnte innerhalb ihres kognitiven Ansatzes zwei allgemeine Entwicklungslinien für das kanonische Babbeln identifizieren. Erstens erscheinen bzgl. des Artikulationsortes Babbelprozesse in einer festen Reihenfolge: zuerst einzelne Babbellaute (z.B. [ga]), dann Wiederholungen (z.B. [gaga]) gefolgt von Verknüpfungen verschiedener Artikulationsarten (z.B. [gaha]) und schließlich Verknüpfungen verschiedener Artikulationsorte (z.B. [gana]). Das wird durch ein kombinatorisches Funktionsprinzip erklärt, bei dem einzelne Formen getrennt geübt und dann zusammengefügt werden. Zweitens tauchen für jeden Babbelprozeß die Artikulationsorte in der festen Reihenfolge vorne – zentral – hinten auf (z.B. [baba] – [nana] – [gaga]). Hinter dieser Entwicklung steht ein variierendes Funktionsprinzip, bei dem die immer komplexer werdenden Babbelproduktionen dieselbe Abfolge verschiedener Artikulationsorte durchlaufen. Elbers sieht das Babbeln als einen selbstgesteuerten Explorationsprozeß an, in dem das Kind bestimmte Funktionsprinzipien benutzt, die ihm das Tor zur Sprache aufstoßen.

Nach Locke und Pearson (1992) ist Babbeln auch eine Form der motorischen Übung zum Sprechen, zumal es gelegentlich auch stumm vollführt wird und auch nach Einsetzen des Sprechens andauert. Es muß daher nicht zwangsläufig als Relikt aus der präverbalen Phase angesehen werden. Interessanterweise taucht das reduplizierte Babbeln zeitgleich mit repetitiven und rhythmischen allgemeinen motorischen Bewegungen auf (z.B. sich hin und her wiegen, Bewegungen von Armen und Beinen, rhythmische Handaktivität etc.). Möglicherweise wird das silbische Muster beim Babbeln (zumindest anfangs) primär eher durch nicht-linguistische Entwicklungen, wie z.B. der Anatomie des Vokaltraktes und der Neurophysiologie, gesteuert (z.B. Wachstum des motorischen Kortex, Myelinisierung der kortikalen intra- und interhemisphärischen Verbindungsfasern, Längenwachstum der Dendriten in der Sprachregion der linken Hirnhälfte).

Locke (1986) geht davon aus, daß zwischen Babbeln und Sprechen sowohl hinsichtlich der Form als auch der Funktion eine enge Verbindung besteht. Formale Ähnlichkeiten zeigen sich z.B. darin, daß sowohl beim Babbeln als auch beim Sprechen Einzelkonsonanten gegenüber Konsonantenclustern bevorzugt werden. Unter funktioneller Perspektive zeigen sich analog zu den späteren Dialogen

beim Sprechen bereits während der Babbelphase kommunikative Elemente in interaktiven Kontexten. So werden z.B. beim sogenannten turn taking die eigenen Vokalisationen und Schweigephasen mit denen des Kommunikationspartners abgestimmt.
Nakazima (1980) postuliert 3 Reorganisationsprozesse beim Übergang vom Babbeln zum Sprechen. Der erste setzt ungefähr ab dem 9. Monat ein, wenn das Baby beginnt, eine prälinguistische Kommunikation mit einfachen bedeutungslosen Lauten aufzubauen, indem es z.B. vertraute Personen „ruft" oder auf sie reagiert. Der 2. Reorganisationsprozeß (mit ca. 10 Monaten) betrifft die Imitation von Sprachlauten aus der unmittelbaren Umgebung. Mit 11-12 Monaten beginnt das Kind schließlich, konventionelle Wörter zu gebrauchen, was den 3. Reorganisationsprozeß markiert.

12.3 Die Silbe

Die Bedeutung der Silbe für den Sprachproduktionsprozeß ist unbestritten (s. z.B. Wijnen, 1988). Doch auch als zentrale Verarbeitungseinheit bei der Sprachrezeption spielt sie eine wesentliche Rolle. So konnten z.B. Bertoncini und Mehler (1981) zeigen, daß bereits Säuglinge unter 2 Monaten silbenähnliche Reize besser unterscheiden können als silbenunähnliche.
Was aber genau ist eigentlich unter einer Silbe zu verstehen? Wenn man sich etwas genauer mit dieser Frage beschäftigt, so stellt man schnell fest, daß zwar fast jeder weiß, daß eine Silbe etwas ist, wovon das Wort „Silbe" 2 Stück hat (vgl. Lass, 1984). Aber so leicht die Silbe auch zu identifizieren ist, so schwer ist sie auch zu definieren (Lagefogeds, 1993). Die (Sprech-)Silbe ist eine lautliche Größe, „nämlich die kleinste Lautfolge, die sich bei der Untergliederung des Redestroms ergibt" (Mangold, 1990, S. 24). Silbizität hängt also mit der zeitlichen Strukturierung artikulatorischer Bewegungen zusammen. Die Grundvoraussetzungen der Silbizität bzgl. Zeit, Intensität und Resonanz werden von Oller (1986) anhand phonetisch-akustischer Parameter definiert und von präkanonischen Äußerungen abgegrenzt, die nicht als wohlgeformte Silben wahrgenommen werden. Diese Grundvoraussetzungen beziehen sich z.B. auf die Gesamtlänge der Silbe (100-500 msec), auf die Dauer der Transitionen von und zum Silbengipfel (25-120 ms) und auf Intensitäts- und Resonanzunterschiede zwischen Silbengipfel und Silbenrand.
Silben können sowohl unter phonetischer wie auch phonologischer Perspektive analysiert werden. Bislang gibt es allerdings keine wirklich befriedigende phonetische Definition der Silbe. Die Motortheorie von Stetson (1951) versucht z.B., die Silbe unter physiologischer Perspektive anhand der artikulatorischen Anstrengung, die zu ihrer Erzeugung notwendig ist, zu beschreiben. Jede Silbe ist demnach mit einem Anstieg des Luftstroms gleichzusetzen. Allerdings ist eine 100%ige Korrespondenz zwischen Luftimpuls und Silbe nicht immer ge-

geben. Die Sonoritätstheorie geht von akustischen Merkmalen aus (vgl. Ball, 1993). Die Sonorität eines Lautes beschreibt die Lautstärke eines Lautes relativ zu anderen Lauten mit derselben Länge, Betonung und Tonhöhe. Hierbei läßt sich eine Rangfolge aufstellen, wobei die Vokale die größte Sonorität besitzen, gefolgt von den Nasalen, den stimmhaften Frikativen und den stimmhaften Plosiven. Stimmlose Laute besitzen eine geringe Sonorität. Analysiert man das Sonoritätslevel jeden Lautes in einem Wort, so entspricht die Anzahl der "Sonoritätsspitzen" der Silbenanzahl. Auch wenn die Sonorität ein phonetisch schwer faßbarer Begriff ist, so können durch die Sonoritätshierarchie die wesentlichen Beschränkungen der Phonotaktik (d.h. der Abfolge bzw. Kombination von Lauten in einer Sprache) erklärt bzw. vorhergesagt werden. Allerdings ist auch diese Theorie nicht in der Lage, alle Arten der Silbifizierung zu erklären, da es Fälle gibt, in denen die Sonoritätsabfolge verletzt wird (z.B. bei silbischen Konsonanten). Der Laut mit der größten Sonorität ist in der Regel mit dem Silbenkern identisch, welcher ein Teil der internen Silbenstruktur ist und v.a. in der Phonologie untersucht wird (z.B. Bernhardt & Stemberger, 1998). Eine Silbe besteht diesen phonologischen Theorien zufolge minimal aus einem Silbenkern (Nukleus), welcher in der Regel von einem Vokal gebildet wird. Optional kann nach dem Nukleus die Koda (d.h. ein oder mehrere Konsonanten) folgen. Nukleus und Koda bilden den sogenannten Reim. Ebenso optional ist ein Konsonant(encluster) vor dem Nukleus möglich, was als Onset bezeichnet wird. Dementsprechend kann die Silbenstruktur schematisch folgendermaßen dargestellt werden.

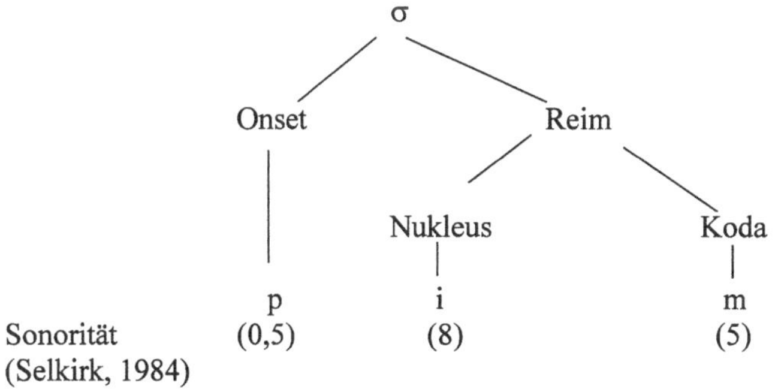

Ist die Kodaposition von einem (oder mehreren) Konsonanten besetzt, spricht man von geschlossenen, ist sie unbesetzt von offenen Silben. Da die Unterschiede zwischen den existierenden aktuellen phonologischen Theorien zum Aufbau der Silbe nur sehr gering sind, sollen sie an dieser Stelle nicht weiter dargestellt werden (für eine Übersicht s. Trujillo, 2001). Für ein umfassendes Verständnis der Silbe wird langfristig eine Kombination von akustischen, physiologischen und auch möglicherweise perzeptuellen Definitionen notwendig sein (Ball, 1993).

12.4 Der Übergang vom Babbeln zum Sprechen

Ausgehend von seinen linguistischen Studien, in denen auch die Sprache von Kindern und Aphasikern untersucht wurden, formulierte Jakobson (1969) allgemeine Gesetze der Struktur von Lautsystemen. Jakobson geht davon aus, daß die Laute, die das Kind zuerst erwirbt (und der Aphasiker zuletzt verliert), in allen Sprachen der Welt vorkommen. Er versucht somit einen Bezug herzustellen, zwischen individuellem Spracherwerb und universellen Sprachmerkmalen. Demnach wird von den Vokalen zuerst das offene [a] erworben, während es bei den Konsonanten ein labialer Verschlußlaut ist (z.B. [p] oder [m]). Hierdurch wird ein maximaler Kontrast zwischen Öffnung und Verschluß gebildet. Den ersten konsonantischen Gegensatz bilden somit Plosive und Nasale ([papa] vs. [mama]), der zweite kommt durch die Gegenüberstellung von Labialen und Dentalen zustande ([papa] vs. [tata]; [mama] vs. [nana]). Dieser „minimale Konsonantismus“ kommt in allen Sprachen vor. Nach dem konsonantischen Gegensatz folgt der vokalische mit einem breiten und einem engen Vokal ([papa] vs. [pipi]). Von hier aus sind zwei Entwicklungspfade möglich. Entweder erfolgt eine Spaltung des engen Vokals in einen palatalen ([i]) und einen velaren ([u]), so daß ein Vokaldreieck entsteht:

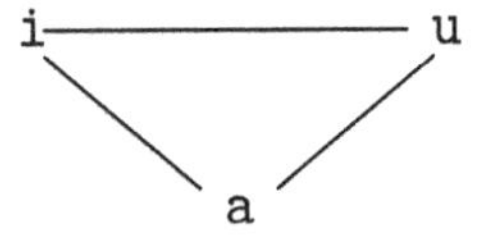

Oder es wird ein dritter Vokal mittleren Öffnungsgrades ([e]) gebildet, so daß ein linearer Vokalimus zustande kommt:

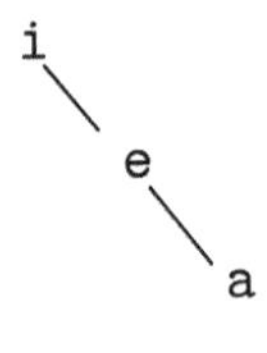

Beide Anordnungen mit je 3 Vokalen führen zu einem System des minimalen Vokalismus, der sowohl für die Kindersprache als auch für die Völkersprachen relevant ist.

Für die weitere Lautentwicklung stellt Jakobson die „allgemeinen Gesetze der einseitigen Fundierung“ (S. 66) auf, nach denen die Beherrschung bestimmter

Laute eine notwendige Voraussetzung für den Erwerb weiterer Phoneme darstellt.
Die wichtigsten dieser nicht umkehrbaren Fundierungen sind die folgenden (→ bedeutet „Voraussetzung für"):

1. Vordere Konsonanten → hintere Konsonanten
2. Plosive → Frikative
   (Aus 1. und 2. ergibt sich, daß vor dem Erwerb von [x] (hinterer Frikativ) z.B. [f] (vorderer Frikativ) bzw. [k] (hinterer Plosiv) beherrscht werden müssen)
3. Gegensatz von Vokalen engen Öffnungsgrades → Gegensatz von Vokalen breiten Öffnungsgrades (So kann z.B. [ø] (weiter Öffnungsgrad) erst erworben werden, wenn der Kontrast von [u] und [y] (enger Öffnungsgrad) vorhanden ist)
4. Differenzierung nach Öffnungsgrad bei ungerundeten Vokalen → Differenzierung nach Öffnungsgrad bei gerundeten
   (Das Paar [u - o] taucht z.B. nicht vor dem Paar [i - e] auf)

Nach Jakobson wird das fundierende Element in der Kindersprache immer häufiger gebraucht als das fundierte, wobei ein stufenförmiger Aufbau des Sprachsystems postuliert wird. Jakobsons Angaben konnten z.T. bestätigt werden (z.B. was die Erwerbssequenz englischer Konsonanten bzw. die einseitige Fundierung anbetrifft, s. Stoel-Gammon, 1985; Ingram 1976), wenn auch eine vollständige Replikation nicht gelang.
Eine der wenigen Untersuchungen zum Erwerb des phonologischen Systems im Deutschen stellt die Studie von Fox und Dodd (1999) dar, die mit 177 Kindern im Alter von 1,6 bis 5,11 Jahren durchgeführt wurde. Die Kinder wurden in 9 verschiedene Altersgruppen eingeteilt, wovon jede 6 Monate umfaßte. In jeder Altersgruppe (bis auf 2 Ausnahmen) wurden je 10 Jungen und 10 Mädchen untersucht. Die Lautinventarisierung der Konsonanten erfolgte sowohl unter phonetischem wie auch phonemischem (= phonologischem) Gesichtspunkt, „da die Fähigkeit, einen Laut isoliert, artikulatorisch korrekt zu bilden (phonetisch) nicht identisch ist mit der Fähigkeit, einen Laut korrekt in seinem jeweiligen korrekten phonemischen Umfeld (phonemisch) zu bilden." (S. 185). Wenn 75% bzw. 90% aller Kinder einer Altersgruppe einen bestimmten Laut beherrschten, so wurde dies als Kriterium für den Phon- bzw. Phonemerwerb genommen (s. Tab. 12.1). Auch bei dieser Untersuchung zeigten sich viele Übereinstimmungen mit Jakobsons Vorhersagen.

Tabelle 12.1: Phon-Erwerb entsprechend 75%-Kriterium und 90%- Kriterium (nach Fox & Dodd, 1999, S. 185)

Altersgruppen	Alter	75% Kriterium	90% Kriterium
1	1;6 – 1;11	m, b, p, v, f, d, t, n, l, g,	m, b, d, t, n
2	2;0 – 2;5	p͡f	p, f, v, l
3	2;6 – 2;11	j, ŋ, ç, x, ʁ	x, g, k, h, ʁ,
4	3;0 – 3;5	ʃ	
5	3;6 – 3;11		
6	4;0 – 4;5		c
7	4;6 – 4;11		ʃ
8	5:0 – 5;5		
9	5;6 – 5;11		

Was den Übergang vom Babbeln zum Sprechen anbelangt, so vertritt Jakobson einen diskontinuierlichen Ansatz. Demnach produzieren Kinder in der Babbelphase alle nur denkbaren Laute, die in den Sprachen der Welt vorkommen. Dieses umfassende Lautrepertoire geht allerdings beim Übergang zur Sprachstufe größtenteils verloren. Zwischen beide Stadien schiebt sich entweder eine kurze Phase, in der die Kinder verstummen, oder der Abbau der vorsprachlichen Laute vollzieht sich parallel mit dem Aufbau des neuen Wortschatzes. In beiden Fällen gibt es nach Jakobson jedoch keinen Zusammenhang zwischen den Lautproduktionen der prälinguistischen und linguistischen Phase.
Allerdings darf Kontinuität nicht mit linearer Progression gleichgesetzt werden (vgl. Elbers, 1982). Neueren Untersuchungen zufolge ist die Annahme einer Diskontinuität in der Form, wie Jakobson sie formuliert hat, auch nicht mehr haltbar. So konnten z.B. Sendlmeier und Sendlmeier (1991) in einer Längsschnittstudie mit 8-14 Monate alten Kindern eine kontinuierliche Lautentwicklung vom Babbeln zum Sprechen nachweisen. Auch war die während des Babbelns produzierte Menge an Lauten relativ überschaubar und konnte nach wenigen Lautklassen kategorisiert werden. Hinweise für eine Kontinuität von Babbeln und Sprechen fanden auch Oller, Wieman, Doyle und Ross (1976) bei ihrer Untersuchung von 4-13 Monate alten Kindern. Hier konnte gezeigt werden, daß bestimmte Präferenzen für phonetische Elemente und Sequenzen (z.B. Reduktion von Konsonantenclustern oder die Bevorzugung von Initial- gegenüber Endkonsonanten bei Silben) während des Babbelns sich genauso auf der späteren Stufe der Sprachentwicklung wiederfinden lassen. De Boysson-Bardies und

Mitarbeiter (1992) gingen der Frage nach, ab wann zielsprachliche Einflüsse in den Lautproduktionen von 9-19 Monate alten Kindern nachzuweisen sind. Dazu untersuchten sie 4 Gruppen von englischen, französischen, japanischen und schwedischen Kindern. Mit 10 Monaten zeigte das Babbelrepertoire trotz individueller Differenzen eine Auswahl von Sprachlauten, die in der linguistischen Umgebung des Kindes sehr relevant sind. Dies ist gut mit der Tatsache in Einklang zu bringen, daß Kinder mit 9-10 Monaten Anzeichen dafür geben, einige Wörter zu verstehen. Die von den Kindern in den 4 Gruppen produzierten Zielworte hatten oft dieselbe Bedeutung (z.B. Spielzeug), aber verschiedene Lautmuster, was nahe legt, daß Kinder sich ihre Zielwörter nicht unbedingt aus den leichtesten phonetischen Formen aussuchen. Hauptergebnis der Studie ist der Beweis, daß ein Selektionsprozeß von allgemeinen Artikulationskapazitäten stattfindet, sobald das Kind der Sprache linguistische Bedeutung beimißt, und daß die ersten Wörter aus bevorzugten Babbellauten gebildet werden. Zielsprachliche Einflüsse finden sich sogar zu einem noch früheren Zeitpunkt, allerdings auf einer anderen Ebene. So konnten de Boysson-Bardies, Sagart und Durand (1984) zeigen, daß die Lautproduktionen von 8 Monate alten französischen, arabischen und chinesischen Kindern unterschieden werden können. Die Beurteilungen konnten sich dabei jedoch weniger an segmentellen Merkmalen orientieren, als vielmehr an suprasegmentellen Kriterien wie sprachspezifische Tonhöhenorganisationen und Intensitätskonturen, die offenbar schon früher Eingang in die kindlichen Lautproduktionen finden.
Auch wenn auf lautlicher Ebene keine Diskontinuität im Jakobson'schen Sinne festzustellen ist, so existiert sie möglicherweise im Sinne eines unterschiedlichen Produktionsmodus von Babbeln und Sprechen. Eine solche Diskontinuität postuliert z.B. Peters (1997), indem er darlegt, daß Babbel- und Wortformenproduktionen sich in der Art und Weise unterscheiden, wie auf Gedächtnisinformationen zugegriffen wird. Lautproduktionen beim Babbeln enthalten häufig 10 oder mehr nicht reduplizierter Silben, die in dieser Form kaum im Langzeitgedächtnis gespeichert sein dürften. Wortformen kommen dagegen während des 2. Lebensjahres kaum über 2-3 Silben hinaus. Bei genauerer Analyse der Babbelformen kann jedoch festgestellt werden, daß diese Silben innerhalb einer Äußerung nicht frei variieren, sondern daß in der Regel von einer CV-Silbe zur folgenden nicht mehr als ein Segment (Silbenrand *oder* Silbenkern) verändert wird (z.B. [œ] – [vœ] – [gœ] – [gɛ]). Nach der Argumentation von Peters ist dies als kognitive Entlastungsstrategie anzusehen und wird als transfer-basierter Produktionsmodus bezeichnet. Beim lexikalischen Modus von Wortformen wird hingegen angenommen, daß alle Informationen für die Spezifizierung der Lautproduktion der im Langzeitgedächtnis gespeicherten Formen abgerufen werden.

Teil III

13 Ergebnisse

13.1 Aufbereitung und Darstellung der Daten

Das Material, auf das sich die folgende Auswertung bezieht, wurde zunächst aus allen bis zum Jahr 2000 zur Verfügung stehenden Videoaufnahmen von Samantha (teils VHS, teils S-VHS) extrahiert, die einen Gesamtumfang von ca. 73 Stunden haben. Von diesen Videos wurde eine Schnittkopie erstellt, die alle Szenen umfaßte, in denen Samantha singt. Das bedeutet, es erfolgte eine ereignisbezogene Sichtung, wobei Ereignisse definiert wurden als (Re-) Produktionen von Liedern bzw. Liedfragmenten. Es entstanden so 2 Bänder, deren Aufnahmedauer 4 bzw. 1 Stunde beträgt. Diese insgesamt ca. 5 Stunden wurden einem weiteren Selektionsprozeß unterzogen. Alle Lautäußerungen, bei denen es sich offensichtlich um spontane Lautproduktion handelte, die keinem bekannten Lied zuzuordnen waren, bzw. bei denen eine phonetische Transkription nicht sinnvoll oder möglich erschien, wurden ausgesondert. Das verbleibende Material wurde in digitale Form überführt und als wave Dateien auf der Festplatte eines PC gespeichert. Sämtliche irrelevante Inhalte (wie längere Pausen oder die Kommentare anderer Personen), wurden entfernt, um die Länge der Dateien zu minimieren.

Eine Datei wurde definiert als Samanthas (Re-)Produktion einzelner Fragmente oder auch ganzer Durchgänge *eines* Liedes zu einem bestimmten Zeitpunkt. D.h. eine gegebene Datei ist dann zu Ende, wenn Samantha ganz mit dem Singen aufhört oder ein neues Lied beginnt, welches dann einer neuen Datei zugeordnet wird. Die Bezeichnungen der Dateien geben ihre korrespondierende Position auf der Schnittkopie in Echtzeit wieder (z.B. 11604 = 1 Stunde, 16 Minuten, 4 Sekunden), wobei Band 2 durch eine II vor dem Dateinamen kenntlich gemacht ist (z.B. II 01327).

Insgesamt entstanden so aus 28 verschiedenen Liedern 269 Dateien mit einer Gesamtlänge von 78 Minuten und 30 Sekunden. Die Dauer der einzelnen Dateien schwankt dabei allerdings beträchtlich von minimal 1 Sekunde bis maximal 176 Sekunden (bei einem Mittelwert von 17,5 Sekunden und einem Median von 7 Sekunden). Die kürzeste Datei umfaßt nur wenige Silben, die längste hingegen mehrere Durchgänge eines Liedes. Es besteht ebenfalls eine große Variation in der insgesamt vorhandenen Anzahl von Produktionen eines Liedes sowie der Anzahl der produzierten Lieder pro Jahr.

Tabelle 13.1 gibt die minimalen bzw. maximalen Werte sowie Mittelwerte und Mediane zur Länge bzw. Häufigkeit der Liedproduktionen wieder.

Tabelle 13.1: Angaben zur Länge und Häufigkeit der Liedproduktionen

	Min.wert	Max.wert	Mittelwert	Median
Silbenanzahl	4	535	56,6	22
Häufigkeit eines Liedes (insges)	1	44	9,6	5
Häufigkeit an Liedern (pro Jahr)	1	103	26,9	14,5

Tabelle 13.2 gibt einen detaillierteren und nach Jahren geordneten Überblick, welches Lied wie häufig produziert wurde. Für die Jahre 1989 bis 1991 liegen keine Lieder vor, wobei für 1989 auch keine Aufnahmen existieren (s. Diskussion).

Tabelle 13.2: Übersicht über die Lieder im Erfassungszeitraum

	88	**92**	**93**	**94**	**95**	**96**	**97**	**98**	**99**	**00**	Summe/Lied
Alle Jahre wieder	1			2						1	**4**
Alle Vögel sind schon da	1										**1**
Augustin			1	3		2	2				**8**
Backe Kuchen	2										**2**
Bauernhof (Old Mc Donald)				4			16			1	**21**
Drei Chinesen mit dem K.	1										**1**
Durch die Straßen					2	14	6				**22**
Es klappert die Mühle					1						**1**
Fuchs, du hast die Gans	1										**1**
Guten Morgen in diesem H.	1			1						1	**3**
Guten Morgen				3		1	1				**5**
Häschen in der Grube				2		13	4	1			**20**
Hopp, hopp, hopp				16	4	5	5		4	10	**44**
Jetzt fahrn wir übern See									1	5	**6**
Jingle Bells		1							1		**2**
Kolumbus	2										**2**
La le lu					1						**1**
Marmor, Stein & Eisen							6		1	2	**9**
Meine Hände					1		6				**7**
Running over				7	3	2	17			1	**30**
Schlaf, Kindchen						1	7	2	4	1	**15**
Schornsteinfeger					1	1	3		1	5	**11**
Tannenbaum					1	1					**2**
Tanzbär										1	**1**
Viel Glück und viel Segen							30		1	1	**32**
Vogelhochzeit										4	**4**
Was tun wir denn so gerne				1				4			**5**
Wir sitzen im Kreis				4		3			2		**9**
Summe pro Jahr	**9**	**1**	**1**	**43**	**14**	**43**	**103**	**7**	**15**	**33**	***269***
Laute pro Jahr	**161**	**87**	**292**	**5100**	**618**	**2189**	**3299**	**390**	**671**	**967**	***15227***

Bei den meisten Liedern handelt es sich um deutsche Volks-, Kinder- und Weihnachtslieder, die Allgemeingut sind bzw. zum Standardrepertoire von Kindergärten gehören. Das Lied „Wir sitzen im Kreis“ wurde in Samanthas Schule für den Morgenkreis entwickelt. Darüber hinaus finden sich im Liedkorpus auch 2 englischsprachige Lieder („Jingle Bells“ und „Running over“) sowie ein deutscher Schlager („Marmor, Stein und Eisen bricht“). Die unterschiedliche Kontinuität, mit der Samantha einzelne Lieder singt, zeigt sich auch in der Anzahl der Dateien über den Erfassungszeitraum. Es handelt sich dabei nicht um ein reines Artefakt, das allein durch die unsystematische Datenerfassung verursacht ist, sondern spiegelt die Singgewohnheiten Samanthas realistisch wider. Einige Lieder wie „Hopp, hopp, hopp, Pferdchen lauf Galopp“ werden über einen längeren Zeitraum sehr häufig gesungen, während andere wie z.B. „Ein Mann, der sich Kolumbus nannt‘“ nur in einem bestimmten, relativ eng umgrenzten Zeitraum produziert werden und dann verschwinden.

13.1.1 Transkription der Daten

Um eine phonetische Analyse von sprach(ähn)lichem Material vornehmen zu können, müssen die Daten, die als Lautsequenzen vorliegen, aufbereitet werden. Dazu wurde das gesamte Datenkorpus anhand des International Phonetic Alphabet (IPA von 1994 in der revidierten Form von 1996) in eine schriftliche Form gebracht, wobei alle 269 Dateien von 2 ausgebildeten Transkriptoren unabhängig voneinander transkribiert wurden.
Aufgrund der sehr unterschiedlichen Güte der Aufnahmen, die von qualitativ sehr hochwertig bis hin zu verrauscht reichen, wurde vereinbart, daß Diakritika zwar mit transkribiert werden konnten, aber nicht mit in die Auswertung einflossen, da ein Großteil des Ausgangsmaterials für eine enge Transkription nicht geeignet war. Wenn die Transkriptoren einen einzelnen Laut oder auch eine Lautkombination zwar hörten, ihn aber nicht genauer identifizieren und somit transkribieren konnten, hatten sie die Möglichkeit, dafür eine Kodierung mit einem Fragezeichen („?“) zu verwenden. Ursprünglich war vorgesehen, die Fragezeichenkategorie nur für einzelne Laute zu benutzen und für Lautkombinationen eine Kategorie „Silbe“ zu verwenden. Es zeigte sich aber, daß es häufig kaum möglich ist, bei zwar wahrgenommenen, aber nicht genauer spezifizierbaren Geräuschen zu differenzieren, ob es sich nur um ein oder mehrere Segmente handelt. Aus diesem Grund wurde schließlich nur eine gesamte Restkategorie („?“) gebildet, die alle Laute und Lautkombinationen umfaßte, die zwar zu hören, nicht aber zu transkribieren waren. Diese Restkategorie wurde in der späteren Auswertung nicht berücksichtigt.

13.1.2 Inter-Rater-Reliabilität

Zur Bestimmung der Inter-Rater-Reliabilität wurden beide Versionen aller 269 Dateien, die von den beiden Transkriptoren transkribiert wurden, miteinander verglichen. Hierzu wurde eine Matrix erstellt, die als Kategorien alle Laute umfaßt, die bei der Transkription verwendet wurden (insgesamt 81 sowie die beiden Restkategorien „?“ und „Silbe“). Die Häufigkeit der transkribierten Zeichen wurde in die entsprechende Spalte (Transkriptor 1) bzw. Zeile (Transkriptor 2) eingetragen, so daß die Matrixdiagonale die Übereinstimmungen wiedergibt. Insgesamt wurden so 15413 Kodierungen vorgenommen. Die Auszählung der einzelnen Laute wurde von zwei dafür trainierten Hilfskräften durchgeführt. Jede Datei wurde anfänglich von beiden Hilfskräften ausgezählt. Da die Übereinstimmung zwischen beiden jedoch bereits nach den ersten Auszählungen 100% betrug, wurden die folgenden Dateien nur noch von einer Person ausgezählt und nur noch stichprobenartig von der andern überprüft.

Der Vergleich einzelner Segmente bzw. deren Abweichungen zwischen beiden Transkriptionsversionen erforderte die Aufstellung besonderer Kategorien. Unter diesen Sonderfällen sind zunächst die Diphthonge zu nennen, die je nach Betrachtungsweise entweder als eine Einheit oder als aus 2 Segmenten zusammengesetzt betrachtet werden können. Bei der vorliegenden Kategorisierung wurde die erste Sichtweise verfolgt, und zwar u.a. deswegen, weil ein Diphthong – obwohl er aus 2 Vokalen besteht – nur 1 Silbe zugeordnet werden kann. Dies hatte jedoch für die Kategorisierung bestimmte Konsequenzen, da zwei Diphthonge nur dann als identisch betrachtet wurden, wenn sie in beiden Segmenten übereinstimmen.

Hin und wieder kam es auch vor, daß bestimmte Segmente oder auch Silben nur von einem Transkriptor transkribiert wurden. Für diese Fälle wurde eine sogenannte Null-Kategorie eingerichtet, um kenntlich zu machen, daß die entsprechenden Laute bzw. Lautkombinationen vom anderen Transkriptor nicht wahrgenommen wurden.

Da es sich bei den vorliegenden Daten um Kategorien auf Nominalskalenniveau handelt, wurde als Maß zur Bestimmung der Transkriptorenübereinstimmung Cohen's Kappa (1960) herangezogen. Diese Formel hat im Vergleich zu den oft problematischen reinen prozentualen Angaben von gleichen Codierungen den Vorteil, daß in der Berechnung zufällige Übereinstimmungen mit berücksichtigt werden. Somit kann Cohen's Kappa als „die angemessendste Möglichkeit zur Reliabilitäts- bzw. Beobachterübereinstimmung-Berechnung auf Nominalskalen-Niveau“ angesehen werden (Asendorpf & Wallbott, 1979, S. 250).

Was die Genauigkeit der vorliegenden Transkription und Auswertung anbelangt, so übertrifft die vorliegende Untersuchung die Standards der meisten linguistischen Studien zur kindlichen Lautproduktion. Häufig werden in diesen Studien nur sehr grobe Kategorien gebildet (z.B. bei Konsonanten bzgl. der Artikulationsart oder bei Vokalen bzgl. des Öffnungsgrades). Aus diesem Grund sollen an

dieser Stelle 2 Inter-Rater-Reliabilitätsbestimmungen vorgenommen werden, wobei die eine alle vorhandenen Kategorien mit ihren sehr feinen Unterscheidungen mit einbezieht und damit so etwas wie die untere Grenze der Übereinstimmung angibt. Dieser Wert beträgt $\kappa = .62$. Bei der zweiten Berechnung wird die Anzahl der vorhandenen Kategorien reduziert, indem Laute, die sich nur minimal hinsichtlich bestimmter Artikulationsmerkmale unterscheiden, zu einer Lautklasse zusammengefaßt werden. Dieses Vorgehen scheint auch im Hinblick auf die Tatsache gerechtfertigt, daß gerade bei den frühen Lautproduktionen aufgrund undeutlicher Artikulation feine Unterscheidungen überhaupt nur sehr eingeschränkt transkribierbar sind. Diese Art der Übereinstimmungsberechnung stellt damit eine Art obere Grenze der Inter-Rater-Reliabilität dar.
Zur Bestimmung der oberen Grenze der Reliabilität mußte eine getrennte Berechnung für Vokale, Konsonanten und Diphthonge durchgeführt werden, da die Übereinstimmung anhand unterschiedlicher Kriterien überprüft wurde. Bei den Vokalen waren dies der Öffnungsgrad (geschlossen, mittel, offen) sowie die Artikulationsstelle (vorne, mittel, hinten) und bei den Konsonanten der Artikulationsort (labial, dental, palatal, velar, glottal) sowie Artikulationsart (Plosiv, Frikativ, Nasal, Liquid, Approximant). Die Diphthonge wurden hinsichtlich ihrer Identität im zweiten Segment (i, u, a) verglichen. Die entsprechenden Reliabilitätsangaben finden sich in Tabelle 13.3:

Tabelle 13.3: Angaben zur Inter-Rater-Reliabilität bei Vokalen, Konsonanten und Diphthongen

Lautart	Kriterium	Cohen's Kappa
Vokale	Öffnungsgrad	.67
	Artikulationsstelle	.76
Konsonanten	Artikulationsort	.89
	Artikulationsart	.89
Diphthonge	2. Segment	.99

13.1.3 Konsensusversion

Um einen einheitlichen Datensatz für die statistische und deskriptive Analyse zu bekommen, wurde für jede der von den Transkriptoren unabhängig voneinander transkribierten Dateien eine Konsensusversion erstellt. Dabei wurde so vorgegangen, daß jedes einzelne der 15413 Zeichen anhand jeder Audiodatei von den Transkriptoren nochmals gemeinsam analysiert wurde, um sich auf einen gemeinsamen Laut zu einigen, was in 93,23% der (5655) Fälle auch gelang. War keine Einigung möglich, so ging jeweils abwechselnd die Version von Transkriptor 1 bzw. Transkriptor 2 als verbindlich in die Konsensusversion ein.

Wenn allerdings der seltene Fall eintrat, daß es bei der Einschätzung eines Segmentes zu extremen Divergenzen zwischen den Transkriptoren kam, so wurde dieser Laut ebenfalls als „?“ kategorisiert, da entweder die schlechte Aufnahmequalität oder die Eigenschaften der Lautbildung eine zuverlässige Identifikation des Lautes verhinderte. Dabei erhebt sich die Frage, wieviel Segmente durch die Zuordnung zur Kategorie „?“ von den weiteren Berechnungen ausgeschlossen wurden. Diese Frage kann nicht genau beantwortet werden, da es sich bei jeder Eintragung in diese Kategorie entweder um 1, 2, 3 oder 4 Segmente handeln kann (es ist naheliegend davon auszugehen, daß 4 die max. Anzahl bei Samantha ist, da im gesamten Korpus keine Lautkombination mit mehr als 4 Segmenten zu finden ist). Man kann jedoch sowohl eine untere wie auch obere Grenze der Segmentanzahl angeben, sowie eine Schätzung, die sich aus der Verteilung des Gesamtkorpus herleiten läßt. Die untere Grenze erhält man unter der Annahme, daß es sich bei allen Eintragungen in der Restkategorie jeweils nur um 1 nicht identifizierbares Phon handelt. Bei 87 Fragezeichenkategorisierungen würde man auf eine Anzahl von 87 Segmenten kommen. Die (unrealistische) obere Grenze ergibt sich, wenn man für jede Eintragung jeweils 4 Segmente zugrunde legt, also 87 * 4 = 348. Um innerhalb dieser Grenzen eine angemessene Schätzung abzugeben, kann man die relativen Häufigkeiten im Gesamtkorpus von Äußerungen mit 1 (10,92%), 2 (88,41%), 3 (0,66%) oder 4 (0,01%) Segmenten heranziehen. Multipliziert man diese relativen Häufigkeiten jeweils mit der Anzahl der Eintragungen in die Restkategorie, so erhält man 181 (entspricht 1,19% des Gesamtkorpus) als geschätzte Anzahl der Segmente, die nicht in die Auswertung eingegangen sind.
Die Konsensusversion enthält mit 15227 Zeichen 186 weniger als die ursprüngliche Matrix, weil im Zuge der Konsensusfindung zwischen den Transkriptoren einige Laute identifiziert wurden, die offensichtlich nicht zu einem Lied gehörten bzw. nicht von Samantha produziert wurden, sondern das Produkt von Nebengeräuschen sind. Das ist auch der Grund dafür, daß die Konsensusversion nur noch 60 Lautkategorien (statt 87) umfaßt.
Die Konsensusversion ist die Grundlage für die folgenden Auswertungen und Berechnungen, die sich auf die in Kapitel 10 formulierten Fragestellungen beziehen.

13.1.4 Statistische Auswertung

In Statistikfachbüchern findet man sehr wenige Vorschläge für die statistische Auswertung von Einzelfällen, vor allem wenn es sich um relativ wenige (<50) Erhebungszeitpunkte handelt. Meist wird für diese Fälle eine deskriptive graphische Analyse empfohlen. Das wesentliche Problem der einzelfallstatistischen Auswertung besteht darin, daß sich statistische Berechnungen in der Regel auf größere Datenmengen beziehen, aufgrund derer eine Approximation an eine bestimmte hypothetische Verteilung überprüft wird. Eine Anzahl von weniger als 15 Datenpunkten ist jedoch nur begrenzt in der Lage, beispielsweise eine Normalverteilung abzubilden oder Autokorrelationsparameter zu schätzen. Zudem werden statistische Kennwerte durch missing values und Extremwerte weiter in ihrer Aussagekraft eingeschränkt. Waldmann empfiehlt daher: „...that, generally, you should use statistics to back up (or revise) conclusions drawn from experience or graphical analyses when requirements are met, and that you should strictly refrain from using them otherwise“ (2001, p. 140). Aus diesem Grund werden im folgenden Teststatistiken eher sparsam verwendet und dienen hauptsächlich dazu, deskriptiv bzw. graphisch dargestellte Ergebnisse weiter zu stützen.

13.2 Lautstruktur der Liedproduktionen

13.2.1 Was sind die zentralen Produktionseinheiten von Samanthas Lautäußerungen und wie sind sie gegliedert?

13.2.2 In was für Einheiten tauchen Phone auf und inwieweit kommen einfache (CV) oder auch komplexe Silben vor?

Die Frage nach der silbischen Gliederung des Lautkontinuums von Samantha ist gleichzeitig die Frage, inwieweit ihre Lautproduktionen als sprachähnlich anzusehen sind. Die Tatsache, daß Samantha Laute von einer Qualität hervorbringt, die durch eine phonetische Transkription erfaßt werden können, stellt bereits eine wesentliche Voraussetzung dar, um eine dementsprechende Einschätzung vornehmen zu können. Eine Besonderheit ist allerdings, daß es sich hierbei nicht um Sprechen, sondern um Singen handelt. Beim Gesang wird die zeitliche Gliederung der Sprache (z.B. Silbendauer und Sprache) der musikalischen Struktur (Metrum, Takt und Tondauer) untergeordnet. Die Silben des Textes sind in der Regel so lang wie die Töne der Melodie bzw. werden diesen angepaßt. Die zeitliche Struktur der Lautäußerungen Samanthas ist also durch die rhythmische Tonabfolge des Liedes vorgegeben. Da die beschränkte Aufnahmequalität der Daten eine weitergehende technische Analyse der physikalischen Eigenschaften der Silben (wie sie in Kapitel 12 dargelegt wurden) nicht zulassen, muß eine Beurteilung von Samanthas Lautproduktionen allein aufgrund der auditiven Wahrnehmung erfolgen. Diese können dann als silbisch gegliedert gelten, wenn pro gesungenem Ton ein Laut mit großer Schallintensität (optimalerweise ein Vokal) produziert wird, der den größten Teil des Tones ausmacht und von den benachbarten Tönen durch eine artikulatorische Bewegung abgegrenzt ist. Im Gegensatz dazu würde man keine silbische Gliederung feststellen,

- wenn ein Melodieteil gesummt wird oder ein vokalartiger Laut sich über mehrere Töne erstreckt, also keine artikulatorische Bewegung stattfindet. Insofern solche Fälle bei Samantha vorkamen, wurden sie in den Transkripten mit drei Punkten (...) kenntlich gemacht.

- wenn der Laut, der den größten Teil des Tones ausfüllt, nicht eindeutig als Vokal oder Sonorant identifiziert werden kann.

Die Gesamtanzahl der von Samantha gesungenen Töne im Datenkorpus beträgt 8314. Tabelle 13.4 stellt die Anzahl und Art der Lautproduktionen dar.

Tabelle 13.4: Klassifikation von Samanthas Lautproduktion

	Anzahl	Prozent
diskrete Silben mit Vokal als Silbenkern (V, CV, CCV, CVC, CCVC)	7800	93,82
diskrete Silben mit Konsonant als Silbenkern (C, CC)	230	2,77
Laute, die aus vorhergehenden Silben hinübergebunden wurden (...)	197	2,37
nicht transkribierbare Laute (?)	87	1,05
Summe	*8314*	*100*

Somit kann als gesicherte Aussage festgehalten werden, daß ein Anteil von mindestens 93,82% der untersuchten gesungenen Töne mit ordentlichen Silben korrespondieren, die damit die zentralen Einheiten der Lautproduktion darstellen.

Analysiert man die Silben genauer unter der Perspektive ihrer Komplexität, d.h. in welcher Kombination Segmente innerhalb einer Silbe vorkommen, so ergibt sich folgendes Bild (s. Tabelle 13.5): In der überwiegenden Anzahl der Fälle (88,4%) bestehen die Silben aus 2 Segmenten. Es handelt sich dabei fast ausschließlich um offene CV Silben (88,12%), mit ganz wenigen CC- (0,15%) und ?V- (0,12%) bzw. C?- Kombinationen (0,01%). An zweiter Stelle der Häufigkeit finden sich einsegmentige Silben (10,92%), wobei die V Silben (8,21%) 3 Mal häufiger als die C Silben (2,71%) sind. Silben mit 3 Segmenten kommen insgesamt selten vor (0,66%), wobei die Anzahl von geschlossenen CVC Silben gut doppelt so hoch ist (0,46%) wie die der offenen CCV Silben (0,2%). Im gesamten Korpus gibt es nur eine einzige Silbe mit 4 Segmenten (0,01%), die als CCVC Kombination artikuliert wird.

Tabelle 13.5: Häufigkeit unterschiedlicher Silbenstrukturen nach der Anzahl der Segmente

Segmentanzahl	Silbenstruktur	Anzahl	gesamt	Prozent	gesamt
1	V	659	877	8,21	10,92
	C	218		2,71	
2	CV	7076	7099	88,12	88,4
	CC	12		0,15	
	?V	10		0,12	
	C?	1		0,01	
3	CVC	37	53	0,46	0,66
	CCV	16		0,2	
4	CCVC	1	1	0,01	0,01
Summe		*8030*	*8030*	*100*	*100*

Fazit:
Die zentralen Produktionseinheiten von Samantha weisen eine klare silbische Gliederung auf. Die Silbenproduktionen bewegen sich dabei auf einem ganz elementarem Niveau, denen vorzugsweise eine CV-Struktur zugrunde liegt.

13.3 Vergleich der Liedreproduktionen mit dem Original

13.3.1 Welche Korrespondenzen lassen sich zwischen Samanthas Lautproduktionen und dem Originalliedern auf Silbenniveau feststellen?

Bei einem Abgleich von Samanthas Liedproduktionen mit dem rezipierten Input auf Silbenniveau fällt als erstes der fragmentarische Charakter ihrer Gesänge auf. Lieder werden selten vollständig von vorne bis hinten durchgesungen, sondern es werden meist nur einzelne Phrasen bzw. Motive reproduziert. Diese können sowohl am Liedanfang als auch am –ende sowie auch in der Mitte liegen.

Tabelle 13.6 gibt einen Überblick über die Vollständigkeit von Samanthas Liedproduktionen. Die „Länge“ gibt dabei die Silbenanzahl des Originalliedes an. Bei den 3 Liedern, bei denen in der 3. Spalte eine zusätzliche Zahl aufgeführt ist, gibt es 2 Varianten mit einer unterschiedlichen Silbenanzahl, wobei nicht eindeutig zu klären ist, welche Version Samanthas Gesängen zugrunde lag. Die Anzahl der „Durchgänge“ gibt an, wie oft ein Lied (bzw. Teile davon) gesungen wurde, während „Silben“ die dabei insgesamt produzierte Silbenanzahl bezeichnet. Daraus läßt sich die absolute („im Schnitt“) sowie prozentuale (%) Häufigkeit der Silbenproduktion pro Durchgang berechnen.

Tabelle 13.6: Vollständigkeit der Liedproduktionen

Datei	**Länge**		**Durchgänge**	**Silben**	**im Schnitt**	**%**		**komplett**
Alle Jahre	22		4	34	8,50	38,64		
Alle Vögel	40		2	30	15,00	37,50		
Augustin	47		30	431	14,37	30,57		
Backe Kuchen	53		4	62	15,50	29,25		
Bauernhof	54		26	235	9,04	16,74		
Drei Chinesen	41		2	41	20,50	50,00		
Durch die Straßen	33	32	79	623	7,89	23,90	24,64	1
Es klappert die Mühle	69		3	84	28,00	40,58		
Fuchs du hast die Gans	43		1	11	11,00	25,58		
Guten morgen in d. Haus	42		17	290	17,06	40,62		
Guten morgen Samantha	24		34	381	11,21	46,69		2
Häschen in der Grube	35		65	467	7,18	20,53		
Hopp, hopp, hopp	47	51	127	1383	10,89	23,17	21,35	
Jetzt fahr'n wir über'n See	56		8	87	10,88	19,42		
Jingle Bells	48		4	65	16,25	33,85		
Kolumbus	76		17	440	25,88	34,06		
Lalelu	22		1	4	4,00	18,18		
Marmor, Stein & Eisen	27		45	397	8,82	32,67		
Meine Hände	31		26	204	7,85	25,31		
Running over	36		124	1172	9,45	26,25		
Schlaf Kindchen	29		30	302	10,07	34,71		1
Schornsteinfeger	24	27	15	156	10,40	43,33	38,52	
Tannenbaum	46		11	63	5,73	12,45		
Tanzbär	42		1	24	24,00	57,14		
Viel Glück	23		67	509	7,60	33,03		1
Vogelhochzeit	32		6	60	10,00	31,25		
Was tun wir	38		23	255	11,09	29,18		
Wir sitzen	59		15	220	14,67	24,86		
Summe			**787**	**8030**				5

Für einen besseren Überblick wurden alle 787 Durchgänge 4 Kategorien zugeordnet (bis 25%; 25-50%; 50-75%; <75%), je nachdem wie hoch der prozentuale Anteil von Samanthas Silben bezogen auf das entsprechende Lied war. Abbildung 13.1 gibt somit einen Eindruck davon, in welcher relativen Vollständigkeit (bezogen auf das Gesamtkorpus) sich Samanthas Liedreproduktionen bewegen.
Es wird deutlich, daß Samantha in mehr als der Hälfte (54,52%) ihrer Gesänge maximal 25% eines Liedes singt. 25-50% eines Liedes werden immerhin zu gut einem Drittel (34,18%) produziert. Lieder, die zu 50-75% gesungen werden, kommen nur noch zu 7,62% vor. Was über die Produktion von 3/4 eines Liedes hinausgeht, ist mit 3,68% schon als Seltenheit zu werten. Vollständige Durchgänge eines Liedes kommen insgesamt nur 5 Mal vor, was 0,64% entspricht.

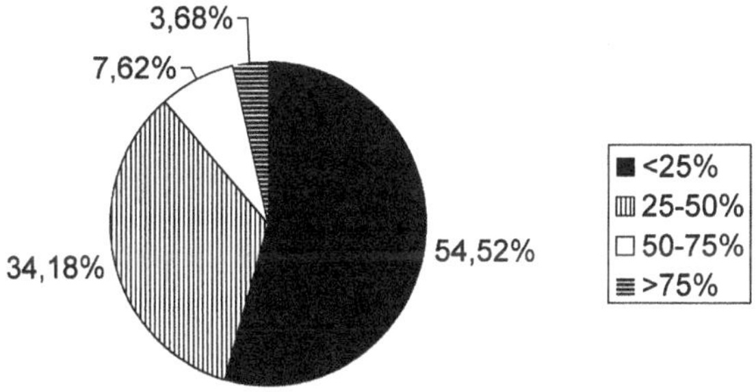

Abbildung 13.1: Vollständigkeit der Liedreproduktionen

Wie bereits erwähnt, beginnt Samantha nicht immer am Anfang eines Liedes zu singen. In diesem Zusammenhang ist die Frage interessant, ob die von ihr selbst gewählten Liedanfänge willkürlich ausgesucht werden, oder ob sie sich dabei an musikalisch vorgegebenen Strukturen orientiert. Um herauszufinden, ob Samantha mit ihrem Gesang an Liedstellen einsetzt, die mit der Gliederung der Vorlagemelodie übereinstimmen, wurden alle 28 Lieder in musikalisch-formale Abschnitte eingeteilt (für eine detailliertere Diskussion s. Ratz, 1973). In jedem der 787 von Samantha gesungen Durchgänge wurde daraufhin überprüft, inwieweit sich der Beginn ihrer Liedproduktionen mit den vorhandenen formalen Abschnitten deckt, was in 70,65% der Fall war. Allerdings zeigte sich auch bei den verbleibenden 29,35%, daß Samantha an Stellen zu singen beginnt, die musikalisch durchaus sinnvoll sind (z.B. indem kleinere Einheiten im Sinne einer Motivabspaltung extrahiert werden). Der Prozentsatz von gut 70% gibt somit nur die untere Grenze der Übereinstimmung von Samanthas Liedanfängen mit formalen musikalischen Gesetzmäßigkeiten wieder. Auf eine tiefergehende Ana-

lyse wurde an dieser Stelle verzichtet, da hierfür eine detaillierte Darstellung der musikalischen Formenlehre notwendig wäre.
Bei den Liedfragmenten, die Samantha singt, orientiert sie sich, was die Silbenanzahl anbelangt, recht eng an den Vorgaben der Liedvorlage. Allerdings handelt es sich dabei nicht um eine völlige Übereinstimmung. Von den 8030 Silben des Datenkorpus, werden 129 (entspricht 1,61%) an einer Stelle produziert, zu der es keine Entsprechung im Original gibt, wie z.B. im Lied „Hopp, hopp, hopp, Pferdchen lauf Galopp“ und „Häschen in der Grube“:

Pferd	- chen		lauf	Ga	- lopp	
ε	hɪ	***ja***	ja	he	la	(1 59 59)

saß		und		schlief		saß		und		schlief		
ha	***lə***	ho	***ʔɛ***	ʔi	***ə***	ha	***jə***	ho	***ʔə***	ʔi	***ə***	(2 08 45)

Noch häufiger als das Hinzufügen von Silben kommen jedoch Auslassungen vor. 886 Mal werden Silben während des Singens ausgelassen, wie z.B. im Lied „Ein Mann, der sich Kolumbus nannt‘“ und „Schlaf‘, Kindchen, schlaf‘“:

Glo -	ri -	a	Vik -	to -	ri-	a	wi -	de	wi -	de	witt	bum	bum
hu	_	lu	_	tu	_	lə	hɪ	_	hɪ	_	hɪ	hɪ	hu
													(0 18 08)

Dein‘ Mut - ter schüt - telt‘s Bäu - me - lein, fällt he - rab ein Träu - me - lein
_ ha _ (...) _ ɐ _ (...) a _ (...) _ ɐ _ (...)
(II 0 27 04)

(...) kennzeichnet eine Änderung der Tonhöhe unter Beibehaltung der Vokalqualität

Tabelle 13.7 listet die Lieder auf, bei denen Silben von Samantha ausgelassen bzw. hinzugefügt wurden. Sowohl Elisionen als auch Additionen können sich entweder auf eine einzelne Silbe oder auf mehrere Silben beziehen. Die Spalten „Min“ bzw. „Max“ gibt an, wie viele Silben an einem Stück hintereinander an einer bestimmten Liedstelle minimal bzw. maximal weggelassen oder hinzugefügt wurden. In runden Klammern stehen die abweichenden Werte für die Lieder, die in 2 Versionen vorliegen. Silben, die ganz zu Beginn oder ganz am Ende eines Lieddurchgangs weggelassen wurden, sind nicht als Auslassungen mitgezählt worden, sondern nur diejenigen, die während des Singens sozusagen „übersprungen" wurden.

Tabelle 13.7: Auslassen und Hinzufügen von Silben

Liedtitel	Auslassen von Silben	max	min	Hinzufügen von Silben	max	Min
Augustin	**31**	7	1	**2**	1	1
Backe Kuchen	**34**	16	1	**0**		
Bauernhof	**23**	17	1	**0**		
Drei Chinesen	**2**	1	1	**0**		
Durch die Straßen	**68 (74)**	13 (12)	1	**3**	2	1
Es klappert die Mühle	**28**	7	1	**0**		
Fuchs du hast die Gans	**2**	1	1	**0**		
Guten morgen in diesem H.	**15**	2	1	**4**	1	1
Guten morgen Samantha	**8**	5	1	**13**	5	1
Häschen in der Grube	**26**	5	1	**21**	4	1
Hopp, hopp, hopp	**129 (130)**	21	1	**15**	2	1
Jetzt fahr'n wir über'n See	**16**	1	1	**4**	1	1
Jingle Bells	**10**	1	1	**2**	1	1
Kolumbus	**170**	8	1	**0**		
Marmor, Stein & Eisen	**9**	1	1	**0**		
Meine Hände	**8**	3	1	**0**		
Running over	**144**	6	1	**11**	2	1
Schlaf Kindchen	**64**	8	1	**1**	1	1
Schornsteinfeger	**38**	11	1	**0**		
Tannenbaum	**10**	4	1	**0**		
Tanzbär	**4**	1	1	**0**		
Viel Glück und viel Segen	**6**	4	2	**28**	1	1
Vogelhochzeit	**4**	1	1	**1**	1	1
Was tun wir denn so gerne	**9**	4	1	**3**	1	1
Wir sitzen im Kreis	**28**	10	1	**21**	4	1
Summe	**886**			**129**		

Analysiert man die Auslassungen etwas genauer, so wird deutlich, daß es sich in der Mehrzahl (723, entspricht 81,6%) um Silben handelt, die in dem betreffenden Lied musikalisch unbetont sind. Von den betonten 163 Silben werden jedoch nur 6 (entspricht 3,68%) als einzelne Silben ausgelassen. Die restlichen 157 Silben werden deshalb nicht produziert, weil ganze Textteile (die minimal 2 und maximal 21 Silben umfassen) ausgelassen bzw. übersprungen werden.
Bei den Silbenadditionen zeigt sich, daß zu genau 1/3 (43 Fälle) Silben von Samantha an der Stelle eingefügt werden, wo im Originallied eine Silbe auf 2 Tönen gesungen wird. Vier Mal (entspricht 3,1%) wird eine Silbe einem Lied quasi

als Auftakt vorangestellt, während mit 60 Malen knapp die Hälfte der Silbenergänzungen als Anhängsel an ein Lied realisiert werden. Bei diesen 60 Fällen handelt es sich 32 Mal um eine Wiederholung der zuletzt gesungenen Silben. Richtige Einschübe in ein Lied finden 22 Mal statt (was 17,05% entspricht).

Fazit

In fast 90% der Fälle singt Samantha die Lieder so bruchstückhaft, daß sie dabei maximal die Hälfte der Silben des Originals produziert. Innerhalb eines Liedfragments ist die Übereinstimmung mit der Silbenanzahl der Liedvorlage in der Regel gut, wobei sowohl Silbenadditionen und noch häufiger Silbenomissionen vorkommen.

13.3.2 Wie hoch ist der Grad der phonetischen Ähnlichkeit bzw. Übereinstimmung zwischen dem Text des Liedes, den Samantha als Input rezipiert, und ihren eigenen Lauten, die sie als Output produziert?

Um beurteilen zu können, wie ähnlich Samanthas Lautproduktionen den gehörten Liedtexten sind, muß ein Abgleich zwischen ihren Lauten und dem Original vorgenommen werden. Hierfür müssen zunächst die Kriterien, nach denen die phonetische Ähnlichkeit bzw. Übereinstimmung eingeschätzt werden soll, festgelegt werden. Dabei spielen folgende Überlegungen eine Rolle:

- Für Vokale und Konsonanten müssen gemäß ihren unterschiedlichen Klassifikationsmerkmalen auch verschiedene Kriterien zur Ähnlichkeitsbestimmung festgelegt werden.
- Ein exakter Abgleich zwischen Input und Output ist nicht in allen Fällen möglich, da aufgrund mangelnder Qualität einiger Aufnahmen keine enge phonetische Transkription angefertigt werden konnte. Darüber hinaus standen Samantha auch unterschiedliche Quellen als Input für ihre Lautproduktion zur Verfügung, nämlich Musik MCs bzw. CDs sowie die Gesänge anderer Personen, die nicht miteinander identisch sind. Im Gegensatz zum Anhören von Musikkonserven, bei denen ein und dasselbe Lied immer exakt gleich abgespielt wird, gibt es bei wiederholten „Live-Produktionen" eines Liedes immer wieder leichte Abweichungen. Verschiedene Personen singen unterschiedliche Versionen eines Liedes (interindividuelle Variation), und auch eine einzelne Person reproduziert ein und dasselbe Lied nicht immer in

genau der gleichen Weise (intraindividuelle Variation). Diese Tatsache gilt natürlich auch für Samantha. Eine Festlegung auf einen einheitlichen „Ursprungsinput“ ist daher nur mit etwas weiter gefaßten phonetischen Kategorien möglich und sinnvoll.

Die Bestimmung der Ähnlichkeitskriterien für Vokale und Konsonanten orientieren sich im wesentlichen an den Klassifikationsmerkmalen, wie sie im International Phonetic Alphabet festgelegt sind.
Ein Vergleich der Lautproduktionen Samanthas mit den Orginalliedern ist natürlich nur bei den Liedern möglich, von denen der Text bekannt ist. Das bedeutet, daß in der folgenden Auswertung alle diejenigen Lieder ausgeschlossen wurden, die aus mehreren Strophen bestehen und bei denen nicht klar ist, auf welche Strophe sich Samanthas Reproduktionen beziehen. Gegebenenfalls wurde bei diesen Liedern nur der Refrain oder einzelne Teile, die in jeder Strophe identisch sind, mit in die Auswertung einbezogen, wodurch insgesamt 19020 Laute für einen Abgleich zur Verfügung standen. Samantha produzierte in diesen Liedern (bzw. in den Teilstücken davon) jedoch nur 13341 Laute (was 70,14% entspricht), nämlich 6820 Vokale und 6521 Konsonanten, für die die Ähnlichkeit mit dem Originalinput ermittelt wurde. Hierfür wurde jeder von Samantha produzierte Laut mit dem korrespondierenden Laut des entsprechenden Liedtextes verglichen.

13.3.2.1 Ähnlichkeitsparameter für die Vokale

Die Ähnlichkeit der Vokale wurde bestimmt, indem für alle 3 Klassifikationsmerkmale (Öffnungsgrad, Artikulationsstelle und Rundung) je 1 Wert errechnet wurde. Bei dem Merkmal „Rundung“ handelt es sich um ein dichotomes Item (gerundet vs. ungerundet), wobei für Übereinstimmung der Wert 2 und für Nicht-Übereinstimmung der Wert 1 vergeben wurde.
Für das Merkmal „Artikulationsstelle“ sind 3 Ausprägungen möglich, so daß hier Werte zwischen 1 (maximale Abweichung) und 3 (korrekte Wiedergabe) vergeben werden können ([ɪ, ʏ] und [ʊ] nehmen hierbei Zwischenstufen ein, wie z.B. 1,5). Da bei der Transkription nicht zwischen einem hinteren, mittleren und vorderen [a] unterschieden wurde (d.h. es wurde im Prinzip nicht von einem Vokalviereck, sondern von einem Vokaldreieck ausgegangen), mußte dieses bei der Bestimmung der Ähnlichkeit besonders berücksichtigt werden. Aus diesem Grund wurde beim Vergleich von [a] und einem anderen Vokal bzgl. der Artikulationsstelle grundsätzlich der Wert 2 (als Mittelwert von 1 und 3) vergeben. Der Öffnungsgrad ist 4fach gestuft (geschlossen/ halb geschlossen/ halb offen/ offen), so daß der Wert 4 völlige Übereinstimmung und der Wert 1 maximale Abweichung kennzeichnet ([ɪ, ʏ, ə, ɐ] und [ʊ] nehmen auch hier wieder hierbei Mittelpositionen zwischen zwei Werten ein).

Bei allen 3 Merkmalsklassen wurde eine 0 kodiert, wenn statt eines Vokals ein Konsonant artikuliert wurde. Dieser Fall trat jedoch insgesamt nur 3 Mal auf und wurde in der Auswertung nicht weiter berücksichtigt. Grundlage der folgenden Berechnungen sind also 6817 Vokale und nicht 6820.
Beim Vergleich von 2 Diphthongen (z.B. [aʊ̯] und [aɪ̯]) wurden jeweils das erste (also [a] und [a]) und das zweite Segment (also [ʊ] und [ɪ]) miteinander verglichen, der Score für jedes Merkmal ermittelt und dann durch 2 geteilt. Beim Vergleich eines einzelnen Vokals mit einem Diphthong (z.B. [e] und [iɐ̯]), wurde der Vokal mit dem Segment des Diphthongs verglichen, der ihm am ähnlichsten war (also [e] mit [i]) und der Score für jedes Merkmal ebenfalls halbiert. Die Werte wurden auf der ersten Stelle nach dem Komma jeweils auf 5 bzw. 0 auf- bzw. abgerundet. Tabelle 13.8 veranschaulicht die Ähnlichkeitsbewertung anhand von 4 Beispielen.

Tabelle 13.8: Ähnlichkeitsbestimmung der Vokale

Merkmal	**Ausprägung**	**Beispiel: Vergleich von**			
	je höher der Wert, desto ähnlicher	ɛ und u	ɛ und ɪ	aʊ̯ und aɪ̯	iɐ̯ und e
Rundung	1 oder 2	1	2	1,5	1
Artikulationsstelle	1, 2 oder 3	1	3	2,5	1,5
Öffnungsgrad	1, 2, 3 oder 4	2	2,5	4	1,5

Die folgenden Kreisdiagramme (Abbildungen 13.2 a-c) geben die prozentualen Anteile der jeweiligen Abstufungen für die Merkmale Rundung, Artikulationsstelle und Öffnungsgrad wieder. Es wird deutlich, daß das Merkmal „Rundung" in mehr als 2/3 der Fälle (68,73%) korrekt artikuliert wird. Sowohl die Artikulationsstelle wie auch der Öffnungsgrad werden in jeweils ca. 1/3 der Fälle in völliger Übereinstimmung mit der Vorlage produziert. Tendenziell nehmen bei den beiden zuletzt genannten Merkmalen die relativen Häufigkeiten der einzelnen Kategorien immer mehr ab, je weiter sich sich vom Original entfernen. Maximale Abweichungen vom Original finden sich beim Merkmal „Artikulationsstelle" in 0,29% und beim Merkmal „Öffnungsgrad" in 1,06%.

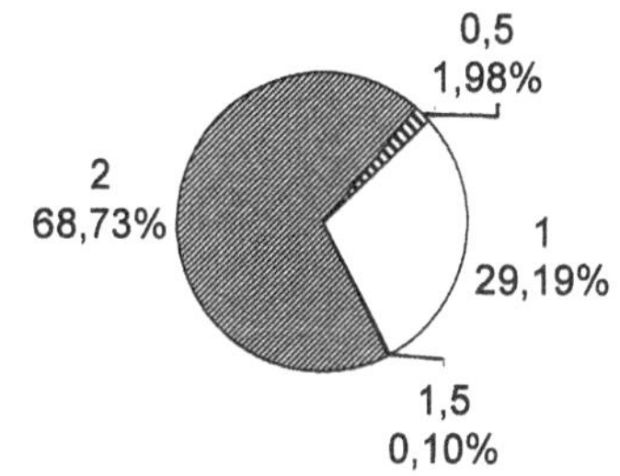

Abbildung 13.2a: Rundung

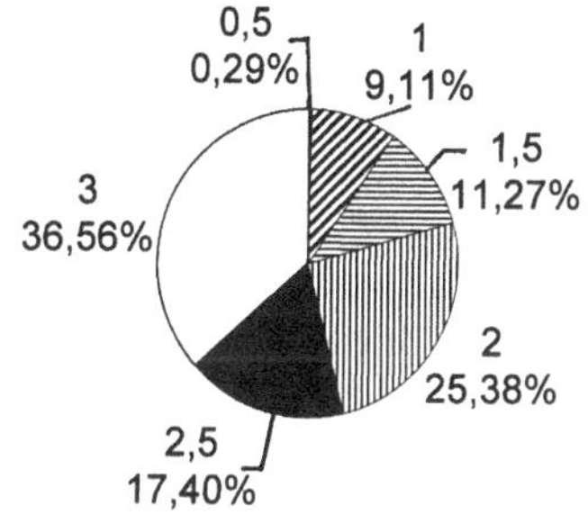

Abbildung 13.2b: Artikulationsstelle

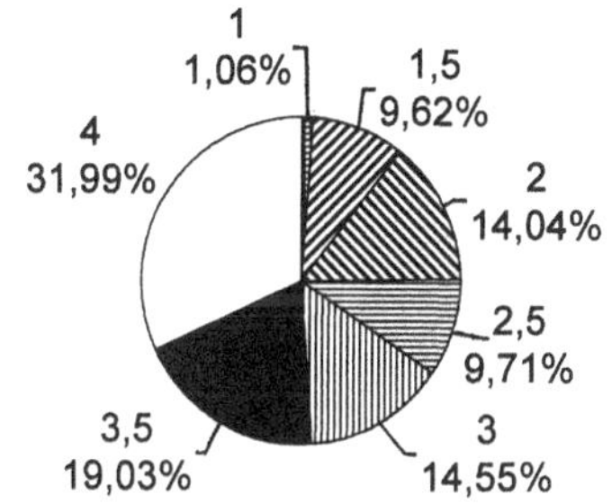

Abbildung 13.2c: Öffnungsgrad

Tabelle 13.9: Identische Vokale und Diphthonge

	a	ə	ɔ	ɪ	i	au̯	ʊ	ɛ	u	o	e	ɐ	aɪ̯	ɪɐ̯	Σ
absolute Häufigk.	**650**	**306**	**246**	**199**	**186**	**121**	**109**	**89**	**71**	**44**	**38**	**25**	**12**	**1**	**2097**
%	31	14,59	11,73	9,49	8,87	5,77	5,2	4,24	3,39	2,1	1,81	1,19	0,57	0,05	**100**

Von den insgesamt 6817 verglichenen Vokalen artikuliert Samantha 2097 in völliger Übereinstimmung mit dem Original (entspricht 30,76%). Es handelt sich dabei um 14 verschiedene Vokaltypen, deren absolute bzw. relativen Häufigkeiten (bezogen auf 2097) in der zweiten bzw. dritten Zeile aufgeführt sind. Es fällt die extrem ungleiche Verteilung der Häufigkeiten auf. So macht der häufigste Vokal [a] fast ein Drittel und die 3 häufigsten Vokale [a, ə, ɔ] über die Hälfte (57,32%) aller Laute aus. Teilt man die Vokale nach Rangfolge der Häu-

figkeit in 2 Gruppen, so stellt man fest, daß die 7 häufigsten Vokale 86,65%, die 7 seltensten hingegen nur 13,35% aller Laute ausmachen.
Bei der Bestimmung identischer Vokale und Diphthonge handelt es sich um eine sehr konservative Schätzung. Es wurden nur Laute mitgezählt, die in völliger Übereinstimmung mit dem Original waren, während Laute, die sich nur minimal unterscheiden (z.B. [i] und [ɪ]) schon als unterschiedlich gewertet wurden. Die Angabe von 30,76% ist somit als untere Grenze des Identitätsindex anzusehen.

13.3.2.2 Ähnlichkeitsparameter für die Konsonanten

Für die Konsonanten wurde was die Abstufungen der einzelnen Merkmale anbetrifft ein ähnliches Vergleichssystem wie für die Vokale entwickelt. Die Ähnlichkeitsparameter der Konsonanten leiten sich aus den Merkmalen Stimmhaftigkeit, Öffnungsgrad und Artikulationsort ab. Stimmhaftigkeit ist ein dichotomes Merkmal (stimmhaft vs. stimmlos), wobei für Übereinstimmung der Wert 2 und bei Nicht-Übereinstimmung der Wert 1 vergeben wurde.
Der Öffnungsgrad umfaßt 3 Abstufungen (vgl. Kapitel 11), nämlich erstens die Plosive, Nasale und Trills, zweitens die (lateralen) Frikative und drittens die (lateralen) Approximanten. Die Artikulationsorte wurden in 4 Klassen zusammengefaßt, nämlich labial (bilabial und labiodental), coronal (dental, alveolar, postalveolar und retroflex), dorsal (palatal, velar, und uvular) sowie glottal. Die Art der Bewertung ist Tabelle 13.10 anhand von 2 Beispielen zu entnehmen.
Bei allen 3 Merkmalsklassen wurde eine 0 kodiert, wenn statt eines Konsonants ein Vokal artikuliert wurde, was 134 Mal (entspricht 2%) auftrat. Diese Fälle wurden aus der Auswertung herausgenommen, so daß den folgenden Berechnungen nicht die Zahl von 6521 Konsonanten, sondern von 6387 zugrunde liegt. Sämtliche von Samantha produzierten Konsonanten wurden mit den Konsonanten des Originaltextes an den entsprechenden Liedstellen verglichen. Wenn im Original Konsonantencluster vorkamen (z.B. [ʃl]), Samantha aber nur einen einzelnen Konsonanten artikulierte (z.B. [l]), wurden die Konsonanten mit der größten Ähnlichkeit verglichen (hier also [l] und [l]).

Tabelle 13.10: Ähnlichkeitsbestimmung der Konsonanten

Merkmal	**Ausprägung**	**Beispiel: Vergleich von**	
	je höher der Wert, desto ähnlicher	p und j	p und h
Stimmhaftigkeit	1 oder 2	1	2
Öffnungsgrad	1, 2 oder 3	1	2
Artikulationsort	1, 2, 3 oder 4	2	1

Die folgenden Kreisdiagramme (Abbildungen 13.3 a-c) geben die relativen Häufigkeiten der Kategorien der Merkmale Stimmhaftigkeit, Öffnungsgrad und Artikulationsort wieder.

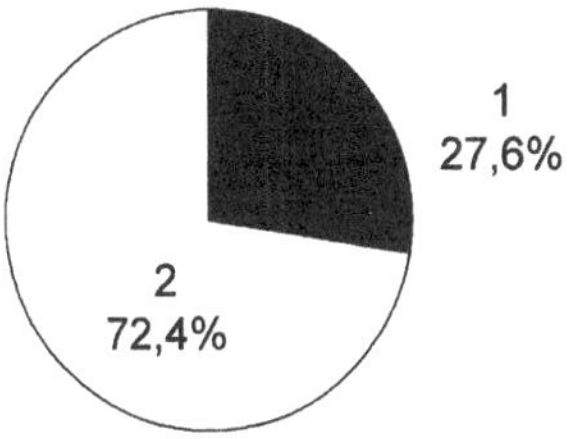

Abbildung 13.3a: Stimmhaftigkeit

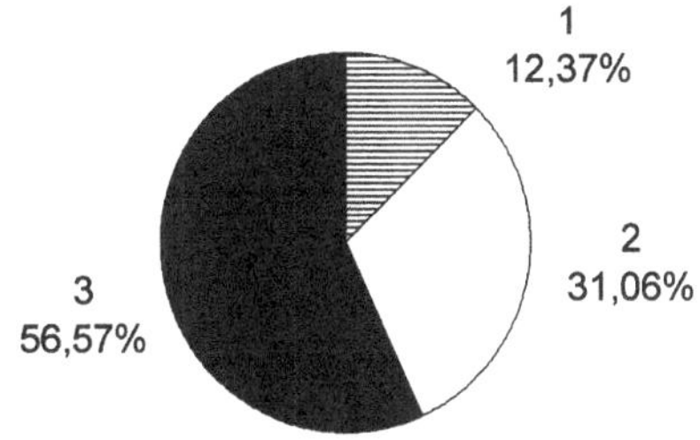

Abbildung 13.3b: Öffnungsgrad

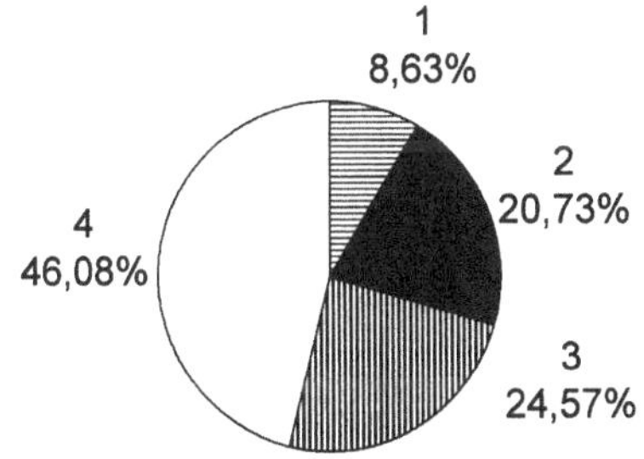

Abbildung 13.3c: Artikulationsort

Das Merkmal Stimmhaftigkeit wird in fast ¾ der Fälle (72,4%) in Übereinstimmung mit der Vorlage realisiert.

Auch beim Merkmal „Öffnungsgrad" werden über die Hälfte (56,57%) genaue Entsprechungen mit dem Original produziert. Abweichungen von einem Öffnungsgrad (Kategorie 2) sind zu knapp 1/3 auszumachen (31,06%), Abweichungen von zwei Öffnungsgraden (Kategorie 1) nur noch zu 12,37%.

Korrekte Wiedergaben sind auch bezüglich des Artikulationsortes mit etwas weniger als der Hälfte aller Fälle (46,08%) die häufigsten Reproduktionen. Mit zunehmender Abweichung von der Vorlage nehmen auch die Häufigkeiten der entsprechenden Artikulationen ab. Bei Abweichung um einen Artikulationsort (Kategorie 3) sind es 24,57%, bei Abweichungen um zwei Artikulationsorte (Kategorie 2) 20,73% und bei drei (Kategorie 1) nur noch 8,63%.

Auch für die Konsonanten wurde ermittelt, wie häufig Laute produziert wurden, die mit der Vorlage identisch sind. Von den 6387 der von Samantha produzierten Konsonanten stimmen 1968 (entspricht 30,81%) völlig mit der Vorlage überein. Tabelle 13.11 gibt die entsprechenden Konsonanten mit ihren absoluten bzw. relativen Häufigkeiten wieder.

Tabelle 13.11: Identische Konsonanten

	ʔ	l	h	d	ɹ	t	n	w	Summe
absolute Häufigkeit	**602**	**558**	**497**	**261**	**22**	**20**	**7**	**1**	**1968**
%	30,59	28,35	25,25	13,26	1,12	1,02	0,36	0,05	**100**

Beim Vergleich der identischen Konsonanten (Tabelle 13.11) mit den identischen Vokalen (Tabelle 13.9) werden neben einigen Unterschieden auch erstaunliche Parallelen deutlich. Zunächst einmal ist das Repertoire an exakt gleich produzierten Konsonanten (8) bedeutend kleiner als das der Vokale (14). Dabei zeigt sich jedoch, daß der Gesamtanteil an identischen Lauten bei Konsonanten (30,81%) und Vokalen (30,76%) genau gleich ist. Ebenso ist bei beiden Lautklassen der prozentuale Anteil des häufigsten Lautes identisch (Konsonant [ʔ]: 30,59%; Vokal [a]: 31%), was jeweils knapp ein Drittel der Lautproduktionen ausmacht. Insgesamt sind die Häufigkeiten bei den Konsonanten noch ungleicher verteilt als bei den Vokalen. So sind mit den 3 häufigsten Konsonanten [ʔ, l, h] bereits 84,2% aller identischen Laute abgedeckt. Vergleicht man die 4 häufigsten mit den 4 seltensten Konsonanten, so ergibt sich ein Verhältnis von 97,46% zu 2,54%.
Wie bei den Vokalen ist auch bei den Konsonanten die Identitätsbestimmung sehr konservativ ausgerichtet.

13.3.2.3 Vergleich von Vokalen und Konsonanten

Wie bereits dargestellt, zeigt sich bei den identischen Reproduktionen sowohl der Vokale als auch der Konsonanten trotz eines unterschiedlich großen Repertoires an Lautklassen ein genau übereinstimmender Anteil von fast 31%. Betrachtet man die Kriterien zur Bestimmung der Ähnlichkeit von Vokalen und Konsonanten (s. Kreisdiagramme) so könnte man den Eindruck haben, daß bei den Konsonanten die einzelnen Merkmale genauer artikuliert werden. Allerdings sind die Diagramme für Vokale und Konsonanten nicht unmittelbar miteinander vergleichbar, da unterschiedliche Merkmalsklassen verglichen werden. Außerdem wurde bei den Vokalen ein etwas genaueres Raster mit Zwischenkategorien zugrunde gelegt wurde, so daß geringe Abweichungen eher erfaßt werden. Faßt man bei den Vokalen jedoch die Kategorien der völligen Übereinstimmungen mit denen der Abweichung um 0,5 zusammen (vergröbert also das Raster wieder etwas), so ergibt sich bei der Gegenüberstellung der jeweils 3 Merkmale wieder ein verblüffend ähnliches Bild bei beiden Lauttypen (s. Tabelle 13.12).

Tabelle 13.12: Vergleich von Vokalen und Konsonanten hinsichtlich der Übereinstimmung

Vokale	Übereinstimmung in %		Konsonanten
Rundung	68,83	72,4	Stimmhaftigkeit
Artikulationsstelle	53,95	56,57	Öffnungsgrad
Öffnungsgrad	51,02	46,08	Artikulationsort

Die vorangegangenen Ausführungen haben gezeigt, daß Samantha von dem gehörten Input nur einen Bruchteil reproduziert. Dies resultiert aus der Tatsache, daß zum einen Lieder nur fragmentarisch gesungen werden und zum anderen, daß bei den gesungenen Liedteilen komplexere Silben (z.B. geschlossene oder mit Konsonantenclustern) auf eine ganz elementare (CV-)Struktur reduziert werden. Eine Analyse dieses reduzierten Output auf Segmentebene zeigt jedoch, daß sowohl Vokale als auch Konsonanten zu knapp einem Drittel in völliger Übereinstimmung mit der Vorlage reproduziert werden

Fazit

Von allen Vokalen wie auch von allen Konsonanten, die Samantha als Output produziert, werden 31% in völliger Übereinstimmung mit dem Input realisiert. Einzelne Merkmale des Originallautes werden zwischen 51 und 69% (bei den Vokalen) bzw. 46 und 72% (bei den Konsonanten) korrekt artikuliert.

13.3.3 Handelt es sich bei Samanthas Äußerungen um Laute des Deutschen?

13.3.3.1 Vergleich der Silbenstrukturen Samanthas und des Deutschen

In Abbildung 13.4 (a und b) werden die Häufigkeiten verschiedener Silbenstrukturen im Deutschen Samanthas Produktionen gegenüber gestellt.

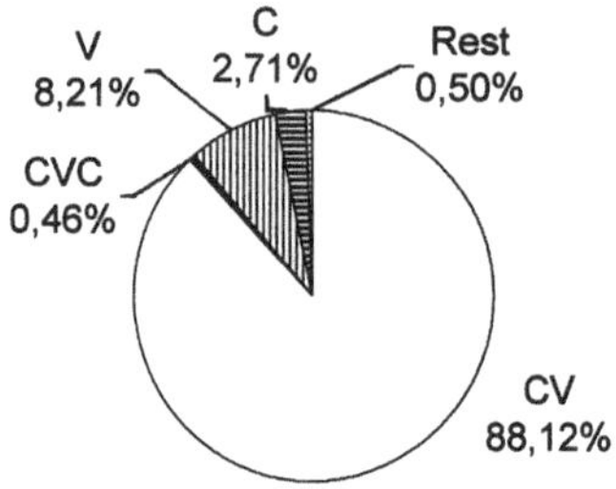

Abbildung 13.4a: Samanthas Silbenstrukturen

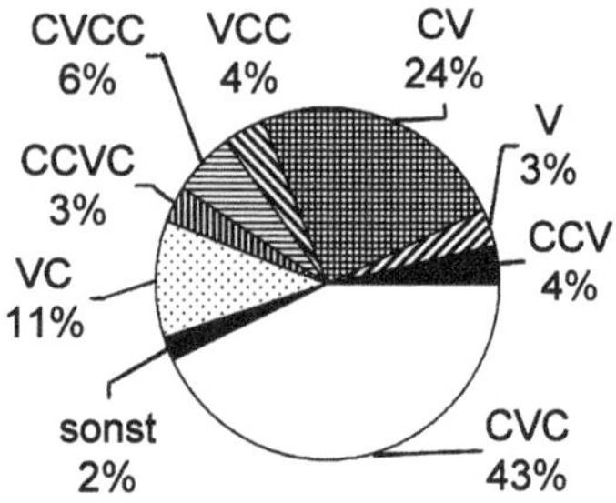

Abbildung 13.4b: Silbenstrukturen des Deutschen

Vergleicht man die Anzahl von Silbenkategorien mit mindestens 0,5% relativer Häufigkeit sowie den Anteil von Silben, die auf die jeweilige Kategorie entfallen, so werden große Unterschiede zwischen beiden Kreisdiagrammen deutlich. Samanthas Repertoire an verschiedenen Silbenstrukturen umfaßt demnach nur 4 verschiedene Kategorien, wobei CV-Silben den überwältigenden Anteil ausmachen. Im Deutschen hingegen machen CV-Silben nicht einmal ¼ aller Silbenproduktionen aus, sondern kommen in Bezug auf die Häufigkeit erst an zweiter Stelle nach den CVC-Silben (mit 42,6%). Geschlossene Silben kommen bei Samantha insgesamt nicht einmal zu 1% vor, im Gegensatz zum Deutschen, wo diese einen Anteil von mehr als der Hälfte, nämlich 55,7% ausmachen. Insgesamt kann somit festgehalten werden, daß die deutsche Sprache, die in Samanthas unmittelbarer Umgebung vorherrscht, kaum Spuren in den Strukturen ihrer Silbenproduktionen hinterlassen hat.

Für einen Vergleich auf Segmentebene muß zunächst ein komplettes Lautinventar von Samantha erstellt werden, und zwar unabhängig von der Stellung der Laute in der Silbe sowie von ihrem Bezug zur Liedvorlage. Um zu prüfen, ob es sich bei diesen Äußerungen um Laute des Deutschen handelt, werden sie mit der deutschen genormten Lautung (Standardlautung bzw. Bühnenaussprache) sowie der ungenormten Lautung (Umgangslautung bzw. Überlautung), die der gesprochenen Sprache viel näher ist, verglichen (vgl. Mangold, 1990). Außerdem werden verschiedene Aussprachevarianten eines Lautes (z.B. bei r) mit in den Vergleich einbezogen.
Die phonetische Transkription ergab für das gesamte Datenkorpus 60 verschiedene Lauttypen, und zwar 35 Vokaltypen (inklusiv Diphthonge) sowie 25 Konsonantentypen. 11 Diphthonge und 5 Konsonanten traten jedoch nur ein einziges Mal auf. Die Frage erhebt sich, ob einmalige Produktionen eines Lautes überhaupt in das Inventar mit aufgenommen werden sollten. Lautinventare sollen die

tatsächliche Kompetenz eines Individuums bei der Artikulation von Lauten wiedergeben. Kommt ein Laut nur einmal vor, so besteht die Gefahr, daß es sich hierbei um einen Transkriptionsfehler oder aber um eine „Zufallsproduktion“ handelt. Ingram (1981) schlägt deswegen ein Minimalkriterium eines zweimaligen Auftretens vor. Alle Laute, die nur ein einziges Mal produziert wurden, werden hier also nicht mit aufgeführt.

Es zeigt sich, daß Vokale von Samantha viel differenzierter verwendet werden als Konsonanten, obwohl es bei einem Verhältnis von 51,22% zu 48,78% ähnlich viel Vokale (7799) wie Konsonanten (7428) gibt. Da die überwiegende Anzahl von Samanthas Lautproduktionen aus CV-Silben bestehen, ist auch bei den einzelnen Liedern von einer ungefähren Gleichverteilung der beiden Lauttypen auszugehen. Tatsächlich kommen im Durchschnitt pro Lied 51,77% Vokale und zu 48,23 Konsonanten vor. Aufgrund des differenzierteren Repertoires an Vokalen als an Konsonanten ist in fast jeder Datei die Zahl der verschiedenen Vokaltypen mit durchschnittlich 6 größer als die der verschiedenen Konsonanten mit 3,7. Auf den Punkt gebracht bedeutet dies, daß pro Lieddatei relativ viele verschiedene Vokaltypen mit jeweils wenigen Token vorkommen, während es sich bei den Konsonanten umgekehrt verhält.

13.3.3.2 Die Lauttypen und ihre Häufigkeiten

- **Vokale**

Die folgenden Tabellen (13.13a und b) zeigen die von Samantha produzierten Vokale in der Rangfolge ihrer Häufigkeit. Außerdem sind die relativen Anteile sowie die kumulierten Häufigkeiten jeweils bezogen auf die Gesamtzahl der Vokale mit aufgeführt (die Diphthonge, bei denen sich das 2. Segment nur minimal unterscheidet, sind hier zu einer Kategorie zusammengefaßt: [aʊ̯] = [au̯] = [ao̯] und [aɪ̯] = [ai̯]).

Tabelle 13.13a: Vokale mit einer Häufigkeit von mindestens 2%

Laut	a	ə	ɛ	ɪ	i	ɐ	ɔ	u	ʊ	aʊ̯	e	o
absolute Häufigkeit	1856	1387	981	648	610	526	453	309	265	216	198	158
prozentuale Häufigkeit	23,83	17,81	12,60	8,32	7,83	6,75	5,82	3,97	3,40	2,77	2,54	2,03
kumulierte Häufigkeit	23,83	41,64	54,24	62,56	70,39	77,14	82,96	86,93	90,33	93,10	95,65	97,68

Was die Häufigkeit anbetrifft, so macht der häufigste Vokal [a] alleine fast ¼ aller Vokalproduktionen (23,83%) aus. Addiert man die relativen Anteile der 3 häufigsten Vokale, so sind schon über die Hälfte (54,24%) aller vokalischen Äußerungen damit erfaßt. Nimmt man noch die nächsten 3 bzw. 6 Vokale in der

Rangfolge der Häufigkeiten hinzu, so sind bereits 77,14 bzw. 90,33% aller Produktionen abgedeckt. Die 12 seltensten Vokale haben zusammen einen Anteil von weniger als 2%.

Tabelle 13.13b: Vokale mit einer Häufigkeit unter 1 %

Laut	aɪ̯	ɛɪ̯	œ	ɔʊ̯	ʏ	iɐ̯	y	ɤ	əɪ̯	ø	ɯ	oʊ̯
absolute Häufigkeit	60	55	30	8	7	6	3	3	3	2	2	2
prozentuale Häufigkeit	0,77	0,71	0,39	0,10	0,09	0,08	0,04	0,04	0,04	0,03	0,03	0,03
kumulierte Häufigkeit	98,45	99,15	99,54	99,64	99,73	99,81	99,85	99,88	99,92	99,95	99,97	100

Die Vokale sind relativ breit über den Vokalraum gestreut, wobei alle Vokale des Deutschen durch Samanthas Artikulationen abgedeckt werden. Ungerundete vordere und ungerundete mittlere Vokale kommen am häufigsten vor. Hintere ungerundete (die im Deutschen nicht vorkommen) sowie vordere gerundete treten nur sehr selten auf. Zur Veranschaulichung ist das Vokalviereck dargestellt, wobei die Vokale des Deutschen grau unterlegt und Samanthas Produktionen mit einem Kasten umgeben sind.

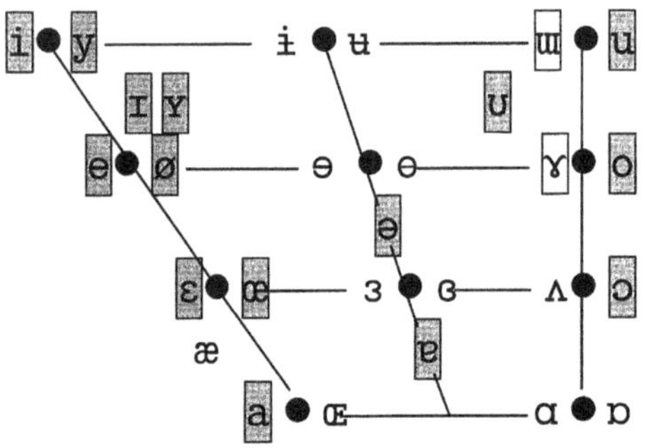

Abbildung 13.5: Darstellung Samanthas Vokalproduktion anhand des Vokalvierecks

Auch die deutschen Diphthonge werden durch Samanthas Artikulationen abgedeckt. Lediglich die Realisation des deutschen Lautes „eu" fehlt bei ihr ganz. Allerdings sind die Diphthonge [ɛɪ̯] (55), [ɔʊ̯] (8), [əɪ̯] (3) und [oʊ̯] (2) für das Deutsche untypisch. Zählt man zu den Häufigkeiten dieser Diphthonge die der Vokale [ɯ] (2) und [ɤ] (3) hinzu, so kommt man auf insgesamt 73 Laute, die im Deutschen nicht gebräuchlich sind. Umgekehrt bedeutet das, daß 7715 (und damit 99,06%) Vokale bzw. Diphthonge dem Deutschen sehr wohl entsprechen.

In Tabelle 13.14 a und b sind die prozentualen Vokalhäufigkeiten im deutschen Wortschatz (nach Kohler, 1995) Samanthas Vokalproduktionen gegenübergestellt.

Tabelle 13.14a: Vokalhäufigkeiten im Deutschen von mehr als 3% im Vergleich mit Samanthas Vokalproduktionen

	ə	a	ɪ	ɛ	ʊ	aɪ̯	o	i	e	Summe
dt. Vokale	31,89	13,75	10,36	9,88	6,62	4,79	4,37	3,49	3,18	88,33
Samantha	17,81	23,83	8,32	12,60	3,40	0,77	2,03	7,83	2,54	79,13

Tabelle 13.14b: Vokalhäufigkeiten im Deutschen von weniger als 3% im Vergleich mit Samanthas Vokalproduktionen

	ɔ	aʊ̯	u	ʏ	y	ɔɪ̯	ø	œ	Summe
dt. Vokale	2,99	2,37	1,8	1,33	1,24	0,91	0,66	0,37	11,67
Samantha	5,82	2,77	3,97	0,09	0,04	0	0,03	0,39	13,1

- **Konsonanten**

Die folgenden Tabellen (13.15 a und b) zeigen die von Samantha produzierten Konsonanten in der Rangfolge ihrer Häufigkeit. Dem Aufbau nach entsprechen sie den oben aufgeführten Tabellen für die Vokale (die Doppelartikulation [m͡n] wird in der Kategorie [n] mitgeführt).

Tabelle 13.15a: Konsonanten mit einer Häufigkeit von mindestens 2%

Laut	h	l	ʔ	d	j	ð	w	n	t	ɻ
absolute Häufigkeit	3003	1447	1126	400	359	228	216	197	165	149
prozentuale Häufigkeit	40,46	19,49	15,17	5,39	4,84	3,07	2,91	2,65	2,22	2,01
kumulierte Häufigkeit	40,46	59,95	75,12	80,51	85,34	88,41	91,32	93,98	96,20	98,21

Tabelle 13.15b: Konsonanten mit einer Häufigkeit von unter 1%

Laut	θ	s	ç	m	ŋ	z	ɬ	v	k	p
Absolute Häufigkeit	55	23	20	15	6	3	3	3	3	2
prozentuale Häufigkeit	0,74	0,31	0,27	0,2	0,081	0,04	0,04	0,04	0,04	0,03
kumulierte Häufigkeit	98,95	99,26	99,53	99,73	99,81	99,85	99,89	99,93	99,97	100

Es fällt auf, daß das Häufigkeitsgefälle bei den Konsonanten viel steiler ist als bei den Vokalen. Der häufigste Laut [h] macht alleine schon 40% aus und deckt mit dem zweithäufigsten [l] bereits über die Hälfte und mit dem dritthäufigsten [ʔ] ¾ aller Konsonantenproduktionen ab. Über 90% der Konsonantenproduktion werden durch 7 verschiedene Konsonantentypen erfaßt. Die 10 seltensten machen nicht einmal 2% des gesamten Konsonanteninventars aus.

Zur Veranschaulichung, wie gut die deutschen Konsonanten durch Samanthas Laute abgedeckt werden, ist die Konsonantenmatrix des IPA noch einmal aufgeführt, wobei die Konsonanten des Deutschen grau hinterlegt und Samanthas Laute von einem Kasten umgeben sind.

	Bilabial	Labio-dental	Dental	Alveo-lar	Postal-veolar	Retro-flex	Palatal	Velar	Uvular	Pha-ryngeal	Glottal
Plosive	p b			t d		ʈ ɖ	c ɟ	k g	q ɢ		ʔ
Nasal	m	ɱ		n		ɳ	ɲ	ŋ	ɴ		
Trill	ʙ			r					ʀ		
Tap or Flap				ɾ		ɽ					
Fricative	ɸ β	f v	θ ð	s z	ʃ ʒ	ʂ ʐ	ç ʝ	x ɣ	χ ʁ	ħ ʕ	h ɦ
Lateral Fricative				ɬ ɮ							
Approxi-mant		ʋ		ɹ		ɻ	j	ɰ			
Lateral approxi-mant				l		ɭ	ʎ	ʟ			

w stimmhafter bilabial-velarer Approximant

Affrikaten: p͡f, t͡s, t͡ʃ, d͡ʒ

Abbildung 13.6: Samanthas Konsonantenproduktion anhand der Konsonantenmatrix

Von den 29 hier markierten Konsonanten des Deutschen produziert Samantha mit insgesamt 14 noch nicht einmal die Hälfte (48,3%). Selbst wenn man von den 4 Aussprachevarianten des deutschen „r" nur 1 mit aufführt, steigt der Prozentsatz nur auf etwas über die Hälfte (53,8%). Zudem kommen 4 dieser Laute (p, k, v, z) im Gesamtkorpus jeweils nicht mehr als 3 mal vor. Die folgenden Phoneme/ Allophone des Deutschen fehlen bei Samantha völlig: [p͡f, t͡s, t͡ʃ, d͡ʒ, b, f, ʃ, ʒ, x, r, ɣ, ʀ, g, ʁ] (wobei die letzten beiden Laute jeweils ein einziges Mal transkribiert wurden). Dafür produziert Samantha eine Reihe von Lauten, die es im Deutschen nicht gibt, nämlich: [θ, ð, ɬ, ɻ] und [w]. Diese werden insgesamt 651 Mal artikuliert. Die verbleibenden 6772 Artikulationen (entspricht 91,2%) sind alles Konsonanten des Deutschen.

Bei den nicht-deutschen Lauten handelt es sich bei allen außer [ɨ] (das auch nur in einer einzigen Datei auftritt) um Konsonanten, wie sie z.B. im Englischen üblich sind. Daher liegt die Frage nahe, ob sich diese 4 Konsonantentypen vor allem in den Reproduktionen der beiden englischsprachigen Lieder „Running over" und „Jingle bells" finden (s. Tabelle 13.16).

Tabelle 13.16: Vorkommen englischer Konsonanten in den englischsprachigen Liedern

	Running over		Jingle bells		
	absolute Anzahl	%	absolute Anzahl	%	Gesamt
w	139	64,4	2	0,9	65,3
ɻ	135	90,6	0	0	90,6
ð	10	4,4	0	0	4,4
θ	0	0	0	0	0

Das hauptsächliche Auftreten bei englischsprachigen Liedern kann für [ɻ] eindeutig belegt werden, wobei über 90% auf „Running over" entfallen. In den 30 Dateien zu diesem Lied ist es dabei in 23 (entspricht 76,7%) vertreten. Auch [w] wird von Samantha überwiegend, nämlich zu fast 2/3, bei diesem Lied produziert und findet sich ebenfalls in 23 Dateien. Dieser Laut kommt zwar im Originaltext überhaupt nicht vor, hat aber durch die stark labialisierte Artikulation eine große Ähnlichkeit zu [ɻ]. Sowohl bei [ð] als auch bei [θ] verhält es sich jedoch ganz anders. Während [ð] zumindest noch in 2 Dateien (entspricht 6,7%) insgesamt 10 Mal (d.h. in gut 4% der Fälle) bei „Running over" zum Einsatz kommt, findet [θ] in keinem der beiden englischen Lieder Verwendung. In „Jingle bells" kommt von allen 4 Lauten überhaupt nur 2 Mal [w] vor.

In den Tabellen 13.17a und b sind die prozentualen Konsonantenhäufigkeiten im deutschen Wortschatz (nach Kohler, 1995) Samanthas Konsonantenproduktionen gegenübergestellt. Affrikaten sind hierbei nicht gesondert aufgeführt.

Tabelle 13.17a: Konsonantenhäufigkeiten im Deutschen von mehr als 3% im Vergleich mit Samanthas Konsonantenproduktionen

	t	n	r	s	l	ʔ	f	g	k	ʃ	b	d	m
dt. Konsonanten	14,44	13,26	12,72	7,65	6,76	4,78	4,66	4,31	4,06	3,76	3,4	3,13	3,1
Samanthas Kon.	2,22	2,65	0	0,31	19,49	15,17	0	0	0,04	0	0	5,39	0,20

Tabelle 13.17b: Konsonantenhäufigkeiten im Deutschen von weniger als 3% im Vergleich mit Samanthas Konsonantenproduktionen

	p	v	ŋ	ç	z	h	j	x	ʒ	Summe
deutsche Konsonanten	2,49	2,25	2,15	2,07	2,01	1,49	0,89	0,58	0,04	100
Samanthas Konsonanten	0,03	0,04	0,08	0,269	0,04	40,46	4,836	0	0	91,23

Ein Vergleich der Häufigkeitsverteilung von Samanthas Lauten mit der der deutschen Konsonanten ist auch anhand der Sonoritätsskala (s. Kapitel 12) möglich. Das bedeutet, daß die Konsonanten zu den Lautklassen der Obstruenten, Nasale, Liquide und Gleitlaute zusammengefaßt werden (die Glottale stehen außerhalb der Sonoriätsskala, vgl. Clements, 1990). Die Ergebnisse sind in Tabelle 13.18 dargestellt.

Tabelle 13.18: Lauthäufigkeit in Bezug auf die Sonoritätsklassen

	Obstruenten	Nasale	Liquide	Gleitlaute	Glottale
Anteil an Samanthas Lautproduktionen %	12,22	2,95	19,49	9,75	55,59
Verhältnis	1 : 4,8	1 : 6,8	1,1 : 1	12,2 : 1	26,5 : 1
Anteil im Deutschen (%) (nach Meinhold & Stock, 1980)	58,7	20,1	18,2	0,8	2,1 (ohne ʔ)

Im Deutschen zeigt sich ein klarer Verteilungstrend, bei dem die Häufigkeiten von der am wenigsten sonoren Klasse (der Obstruenten) hin zu der sonorsten (der Gleitlaute) abnimmt. Bei Samantha zeigt sich ein völlig anderes Bild. Die relative Häufigkeit der Liquide ist bei Samantha mit einem Verhältnis von fast 1:1 zwar annähernd so groß wie im Deutschen, allerdings machen diese bei ihr von den supraglottalen Lauten den größten Anteil aus. Ansonsten zeigt sich mit Verhältnissen von 1:4,8 (bei den Obstruenten) bis hin zu 26,5:1 (bei den Glottalen) eine Verteilung, die von der des Deutschen erheblich abweicht.
Somit bleibt festzuhalten, daß 99% der von Samantha produzierten Vokale und 91% der Konsonanten sich sehr gut deutschen Lauten zuordnen lassen. Was jedoch die Häufigkeiten der Laute anbelangt, so zeigt sich bei Samantha eine Verteilung, die für das Deutsche absolut untypisch ist.

Fazit

Die Häufigkeitsverteilung von Samanthas Lautproduktionen entspricht weder auf Silben- noch auf Segmentniveau der des Deutschen.

13.4 Analyse entwicklungsspezifischer Aspekte

13.4.1 Wie können Samanthas Lautproduktionen in einen (sprach-) entwicklungspsychologischen Rahmen eingeordnet werden?

Wie die vorangegangenen Auswertungen gezeigt haben, verfügt Samantha über ein umfangreiches Phoninventar, wobei ihre Lautäußerungen eine sehr klare silbische Struktur aufweisen. Diese Silbensequenzen sind in ihrer Lautabfolge sehr variabel und haben durch die musikalische Akzentuierung der Lieder eine unterschiedliche Dynamik. Ihre Artikulationen werden zwar nicht zum Ausdruck von Bedeutungen verwendet, fallen aber durch ihre große Sprachähnlichkeit und den teilweise starken lautlichen Bezug zu den Liedtexten besonders auf. Vor dem Hintergrund der normalen Sprachentwicklung (vgl. Kapitel 12) ist Samantha, was die lautliche Dimension anbelangt, mindestens auf der Stufe des „variegated babbling", also an der Schwelle von der präverbalen zur verbalen Phase einzuordnen. Aber inwieweit entsprechen Samanthas Lautproduktionen überhaupt Gesetzmäßigkeiten normaler Entwicklung? Die folgenden Analysen sollen zeigen, ob es sich bei Samanthas Gestaltung der Lautproduktion um eine Fixierung auf einer Stufe des normalen Spracherwerbsprozesses handelt oder ob ihre Lautentwicklung andere, eigene Wege gegangen ist.

13.4.1.1 Vergleich von Samanthas Lautproduktion mit Entwicklungsmustern des normalen Spracherwerbs

Locke (1983) und Oller und MacNeilage (1983) haben einige cross-linguistische Entwicklungsmuster beim Spracherwerb dargestellt, die bei Kindern aus verschiedenen Sprachumwelten zu beobachten sind und für die überprüft werden soll, ob sie auch bei Samantha wirksam sind.

- **Cluster reduction** (kommen in einem Wort mehrere Konsonanten hintereinander, wird nur 1 ausgesprochen) und
  final omission (Konsonanten am Wort- bzw. Silbenende werden weggelassen)

  Samanthas ausgeprägte Tendenz zur Reduktion von Konsonantenclustern sowie zum Weglassen silbenfinaler Konsonanten kann durch einen direkten Vergleich ihrer Silben mit dem Originaltext der entsprechenden Lieder veranschaulicht werden. Hierbei werden nur diejenigen ihrer Silbenproduktionen mit in den Vergleich aufgenommen, bei denen eindeutig zu entnehmen ist, mit welchen Texteilen der jeweiligen Lieder sie korrespondieren. Lieder, bei denen z.B. nicht ganz klar ist, auf welche Strophen sich Samanthas Reproduktionen beziehen, werden hier nicht mit aufgeführt. Deswegen unterscheiden sich die hier genannten Prozentzahlen auch geringfügig von den weiter oben angegebenen (Tabelle 13.5), die ihre gesamte Silbenproduktion umfassen. Abbildung 13.7 gibt die prozentualen Häufigkeiten verschiedener Silbenstrukturen (von > 1%) in den Originalliedern und Samanthas Produktionen wieder.

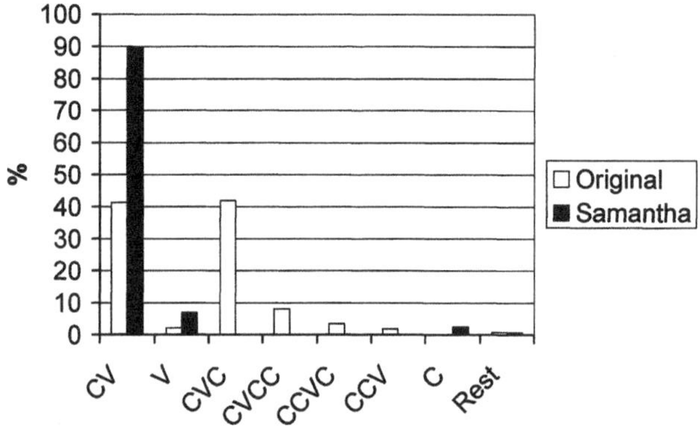

Abbildung 13.7: Vergleich von Samanthas Silbenstruktur mit der der Originallieder

Im Gegensatz zu den Originalliedern, bei denen die offenen Silben nur 43,6% (CV: 41,38% und V: 2,22%) ausmachen, beträgt dieser Anteil bei Samantha mit 96,64% mehr als das doppelte (CV: 89,6% und V: 7,04%). Das bedeutet, mehr als die Hälfte der geschlossenen Silben im Original wird bei Samantha durch Weglassen der silbenfinalen Konsonanten in offene Silben überführt. Die silbenfinalen bzw. -initialen Konsonantencluster, die in den Liedtexten immerhin zu 13,54% vorkommen (CVCC: 8,1%; CCVC: 3,51% und CCV: 1,92%), finden in Samanthas Reproduktionen keinerlei Berücksichtigung. Bei Samantha kommen zwar mit einem Anteil von 2,59% silbische Konsonanten vor, die aber keine Entsprechung im Original haben.

- **Stopping** (Substitutionsprozeß, bei dem vorwiegend Frikative durch Plosive ersetzt werden, z.B. [s] durch [t])

Um zu überprüfen, ob Samantha bei ihren Lautäußerungen vornehmlich Frikative durch Plosive ersetzt, wurden alle Silben (insgesamt 2993) der Liedtexte mit mindestens einem Reibelaut auf diese Substitution hin untersucht. Affrikaten wurden dabei außer acht gelassen, da sich bei ihnen per definitionem beim Frikativ ein Plosiv befindet. Die Ergebnisse sind in Abbildung 13.8 dargestellt.

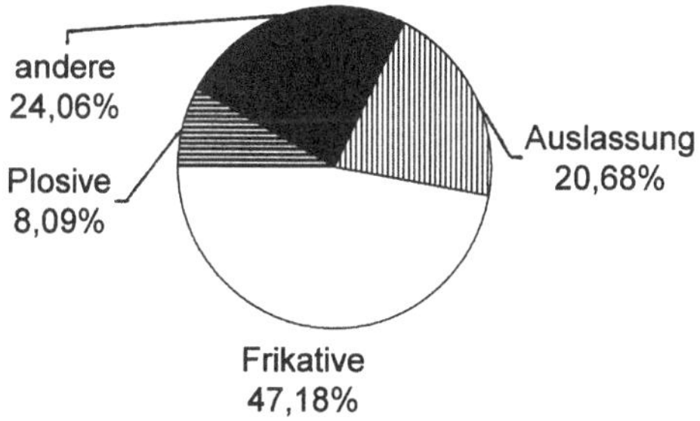

Abbildung 13.8: Substitution bei Frikativen

Es zeigt sich, daß in knapp der Hälfte der Fälle (47,18%), in denen in den Liedsilben ein Frikativ vorkommt, auch Samantha einen Laut dieser Klasse produziert. Zu gut 1/5 (20,68%) wird die Silbenposition des Frikativs allerdings gar nicht besetzt („Auslassungen"). Dies ist vor allem bei geschlossenen Silben der Fall, bei denen an silbenfinaler Stelle ein Frikativ steht. Wenn Frikative ersetzt werden, so handelt es sich nur in 8,09% der Fälle um Plosive, in knapp ¼ jedoch durch andere Laute (z.B. [l]). Stopping kann daher nicht als ein typisches Merkmal für Samanthas Lautproduktionen bezeichnet werden.

- **Initial stop voicing** (stimmlose Plosive am Wortanfang werden stimmhaft ausgesprochen und deaspiriert, z.B. aus [pʰ] wird [b])

Da in Samanthas Konsonanteninventar [d] der einzige stimmhafte Plosiv ist, kann das Vorhandensein dieses Sprachentwicklungsmusters nur hier getestet werden, indem überprüft wird, ob bzw. wie oft [t] durch die stimmhafte Variante [d] ersetzt wird. Insgesamt wurden 407 Fälle untersucht. Die Ergebnisse sind in Abbildung 13.9 dargestellt:
In fast 2/3 der Fälle (65,36%) wird anstelle des [t] ein [h] produziert, was angesichts des allgemein häufigen Vorkommens von [h] nicht weiter überrascht. Der zweitgrößte Anteil an Substitutionen wird von [l] mit 13,27% gestellt, gefolgt vom Glottalverschluß [ʔ] mit 4,67%. Korrekte Produktionen des silbeninitialen [t] kommen nur zu 4,18% vor. Die indizierte stimmhafte Variante [d] kommt – ebenso wie der Nasal [n] – nur mit einer Häufigkeit von 2,7% vor, dicht gefolgt von [ð] mit 2,21%. Der Rest (1,72%) umfaßt die Konsonanten [j, w, m]. Substitutionen mit Vokalen (V) machen insgesamt

3,19% aus. Aus diesen Ergebnissen kann geschlossen werden, daß auch das initial stop voicing in Samanthas Lautproduktionen keine Anwendung findet.

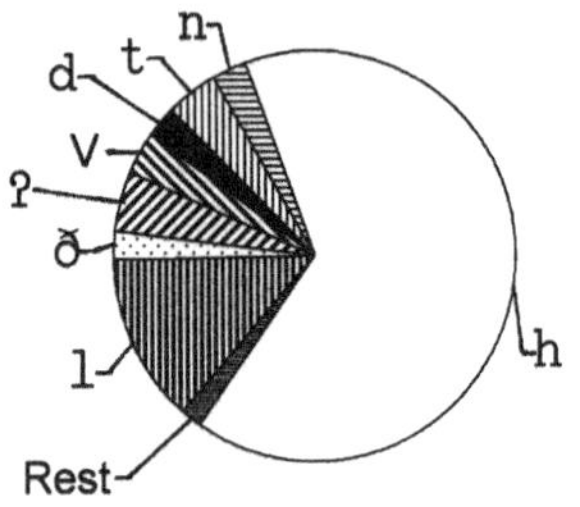

Abbildung 13.9: Initial stop voicing

- **Fronting** (hintere Konsonanten – vorwiegend Plosive und Frikative – werden durch vordere ersetzt, z.B. [k] durch [t])

Die wesentlichen hinteren supraglottalen Konsonanten, die im Originaltext der von Samantha gesungenen Lieder vorkommen, sind unter den Plosiven [g] und [k] und bei den Frikativen [ç] und [x]. Diese Laute wurden (ungeachtet ihrer Position in der Silbe) mit Samanthas Produktionen an der entsprechenden Liedstelle verglichen. Aufgrund Samanthas starker Präferenz für offene Silben war ein Vergleich mit silbenfinalen Konsonanten selten möglich. Die prozentualen Häufigkeiten in Abbildung 13.10 beziehen sich daher nur auf die Fälle, in denen ein Abgleich auch tatsächlich möglich war.

Alle 4 Konsonanten werden von Samantha am häufigsten durch Glottale (meist [h]) ersetzt. Dabei spielt es keine Rolle, ob es sich um einen Plosiv oder Frikativ handelt. Bei [x] erfolgt diese Substitution zu 81,58%, gefolgt von [g] mit 67,66%, [k] mit 62,25% und schließlich [ç] mit 38,75%. An zweiter Stelle folgen die Liquide [l], die [ç] zu 28,75%, [g] zu 24,38%, [k] zu 24,02% und [x] zu 7,89% ersetzen. Bis auf die vorderen Plosive, die in 10,53% an die Stelle des Frikativs [x] treten, sind keine weiteren Substitutionen mit einer größeren Häufigkeit als 5% auszumachen. Der Ersatz von hinteren durch vordere Konsonanten kommt somit in nennenswerter Häufigkeit nirgendwo vor, was bedeutet, daß Samantha auch hier kein Sprachentwicklungsmuster erkennen läßt, wie es bei sich normal entwickelnden Kindern zu beobachten ist.

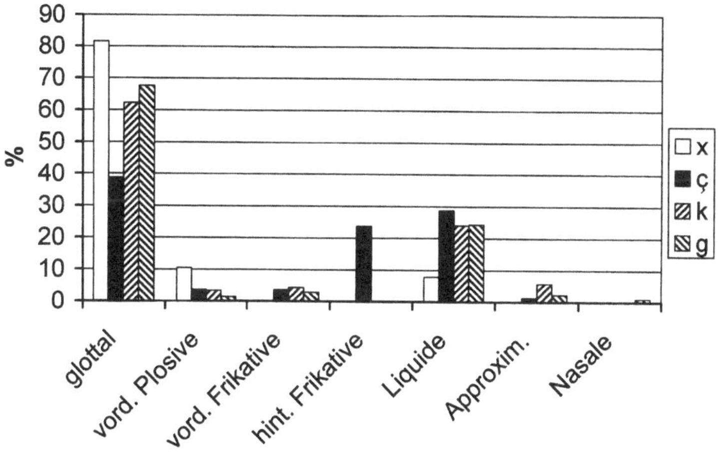

Abbildung 13.10: Substitution hinterer Konsonanten

- **Assimilation**

Assimilation ist ein phonologischer Prozeß, bei dem der Sprachinput verändert wird. Bei Samantha kann aufgrund der fehlenden Bedeutungskomponente zwar nicht von einem phonologischen Prozeß ausgegangen werden. Die insgesamt hohe Kongruenz zwischen Vorlage und Wiedergabe legt es jedoch nahe, daß Samantha versucht, den Liedtext zu reproduzieren. Im Spracherwerb wird Assimilation häufig als „Consonant harmony" beschrieben, bei der ein Konsonant durch einen vorangegangenen angeglichen wird. Allerdings können auch Vokale, die nicht mit der entsprechenden Liedsilbe, wohl aber mit der angrenzenden Silbe kongruent sind, durchaus auch als Assimilationsprodukte interpretiert werden. Zwei Beispielausschnitte aus dem Lied „Häschen in der Grube" sollen dies verdeutlichen:

1.	saß	und	schlief	
	ha	ʔʊ	lɪ	(1 47 12)

2.	saß	und	schlief	
	ha	ha	lɪ	(2 35 35)

Im ersten Beispiel werden die Vokalqualitäten der Vorlage recht gut getroffen. Bei Beispiel 2 wird statt eines [ʊ] jedoch wieder ein [a] produziert, was durch Beibehaltung der Vokalqualität der vorangegangenen Silbe zustande kommt und somit als Assimilation zu werten ist.
Von den 269 im Datenkorpus vorhandenen Dateien kommen in 214 (was 79,55% entspricht) mindestens 1 Mal Assimilationen vor. Bei den verbleibenden 55 Dateien handelt es sich in knapp der Hälfte (27) um sehr kurze Dateien mit maximal 6 Silben, so daß Assimilationen möglicherweise aufgrund der Länge der Dateien nicht zu beobachten sind. Vokalassimilationen sind also ein bei Samantha sehr häufig auftretender Prozeß bei der Lautproduktion.

13.4.1.2 Verteilung der Lauthäufigkeit bei Samantha und normal entwickelten Kindern

Orientiert man sich an der Untersuchung von Sendlmeier und Sendlmeier (1991), so stellt sich die Häufigkeitsverteilung der von 8-15 Monate alten deutschen Säuglingen produzierten Konsonanten in folgender Rangfolge dar: hinsichtlich des Artikulations*modus* werden am häufigsten Plosive produziert, gefolgt von Frikativen, Nasalen, Lateralen und Vibranten. Was den Artikulations*ort* anbelangt, so werden alveolare gegenüber labialen und letztere wiederum gegenüber velaren Lauten bevorzugt. (Diese Rangfolgen der Häufigkeitsverteilung der Konsonanten bzgl. Artikulationsort und –art stimmen bereits sehr gut mit der Häufigkeitsverteilung im Deutschen überein).
Auch Lleó et al. (1994) kommen in ihrer Studie mit 9 – 16 (bzw. 20) Monate alten Kindern zu ähnlichen Ergebnissen. Allerdings wurden hier die Glottallaute gesondert ausgewertet, was auch das häufigere Auftreten von Nasalen gegenüber Frikativen (ohne [h]) erklären könnte. Zudem erfolgte eine getrennte Auswertung für das Babbeln und erste Wörter. Samanthas Konsonantenproduktion ist in der Tabelle 13.19 den Ergebnissen der Untersuchung mit den deutschen Kindern von Lleó et al. (1994) gegenübergestellt, wobei die Prozentangaben jeweils die Mittelwerte der Stichprobe angeben.

Tabelle 13.19: Rangfolge der Häufigkeitsverteilung von Konsonanten hinsichtlich der Artikulationsart

Lleó, El Mogharbel & Prinz (1994)		**Samantha** (ohne ʔ und h)
Babbling	Wörter	
1. Plosive (52,36%)	1. Plosive (57,5%)	1. Liquide (43,93%)
2. Nasale (20,06%)	2. Nasale (26,4%)	2. Approximanten (21,98%)
3. Approximanten (9,39%)	3. Frikative (6,71%)	3. Plosive (17,3%)
4. Frikative (8,87%)	3. Approximanten (5,11%)	4. Frikative (10,17%)
5. Liquide (6,49%)	5. Liquide (2,98%)	5. Nasale (6,62%)
6. Affrikate (2,83%)	6. Affrikate (1,3%)	
Laryngale [ʔ] und [h]: 21,83	Laryngale [ʔ] und [h]: 15,68	Laryngale [ʔ] und [h]: 55,59

Es fällt auf, daß Samanthas Laryngale [ʔ] und [h] mit über der Hälfte aller Konsonantenproduktionen mehr als doppelt bzw. dreimal so häufig auftreten wie beim Babbeln bzw. den ersten Wörtern der deutschen Kinder. Auch was die supralaryngalen Laute anbelangt, zeigt sich bei Samantha ein sehr untypisches Bild. Die Liquide, die bei ihr mit fast 44% den größten Anteil ausmachen, finden sich beim Babbeln bzw. den Wörtern der deutschen Kinder erst auf Rang 5 mit 6,49 bzw. 2,98%. Die Approximanten, die Samantha mit 21,98% am zweithäufigsten produziert, stehen beim Babbeln der deutschen Kinder erst an 3. (9,39%) und bei den Wortproduktionen sogar erst an 4. Stelle (5,11%). Die Plosive hingegen erreichen nicht mal 1/3 der relativen Häufigkeit der Vergleichsstichprobe, bei der diese Artikulationsart über die Hälfte aller Konsonanten beim Babbeln (52,36%) und den Wörtern (57,5%) ausmacht. Lediglich die Frikative finden sich bei Samantha wie auch den Babbelproduktionen auf dem 4. Rang und weisen mit ca. 10,17% bzw. 8,87% auch ähnliche Häufigkeiten auf. Die von Samantha mit ca. 6,22% am seltensten produzierte Lautklasse der Nasale ist bei den deutschen Kindern sowohl beim Babbeln als auch beim Sprechen die zweithäufigste und mit 20,06% bzw. 26,4% somit auch gut 3 bzw. 4. Mal mehr im Gebrauch. Affrikaten, die auch in der Untersuchung von Lleó et al. (1994) nur sehr selten auftraten, kommen bei Samantha überhaupt nicht vor.

Abbildung 13.11 zeigt die Lautäußerungen Samanthas noch einmal im direkten Vergleich mit den Babbel- bzw. Wortproduktionen der deutschen Kinder.

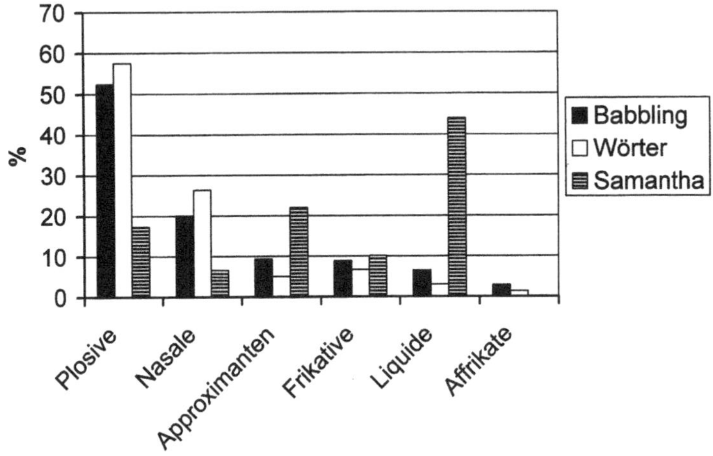

Abbildung 13.11: Vergleich von Samanthas Konsonantenproduktion mit der deutscher Kinder hinsichtlich der Artikulationsart

Die Artikulations*stellen* wurden in Labiale, Koronale (Dentale und Alveolare), Palatale (einschließlich Retroflexe) und Velare (einschließlich Uvulare) eingeteilt (s. Tabelle 13.20).

Tabelle 13.20: Rangfolge der Häufigkeitsverteilung von Konsonanten hinsichtlich des Artikulationsortes

Lleó, El Mogharbel & Prinz (1994)		**Samantha**
Babbling	Wörter	
1. Koronale (49,19%)	1. Koronale (45,47%)	1. Koronale (76,53%)
2. Labiale (29,14%)	2. Labiale (45,14%)	2. Palatale (16,03%)
3. Palatale (10%)	3. Velare (4,79%)	3. Labiale (7,16%)
4. Velare (8,66%)	3. Palatale (4,3%)	4. Velare (0,27%)

[w] wurde analog zur Untersuchung von Lleó et al. (1994) den Labialen zugeordnet

Die Koronale sind sowohl bei den deutschen Kindern (mit knapp der Hälfte aller Artikulationen) als auch bei Samantha (mit über ¾ aller Artikulationen) der bevorzugte Artikulationsort. Dabei ist zu sagen, daß die Koronale bei den Wortproduktionen fast genauso häufig vorkommen wie die Labiale, die zwar beim Babbeln seltener auftreten, aber immerhin noch den zweithäufigsten Artikulationsort ausmachen (29,14%). Bei Samantha hingegen werden mit einem Prozentsatz von 7,16% sehr viel weniger Labiale produziert. Die zweithäufigsten Artikulationsorte sind bei Samantha die Palatale, die beim Babbeln bzw. den Wörtern der deutschen Kinder erst auf Rangfolge 3 (10%) bzw. 4 (4,7%) stehen. Sowohl bei den Babbelproduktionen der deutschen Kinder als auch bei Samantha werden die Velare am seltensten produziert, wobei die Häufigkeiten von 8,66% und 0,27 jedoch stark differieren. Abbildung 13.12 zeigt die Artikulationsorte der Äußerungen Samanthas noch einmal im direkten Vergleich mit den Babbel- bzw. Wortproduktionen der deutschen Kinder.

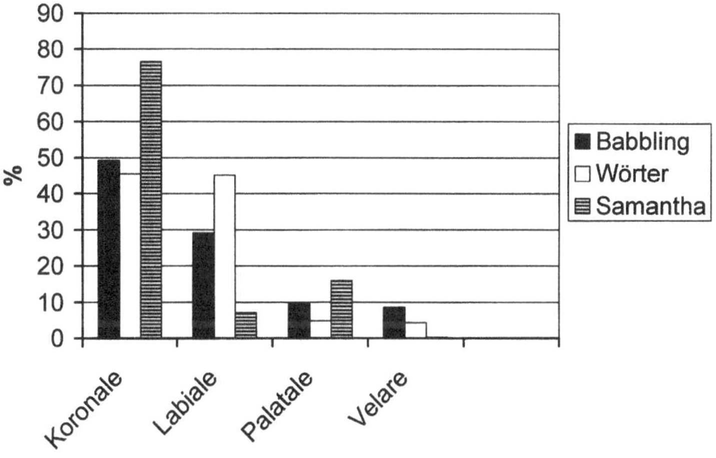

Abbildung 13.12: Vergleich der Artikulationsorte bei Samantha u. deutschen Kindern

In der Studie von Lleó et al. (1994) wurde auch eine Analyse der von den Kindern produzierten Silbenstrukturen vorgenommen, die denen von Samantha in Tabelle 13.21 gegenübergestellt sind. (Die Summe der Prozentangaben in den Spalten ergibt deswegen nicht 100, weil es sich nicht um sich gegenseitig ausschließende Kategorien handelt.)

Tabelle 13.21: Vergleich der Silbenstrukturen

Lleó, El Mogharbel & Prinz (1994)		**Samantha**
Babbling	Wörter	
1. C(C)V (76,13%)	1. C(C)V (90,94%)	1. C(C)V (88,91%)
2. VC(C) (13,24%)	2. VC(C) (15,20%)	2. C (2,87%)
3. C (7,39%)	3. C (2,65%)	3. VC(C) (0,47%)
4. CCV (6,83%)	3. CCV (2,76%)	4. CCV (0,21%)

C(C)V: Silben mit konsonantischem Anlaut VC(C): geschlossene Silben
C: silbische Konsonanten CC: Konsonantenverbindungen im Silbenanlaut

Sowohl bei Samantha als auch bei den deutschen Kindern der Vergleichsstichprobe handelt es sich bei dem überwältigenden Anteil an Äußerungen um C(C)V Silben, wobei CCV Silben am seltensten produziert werden. Silbische Konsonanten (C) werden von Samantha am zweithäufigsten (2,87%) artikuliert und entsprechen ihrer Häufigkeit nach denen der Wortproduktionen der deutschen Kinder (2,65%). Allerdings finden sich bei letzteren die silbischen Konsonanten sowohl bei den Wörtern als auch beim Babbeln auf Rang 3 der Häufigkeiten, und zwar nach den VC(C)-Produktionen (13,24 bzw. 15,2%), die bei Samantha nur einen geringen Anteil von 0,47% ausmachen.

Abbildung 13.13 zeigt die Häufigkeit der Silbenstrukturen von Samantha und der deutschen Stichprobe noch einmal im direkten Vergleich.

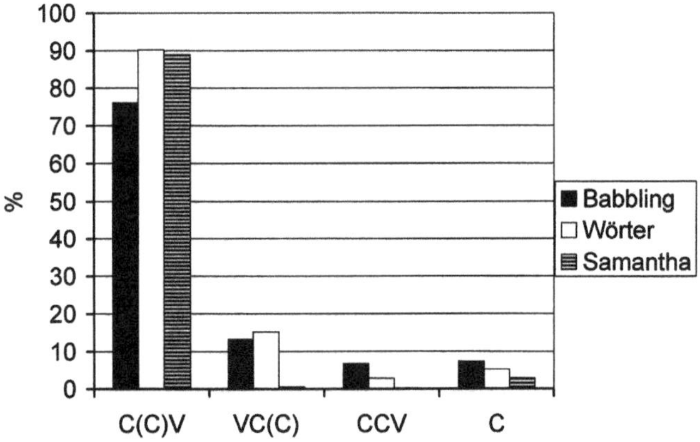

Abbildung 13.13: Vergleich der Silbenstruktur Samanthas mit der deutscher Kinder

In der Untersuchung von Lleó et al. (1994) wurde keine Auswertung der Vokale vorgenommen. Daher werden Samanthas Vokalproduktionen mit den Angaben von Sendlmeier und Sendlmeier (1991) verglichen. Allerdings handelt es sich dabei nur um eine recht grobe Auszählung, aus der nicht hervorgeht, ob bzw. wie die Laute zwischen 2 Vokalen (ɪ, ʊ und ɐ) mit transkribiert worden sind. Bei Samantha sind diese Werte deshalb zusätzlich in Klammern angegeben (s. Tabelle 13.22).

Die Häufigkeit des Vokals [a], der bei den deutschen Kindern die Hälfte aller Produktionen ausmacht, erreicht bei Samantha nicht einmal ¼ (23,8%) und selbst wenn man [ɐ] noch hinzuzählt nicht einmal 1/3 (30,54%). Die Klasse der e-artigen Laute ([ɛ], [ə] und [e]) hingegen zeigt mit 30 bzw. 32,9% eine sehr gute Übereinstimmung. Ähnliche Werte finden sich auch für [i] (ohne [ɪ]) mit 10 bzw. 7,82% und [o] (ohne [ʊ]) mit 3 bzw. 2,03%. Eine weitergehende statistische Analyse bietet sich aufgrund der ungenauen Angaben in der Untersuchung von Sendlmeier und Sendlmeier (1991) nicht an. Es kann aber festgehalten werden, daß die Häufigkeiten der Vokalproduktion von Samantha und der Stichprobe deutscher Kinder im günstigsten Fall zu ca. 2/3 in Übereinstimmung gebracht werden können.

Tabelle 13.22: Vergleich von Samanthas Vokalproduktion mit der deutscher Kinder

Sendlmeier & Sendlmeier (1991)		**Samantha**	
Vokal	Prozent	Vokal	Prozent
a	50	a (mit ɐ)	23,8 (30,54)
ɛ, ə, e	33	ɛ, ə, e	32,9
i	10	i (mit ɪ)	7,82 (16,13)
o	3	o (und ʊ)	2,03 (9,21)
u	>0,5	u	3,96
Rest	ca. 3,5	Rest	22,75 (7,26)

Fazit

Eine Übereinstimmung zwischen Samanthas Äußerungen und den Lautproduktionen kleiner Kinder findet sich hinsichtlich der Dominanz kanonischer CV-Silben, während die Häufigkeitsverteilung der Laute sehr divergiert. Auch die üblichen Entwicklungsmuster beim Lauterwerb, sind bei Samantha kaum zu beobachten.

13.4.2 Können innerhalb der Altersspanne von 3 bis 15 Jahren bei Samantha Aussagen über entwicklungsspezifische Veränderungen gemacht werden?

Da Samanthas Entwicklung über mehrere Jahre hinweg dokumentiert worden ist, interessiert v. a. auch die Frage, ob bzw. welche Veränderungen in diesem Zeitraum stattgefunden haben. Sowohl was ihre Liedauswahl als auch was die Häufigkeit des Singens anbetrifft, gab es, wie bereits beschrieben, phasenspezifische Präferenzen.

13.4.2.1 Häufigkeit des Singens

Tabelle 13.23 stellt für den gesamten Erfassungszeitraum dar, wie viel pro Jahr an Videoaufnahmen (Filmminuten) gefilmt und wieviel von Samanthas Singen dabei aufgezeichnet wurde (gesungene Sekunden). Außerdem ist die absolute Anzahl an Lauten, die beim Singen artikuliert wurde (produzierte Laute), dargestellt.

Tabelle 13.23: Übersicht über den Umfang der Filmaufnahmen sowie der gesungenen Lieder

Jahr	Filmminuten	Singen (in Sekunden)	produzierte Laute
1988	92	549	1614
1989	keine Videoaufnahmen vorhanden		
1990	499	0	0
1991	317	0	0
1992	180	15	87
1993	432	82	292
1994	1392	1589	5100
1995	657	217	618
1996	305	703	2189
1997	392	1011	3299
1998	184	94	390
1999	60	197	671
2000	128	253	967

Es fällt unmittelbar auf, daß der zeitliche Umfang der aufgenommen Gesänge von Jahr zu Jahr sehr differiert. Ebenso wird deutlich, daß die Gesamtaufnahmedauer der Videos pro Jahr sehr unterschiedlich ist. Man könnte vermuten, daß in einem bestimmten Jahr nur deswegen mehr (bzw. weniger) von Samanthas Singen erfaßt wurde, weil einfach insgesamt mehr (bzw. weniger) gefilmt wurde, und nicht deswegen, weil sie tatsächlich mehr (bzw. weniger) gesungen hat. Korreliert man die Dauer des Singens von Samantha mit der gesamten Aufnahmedauer pro Jahr, zeigt sich zunächst ein signifikanter Zusammenhang von $r = .725$ ($p = .018$). Bei genauerer Inspektion ergibt sich jedoch, daß diese Korrelation im wesentlichen durch den Extremwert 1994 zustande kommt. Extremwerte können korrelative Zusammenhänge jedoch beträchtlich verfälschen (vgl. Bortz, 1999). (So würden z.B. die Werte der Jahre 1990 und 1991 nicht recht ins Bild passen, da auf der einen Seite länger gefilmt wurde als 1992, 1998, 1999

oder 2000, auf der anderen Seite keine einzige Singaufnahme vorhanden ist.) Berechnet man die Korrelation ohne die Werte des Jahres 1994, zeigt sich in der Tat mit r = .116 kein linear signifikanter Zusammenhang mehr (p = .766), was der Realität auch angemessen sein dürfte.
Um trotzdem einen Eindruck von der relativen Häufigkeitsentwicklung des Singens über die Jahre des Erfassungszeitraumes zu bekommen, kann man das Verhältnis von der gesamten Aufnahmedauer zu der Dauer der Singszenen berechnen. Abbildung 13.14 stellt die Ergebnisse graphisch dar, wobei eine kubische Kurvenanpassung (F = 8.82; p = .006) eingefügt wurde, um die Entwicklung zu verdeutlichen.

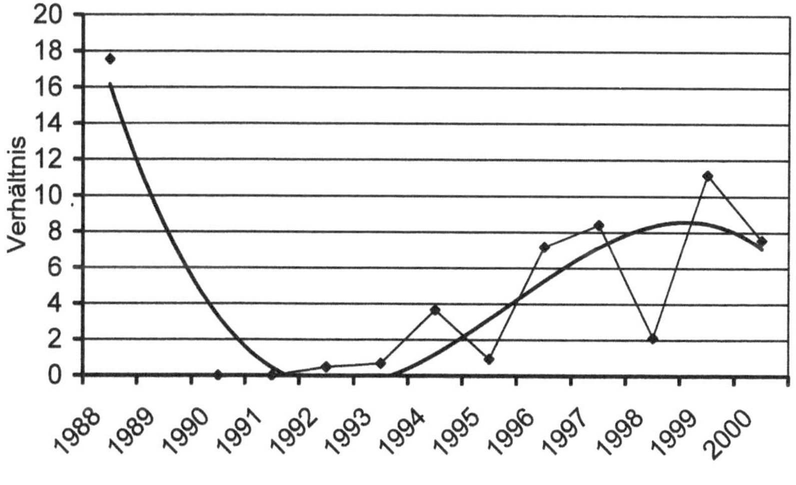

Abbildung 13.14: Relative Häufigkeitsentwicklung des Singens

Die Kurvenanpassung zeigt einen Entwicklungstrend, demzufolge zu Beginn der Dokumentation (1988) am meisten gesungen wurde. In den Folgejahren nahm die Häufigkeit stark ab und stieg erst 1994 wieder an. Dieser Aufwärtstrend erreichte im Zeitraum von 1997 – 2000 seinen Gipfel, ohne jedoch das Ausgangsniveau von 1988 zu erreichen. Die tatsächlichen Datenpunkte stimmen mit der Regressionskurve bis auf das Jahr 1998 sehr gut überein. Ob die angedeutete rückläufige Entwicklung ab 2000 tatsächlich den Beginn einer Abnahme des Singens markiert, kann aufgrund fehlender Werte für die Jahre nach 2000 nicht zwangsläufig geschlußfolgert werden.

13.4.2.2 Singen im Bezug auf den sozialen Kontext

Bei Samantha können grundsätzlich 2 verschiedene Arten des Singens unterschieden werden. Zum einen singt sie, wenn sie alleine bzw. für sich mit etwas beschäftigt ist, ohne die unmittelbare Beteiligung einer weiteren Person (solitäres Singen). Zum anderen ist Singen für Samantha auch eine Art der Kontaktaufnahme bzw. Kommunikation, mittels derer selbstinitiierte längere Interaktionen zu anderen aufgebaut werden. Diese Form des Singens beinhaltet eine bewußte Hinwendung an eine andere Person (interaktives Singen). Um die Frage zu beantworten, ob bzw. inwieweit sich das Verhältnis von solitärem und interaktivem Singen über die Jahre hin verändert hat, wurden zunächst alle Dateien anhand der Videoaufnahmen einer der beiden Kategorien zugeordnet. Für jedes Jahr wurde dann die Dauer in Sekunden für solitäres und interaktives Singen errechnet und anschließend das prozentuale Verhältnis beider Arten des Singens zueinander bestimmt. Die Ergebnisse sind in Abbildung 13.15 dargestellt (die Jahre 1989-1991 sind hier nicht mit aufgeführt, da beim Vorliegen keiner Daten auch kein Verhältnis bestimmt werden kann).

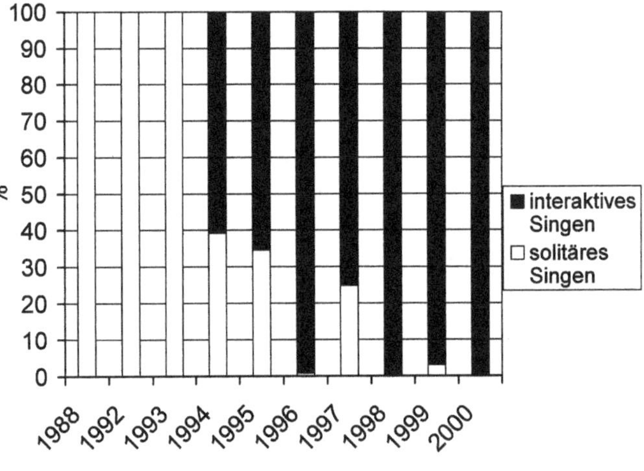

Abbildung 13.15: Verhältnis von solitärem und interaktivem Singen

Man erkennt, daß zu Beginn der Dokumentation nur solitäres, aber kein interaktives Singen beobachtet wurde. Dieses Verhältnis kehrt sich zum Ende des Erfassungszeitraums ins Gegenteil, wo (fast) nur noch interaktives, aber kein solitäres Singen mehr aufgezeichnet werden konnte. Der Abwärtstrend des solitären Singens ab 1994 wird nur 1997 durchbrochen, wo diese Art des Singens noch

einmal knapp 25% ausmacht. Ansonsten findet ab 1996 mit 97-100% fast nur noch interaktives Singen statt.
Wenn die Art des Singens (bezogen auf den sozialen Aspekt) bei Samantha sich über die Zeit hin so offensichtlich gewandelt hat, liegt die Möglichkeit nahe, daß auch eine Veränderung in der konkreten Gestaltung ihrer Lieder stattgefunden hat. Im folgenden soll dies exemplarisch anhand der Frage überprüft werden, ob sich die Länge der Durchgänge eines Liedes in Abhängigkeit von der sozialen Konstellation, in der es gesungen wird, verändert. Hierzu wurden die Laute, die in einem bestimmten Jahr produziert wurden, durch die Anzahl der Durchgänge der in dem jeweiligen Jahr gesungenen Lieder geteilt (s. Abbildung 13.16).

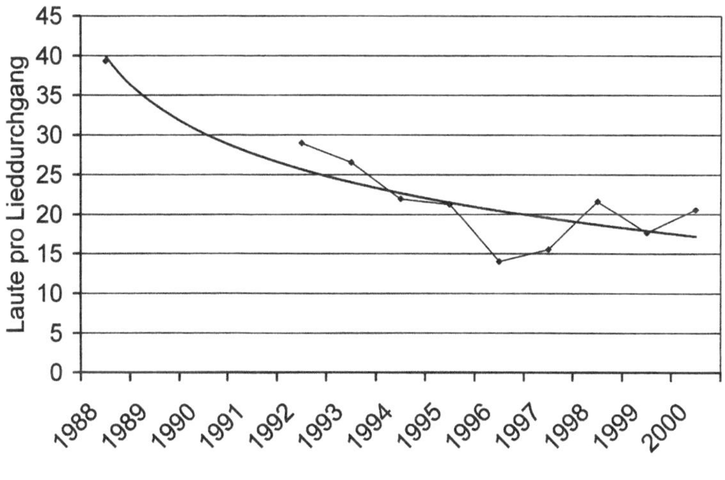

Abbildung 13.16: Anzahl der Laute pro Lieddurchgang

Insgesamt zeigt sich über den Erfassungszeitraum eine Verkürzung der gesungenen Lieder, das heißt, es wurden weniger Laute pro Lieddurchgang produziert. Dieser Entwicklungstrend ist in der Abbildung durch eine logarithmische Kurvenanpassung ($F = 33.17$; $p > .000$) noch einmal verdeutlicht. Bis 1997 sind die Veränderungen in der Länge der Lieddurchgänge recht gut mit der Entwicklung des solitären bzw. interaktiven Singens in Einklang zu bringen. Bei einer völligen Übereinstimmung hätte man allerdings eine weitere Verkürzung der Lieder in den letzten 3 Jahren erwartet.

13.4.2.3 Veränderungen im Lautinventar

Inwieweit sich auch das Lautinventar im Laufe der Zeit gewandelt hat, soll im folgenden – wiederum getrennt nach Konsonanten und Vokalen – werden.

- **Vokale**

Tabelle 13.24 stellt die 10 häufigsten Vokale pro Jahr mit ihren relativen Häufigkeiten dar (1992 kamen nur 5 und 1998 nur 7 Vokaltypen vor). Der häufigste Vokaltyp in jedem Jahr ist weiß auf schwarz, der zweithäufigste mit einem Kasten und der dritthäufigste durch Fettdruck markiert.

Tabelle 13.24: Prozentuale Anteile der 10 häufigsten Vokaltypen im Erfassungszeitraum

Jahr	a	ə	ɛ	ɪ	i	ɐ	ɔ	u	ʊ	au̯	e	o
1988	18,2	8,08	**13,9**	9,65	21,6	9,17	0	10,4	4,1	0	1,81	1,21
1992	**15,9**	47,7	31,8	0	0	0	2,27	0	0	0	2,27	0
1993	25,6	**18,1**	4,38	3,75	**18,1**	5,63	0,63	0	0,63	21,3	0	0,63
1994	28,1	**11,7**	15,8	7,08	6,1	3,48	8,37	3,79	0	3,94	2,76	0
1995	27,2	**9,91**	15,2	8,05	5,88	**9,91**	3,72	4,02	0	0	4,02	4,33
1996	16,1	30,7	**13,9**	7,89	5,08	6,07	4,44	2,9	3,63	3,72	0	0
1997	23,5	21,9	7,39	11	5,98	**9,5**	5,34	2,99	4,22	0	0	3,46
1998	33,3	37,8	**12,8**	1,11	0	9,44	5	0	0,56	0	0	0
1999	24,9	22,8	8,51	**10,6**	6,99	7,6	6,38	3,04	3,65	0	2,74	0
2000	22,1	15,3	**9,9**	7,84	8,45	9,48	8,66	3,51	7,42	0	4,12	0

Für jedes Jahr außer 1988 gilt, daß offene Vokale [a, ɛ, ɐ, ɔ] gegenüber geschlossenen [ɪ, i, ʊ, u, e, o] bevorzugt werden. 1988 ist auch das einzige Jahr, in dem [i] der häufigste Vokal ist. Ansonsten ist es immer entweder [a] oder [ə]. Bei der Besetzung der nachfolgenden Ränge gibt es zwischen den Jahren eine beträchtliche Variation, die aber angesichts des sich verändernden Liedrepertoires über den Erfassungszeitraum hin zunächst auch nicht überrascht. Man könnte vermuten, daß diese Variation in der relativen Häufigkeit einzelner Vokaltypen damit in Verbindung steht, daß über die Jahre verschiedene Lieder bzw. dieselben Lieder mit unterschiedlicher Häufigkeit produziert wurden (vgl. Tabelle 13.2). Es zeigt sich jedoch, daß auch bei ein- und demselben Liedtyp die relativen Vokalhäufigkeiten im zeitlichen Verlauf sehr schwanken können. Dies ist zum einen dadurch bedingt, daß nicht immer dieselben Teile eines bestimmten Liedes gesungen werden, v.a. aber auch dadurch, daß gleiche Liedteile nicht identisch produziert werden. In dem Lied „Hopp, hopp, hopp, Pferdchen lauf Galopp“ wird z.B. das Wort „hopp“ zwar in 53,5% als [hɔ] artikuliert, aber es gibt darüber hinaus auch noch 38 andere Varianten. Auch wenn meistens nur der Konsonant [h] bei diesen Varianten verändert wird, so wird in 20% der Fälle auch das [ɔ] durch einen anderen Laut ersetzt. Da „Hopp, hopp, hopp, Pferdchen lauf Galopp“ das Lied mit der größten Kontinuität über den Erfassungszeitraum ist, sollen an ihm exemplarisch die Schwankungen der relativen Häufigkeiten der Vokaltypen deutlich gemacht werden. Die Tabelle 13.25 ist wieder so aufgebaut, daß für jedes Jahr die 10 häufigsten Vokaltypen aufgeführt sind. Die Häufigkeitsmarkierungen sind analog zu Tabelle 13.24.

Tabelle 13.25: Prozentuale Anteile der 10 häufigsten Vokaltypen im Erfassungszeitraum für das Lied „Hopp, hopp, hopp, Pferdchen lauf Galopp“

Jahr	a	ə	ɛ	ɪ	i	ɐ	ɔ	u	ʊ	e	o	aɪ̯	ɛɪ̯	œ	ʏ	əɪ̯
1994	22,03	18,64	12,18	7,31	3,2	5,4	**18,54**	0	2,3	2,6	2	0	0	0	0	0
1995	19,15	10,64	19,15	4,26	8,5	**14,9**	19,15	0	0	0	0	2,1	0	0	0	2,1
1996	8,33	26,19	16,67	1,19	1,2	20,2	**19,05**	0	0	3,6	0	0	0	2,4	1,2	0
1997	10,1	39,53	**12,4**	5,43	0	8,53	13,18	0	0,8	7,8	1,6	0	0,8	0	0	0
1999	8,6	**17,14**	8,6	14,3	0	20	22,86	0	5,7	2,9	0	0	0	0	0	0
2000	10	31,67	11,67	3,33	0	**13,3**	25	1,7	1,7	1,7	0	0	0	0	0	0

Man sieht, daß die Rangverteilung für die 6 Jahre, in denen das Lied gesungen wurde, sehr unterschiedlich ist und auch die entsprechenden Prozentzahlen sehr variieren, wobei keine systematischen Entwicklungstrends ersichtlich sind.

Für einzelne Vokaltypen des Gesamtdatenkorpus kann die Auftretenshäufigkeit in einem gegebenen Jahr zwar mit einer liedspezifischen Präferenz für einen bestimmten Laut in Verbindung gebracht werden. Diese Fälle sind jedoch eher die Ausnahme denn die Regel. Beispielhaft wäre hier [ɛɪ̯] zu nennen, was nur in den Jahren 1994, 1995 und 1997 insgesamt 55 Mal vorkam. Dieser Laut kommt in 91% (50 Mal) in dem Lied „Running over“ zum Einsatz, wobei er 42 Mal immer an derselben Stelle (der Silbe o-*ver*) produziert wird. Allerdings treten auch noch 7 andere Varianten an dieser Stelle auf, die insgesamt 120 Mal artikuliert werden, so daß [ɛɪ̯] nur 25,93% davon ausmacht. Es gibt zwar auch Lieder, die eine noch höhere Konsistenz für die Artikulation einzelner Silben aufweisen. In „Viel Glück und viel Segen“ existieren z.B. nur 3 Varianten für den Vokal der Silbe „gen“ in dem Wort „Se-*gen*“, wobei in 94,87% der Laut [ə] realisiert wird. Bei den meisten anderen Silben dieses Liedes bietet sich dagegen ein sehr viel heterogeneres Bild, wobei [ə] nur eine Variante unter vielen ist. Weil [ə] zudem auch in anderen Liedern häufig vorkommt, kann es nicht als liedspezifische Präferenz angesehen werden. Die relative Häufigkeit eines Lautes in einem bestimmten Jahr ist in der Regel also von der Produktionshäufigkeit verschiedener Lieder abhängig. Da einzelne Laute an unterschiedlichen Liedstellen zu verschiedenen Zeitpunkten jedoch häufig sehr uneinheitlich eingesetzt werden, ist es wenig ergiebig, die Entwicklung einzelner Vokaltypen detailliert zu analysieren.

Bei der Untersuchung, wie differenziert sich Samanthas Vokalinventar auf den einzelnen Altersstufen darstellt, wie viele verschiedene Lauttypen also mindestens 2 Mal pro Jahr vorkommen, zeigt sich ebenfalls ein sehr uneinheitliches Bild. Allerdings ergibt sich ein signifikanter Zusammenhang zwischen der Anzahl unterschiedlicher Lieder und der Anzahl verschiedener Vokaltypen (r = .792; p = .006) bzw. verschiedener Konsonantentypen (r = .823; p = .003), die in einem bestimmten Jahr gesungen wurden (s. Tabelle 13.26).

Tabelle 13.26: Zusammenhang zwischen Lied- und Vokal- bzw. Konsonantentypen

Jahr	Liedtypen	Vokaltypen	Konsonantentypen
1988	7	13	14
1992	1	3	1
1993	1	7	4
1994	10	25	12
1995	8	14	8
1996	10	16	12
1997	12	16	11
1988	3	6	6
1999	8	12	8
2000	12	13	11

Allerdings besteht keine signifikante Korrelation zwischen der Anzahl von Liedtypen und der Anzahl der insgesamt in einem Jahr produzierten Vokale bzw. Konsonanten. Das bedeutet, daß die Größe des Liedrepertoires eines bestimmten Jahres nicht davon abhängig ist, wieviel insgesamt gesungen wurde.

- **Konsonanten**

Die Häufigkeitsverteilung der Konsonantentypen über die Jahre ist noch heterogener als die der Vokale. Aus Platzgründen werden daher an dieser Stelle nur die 5 häufigsten für jedes Jahr wiedergegeben (Tabelle 13.27). Die Markierungen der Häufigkeiten entsprechen denen von Tabelle 13.24 und 13.25.

Tabelle 13.27: Prozentuale Anteile der 5 häufigsten Konsonantentypen im Erfassungszeitraum

Jahr	h	l	ʔ	d	j	ð	w	n	ɻ
1988	28,92	16,43	**10,45**	8,03	1,66	13,25	1,15	2,80	0
1992	0	100	0	0	0	0	0	0	0
1993	25,76	6,06	43,18	0	0	**25,00**	0	0	0
1994	34,65	**14,31**	18,54	7,56	9,96	3,01	1,87	2,07	3,90
1995	31,86	33,22	**24,07**	2,71	2,03	0,68	0	1,69	2,71
1996	61,79	**11,42**	11,79	2,03	3,22	0,37	3,78	2,95	1,20
1997	44,35	24,65	**13,49**	4,52	1,88	0,19	5,77	1,57	1,19
1998	33,33	33,81	0,48	12,86	0	1,90	0,48	**15,24**	0
1999	37,72	32,16	**11,40**	5,26	2,63	0	2,05	7,60	0,88
2000	45,44	24,69	**15,98**	0,83	4,36	0,83	4,15	0,83	2,07

Im gesamten Erfassungszeitraum sind die beiden häufigsten Konsonanten entweder [h], [ʔ] oder [l]. Sieht man von den Jahren 1993 und 1998 ab, so machen diese Laute sogar die ersten 3 Ränge unter sich aus. Was die folgenden Rangplätze in der Häufigkeit anbetrifft, so besteht zwischen den Jahren eine so große Variation, daß in der Tabelle 13.27 insgesamt 9 Konsonantentypen aufgeführt werden müssen, um die 5 häufigsten für jedes Jahr abzudecken.
Auch bei den Konsonanten gibt es Laute, die fast nur in Verbindung mit einem speziellen Lied vorkommen und deshalb als liedspezifische Präferenz angesehen werden können. So wird [s] z.B. nur 1988 produziert, und zwar in dem Lied „Guten Morgen in diesem Haus". Hier tritt [s] an verschiedenen Stellen des Liedes unabhängig von den Lauten des Originals auf. Eine noch stärkere liedspezifische Präferenz läßt sich für [ç] ausmachen, das in 19 von 20 Fällen immer in dem Lied „Marmor, Stein und Eisen" 1997 produziert wird, und zwar immer an derselben Stelle („ni*ch*t").

Faßt man die einzelnen Konsonanten in übergeordnete Lautklassen zusammen, so ergibt sich eine Häufigkeitsverteilung, wie sie in Tabelle 13.28 dargestellt ist. Hier werden die prozentualen Häufigkeiten der verschiedenen Artikulationsarten der Konsonanten im Erfassungszeitraum aufgeführt.

Tabelle 13.28: Prozentuale Häufigkeit von Artikulationsarten der Konsonanten

Jahr	Dateien	Frikative	Liquide	Plosive	Approximanten	Nasale
1988	9	52,23	16,43	25,35	2,80	3,18
1992	1	0	100	0	0	0
1993	1	50,76	6,06	43,18	0	0
1994	43	37,90	14,31	29,77	15,74	2,28
1995	14	33,56	33,22	26,78	4,75	1,69
1996	43	62,25	11,42	14,46	8,20	3,68
1997	103	45,80	24,65	19,13	8,85	1,57
1998	7	35,24	33,81	13,33	0,48	17,14
1999	15	37,72	32,16	16,96	5,56	7,60
2000	33	46,27	24,69	17,22	10,58	1,24

Diese Werte sind in der Abbildung 13.17 noch einmal graphisch veranschaulicht.

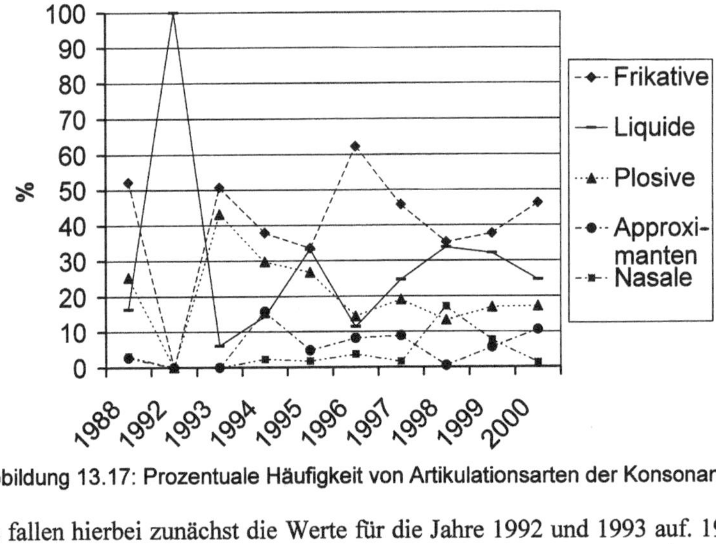

Abbildung 13.17: Prozentuale Häufigkeit von Artikulationsarten der Konsonanten

Es fallen hierbei zunächst die Werte für die Jahre 1992 und 1993 auf. 1992 machen die Liquide 100% aller Konsonantenproduktionen aus, und auch 1993 kommen weder Approximanten noch Nasale vor. Wie Tabelle 13.28 zu entnehmen ist, liegt für beide Jahre allerdings nur jeweils 1 Lieddatei vor, so daß die Werte möglicherweise ein falsches Bild vermitteln. Dabei erhebt sich die grundsätzliche Frage, wie mit solchen Ausnahmewerten umzugehen ist. In diesem Fall

wurde die Entscheidung getroffen, die Jahre 1992 und 1993 nicht weiter zu berücksichtigen, da durch ein mögliches „under-sampling“ Ergebnisse bzw. Entwicklungsverläufe zu stark verfälscht werden.
Um die Daten überschaubarer zu machen, sind in den folgenden Abbildungen (13.18 a-e) die 5 Artikulationsarten der Konsonanten jeweils getrennt dargestellt, wobei eine Trendanalyse für den gesamten Erfassungszeitraum (in Form einer Kurvenanpassung) vorgenommen wurde. Zusätzlich wurde für die Jahre 1994-1997 und 1998-2000 eine Regressionsgerade eingezeichnet, um eventuelle phasenspezifische Trends deutlich zu machen.

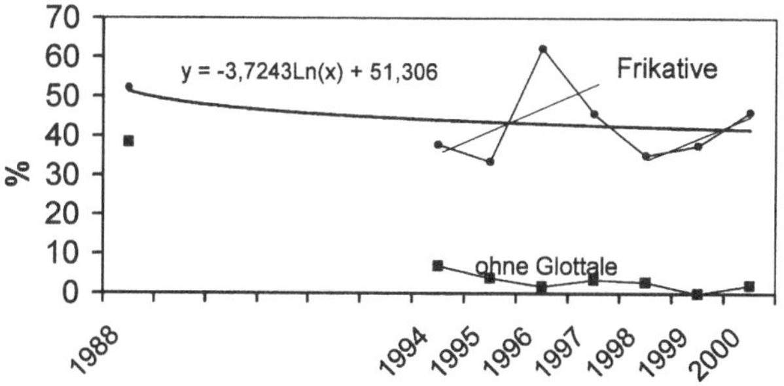

Abbildung 13.18a: Relative Häufigkeitsentwicklung der Frikative

Auf den gesamten Zeitraum gesehen ist bei den Frikativen tendenziell ein negativ beschleunigter Häufigkeitsrückgang festzustellen. Für die Jahre 1994-1997 und 1998-2000 zeigt sich ein Aufwärtstrend, wobei die Werte allerdings stark schwanken. Die größte Abweichung von der Regression findet sich 1996, wo sich die relative Häufigkeit der Frikative im Vergleich zum Vorjahr fast verdoppelt hat. Für 1998 und 2000 wird ebenfalls ein steigender Trend deutlich, der die Daten auch recht gut abbildet. Außerdem ist in der Abbildung die Häufigkeitsentwicklung der Frikative dargestellt, wenn glottale Laute nicht berücksichtigt werden. Man sieht, daß nur 1988 supraglottale Frikative in der Mehrzahl sind und ansonsten diese Lautklasse vom glottalen [h] dominiert wird.

Bei den Liquiden (Abbildung 13.18b) ist insgesamt ein steigender Trend zu beobachten. Für die Zeitspanne 1994-1997 ist dieser Anstieg nur flach ausgeprägt, für 1999-2000 wird sogar ein Rückgang deutlich. Auch hier ist der Trend für die letzten 3 Jahre viel einheitlicher als in dem 4-Jahreszeitraum davor. Der größte Häufigkeitsunterschied besteht mit einem Rückgang der Liquide um 2/3 wiederum zwischen den Jahren 1995 und 1996.

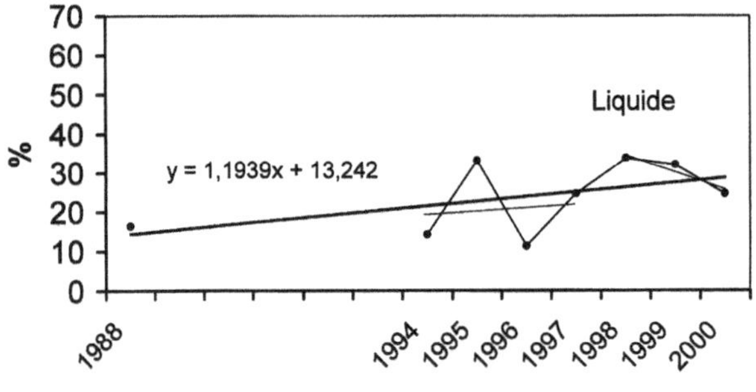

Abbildung 13.18b: Relative Häufigkeitsentwicklung der Liquide

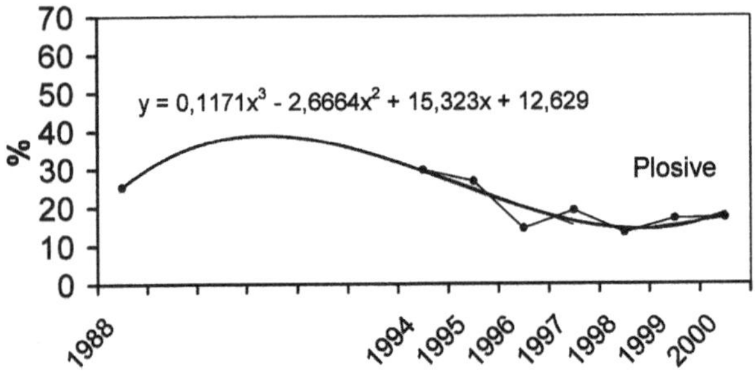

Abbildung 13.18c: Relative Häufigkeitsentwicklung der Plosive

Bei den Plosiven zeigt sich nach einem leichten Anstieg zunächst ein rückläufiger Trend der Häufigkeiten. Dieser Rückgang ist für die Jahre 1994-1997 erkennbar, während von 1998-2000 wieder ein leichter Anstieg zu verzeichnen ist. Die Plosive sind die Lautgruppe, bei der mit gut 12% Unterschied (von 1995 zu 1996) die geringsten Häufigkeitsveränderungen zwischen zwei Meßpunkten festzustellen sind und bei der die Datenpunkte die größte Nähe zur Regression aufweisen.

Die Häufigkeitsentwicklung der Approximanten ist der der Plosive sehr ähnlich. Der Verlauf zeigt nach einem anfänglichen Anstieg einen Rückgang, der ab 1999 wieder in eine Häufigkeitszunahme übergeht (s. Abbildung 13.18d).

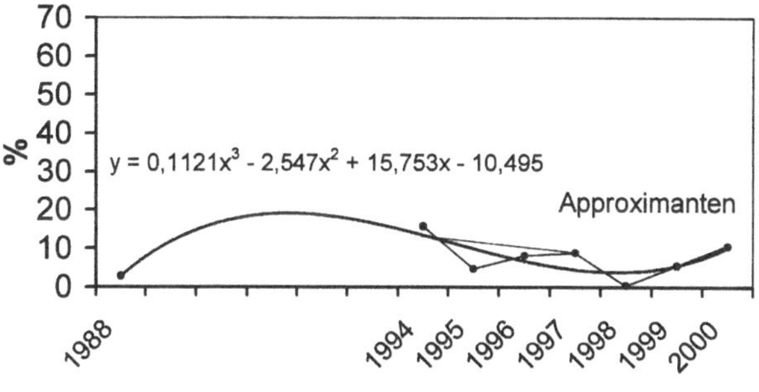

Abbildung 13.18d: Relative Häufigkeitsentwicklung der Approximanten

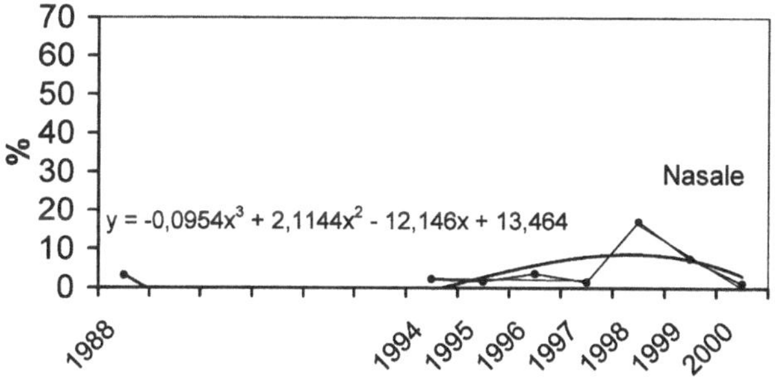

Abbildung 13.18e: Relative Häufigkeitsentwicklung der Nasale

Die Häufigkeiten der Nasale bewegen sich von 1988 bis 1997 ungefähr auf demselben Level (zwischen 1 und 3%). Ab da zeigen sich Schwankungen, die von 1997 zu 1998 mit fast 16% ihr größtes Ausmaß annehmen. Nach dem Häufigkeitszuwachs 1998 und 1999 sinken die Häufigkeiten der Nasale wieder auf ihr ursprüngliches Niveau.
Keine der Kurvenanpassungen für den gesamten Zeitraum wurde signifikant. Für die Phasen von 1994-1997 bzw. 1998-2000 konnten aufgrund der geringen Meßzeitpunkte keine Signifikanzberechnungen angestellt werde. Eine tiefergehende formale statistische Analyse – z.B. im Sinne einer Zeitreihenanalyse – ist u.a. wegen der geringen Anzahl von Meßzeitpunkten nicht sinnvoll. Dennoch soll erwähnt werden, daß eine Berechnung von Autokorrelationen in dieselbe Richtung weist wie die graphische Analyse. Autokorrelationen können als Maß serieller Abhängigkeit von Daten angesehen werden, indem sie angeben, wie gut ein aktueller Wert aus den vorhergehenden vorhergesagt werden kann. Die Reihenfolge der berechneten Autokorrelationen gibt dabei an, wie viele Schritte (in

diesem Fall Jahre) man in der Zeitreihe zurückgehen muß, um eine entsprechende Vorhersage machen zu können. Positive Autokorrelationen 1. Ordnung zeigen einen Trend an, wohingegen negative auf schnelle Oszillationen (ein hoher Wert folgt einem niedrigen oder umgekehrt) hindeutet (s. Waldmann, 2001). Wie die Abbildungen 13.18 a-e bereits vermuten lassen, sind die Autokorrelationen aller Konsonantenarten bis auf die Plosive (mit .28) negativ. Ein Entwicklungstrend über den gesamten Erfassungszeitraum ist daher nur für die Plosive feststellbar, während er sich für die übrigen Konsonantenarten zumindest für die letzten 3 Jahre abzeichnet. Es bleibt somit festzuhalten, daß Samanthas Konsonantenrepertoire im Erfassungszeitraum zwar sehr stark variiert, die Veränderungen aber keine offensichtliche Systematik aufweisen.

13.4.2.4 Übereinstimmungen von Samanthas Reproduktion mit den Originalliedern

Ob es im Erfassungszeitraum auch Veränderungen hinsichtlich der Genauigkeit, mit der Lieder von Samantha reproduziert werden, gegeben hat, ist aufgrund der Daten nur schwer zu beurteilen. Dies liegt daran, daß dafür die Reproduktionen ein und desselben Liedes auf unterschiedlichen Entwicklungsstufen miteinander verglichen werden müßten. Allerdings gibt es kein einziges Lied, für das jedes Jahr durchgehend mindestens 1 Aufnahme existiert. Vor allem die ersten aufgezeichneten Lieder von 1988 werden später fast gar nicht mehr gesungen. Lediglich „Alle Jahre wieder" und „Guten Morgen in diesem Haus" kommen sowohl zum ersten Meßzeitpunkt (1988) wie auch zum letzten (2000) wie auch zwischendurch (1994) vor. „Guten Morgen in diesem Haus" bietet sich für einen Vergleich jedoch nicht an, weil in den verschiedenen Jahren unterschiedliche Teile des Liedes gesungen wurden. Bei „Alle Jahre wieder" werden jeweils die ersten Silben des Liedanfangs gesungen. Ein Vergleich ist in Tabelle 13.29 dargestellt. In den ersten beiden Zeilen sind die ersten Silben des Liedanfangs in Standarddruckschrift sowie in phonetischer Transkription dargestellt. Darunter befinden sich jeweils die von Samantha produzierten Varianten. Lautübereinstimmungen mit der Vorlage sind jeweils weiß auf schwarz markiert.

Tabelle 13.29: Vergleich von Original und Reproduktionen des Liedes „Alle Jahre wieder"

		Al	le	Jah-	re	wie-	der	Anzahl Übereinstimmungen
Jahr	Datei	ʔa	lə	ja	ʀə	vi	dɐ	
1988	0 22 27	la	ðɛ	ðɛ	lɔ	ʔɛ	ðə	1
1994	1 59 53	ʔa	ði	ða	ja	ʔi	lə	4
	2 10 51	ʔai̯	ði	ðə	ðə	ʔe	lə	2
2000	II 0 42 52	ʔa	lɪ	ja	ðə	hwɪ	ðə	6

Bei diesem Liedausschnitt zeigt sich, daß die Lautübereinstimmungen zwischen dem Original und Samanthas Reproduktionen über die Meßzeitpunkte hin leicht zunehmen. Aufgrund der wenigen Daten, die für diesen Vergleich zur Verfügung stehen, kann daraus jedoch nur vorsichtig eine Tendenz erschlossen werden.
Das Lied „Hopp, hopp, hopp“ bietet mehr Möglichkeiten zum Lautvergleich. Für dieses Lied gibt es zwar nicht in jedem Jahr eine Aufnahme, trotzdem ist es von allen Liedern dasjenige, welches mit der größten Kontinuität gesungen wurde. In der Tabelle 13.30 ist dargestellt, wie viele der von Samantha artikulierten Laute beim Singen der ersten Liedzeile in Übereinstimmung mit der Vorlage produziert wurden.

Tabelle 13.30: Lautvergleich des Liedes „Hopp, hopp, hopp, Pferdchen lauf Galopp“

verglichene Laute	identische Laute	prozentualer Anteil
1904	478	25,11
91	28	30,77
166	56	33,73
254	53	20,87
70	26	37,14
119	56	47,06

Auch hier zeigt sich auf den gesamten Zeitraum von 1994 – 2000 gesehen, daß der prozentuale Anteil der Laute, die mit der Vorlage identisch sind, ansteigt. Diese Ergebnisse weisen ebenfalls in die Richtung, daß Samantha den gehörten Input über die Jahre zunehmend genauer reproduziert.

Fazit

Im Erfassungszeitraum nahm die Häufigkeit des Singens bei Samantha zunächst ab und stieg anschließend wieder an, allerdings ohne das ursprüngliche Niveau zu erreichen. Mit einer Abnahme solitären zugunsten interaktiven Singens ging auch eine Verkürzung der einzelnen Lieddurchgänge einher. Das Häufigkeitsverteilung des Lautrepertoires variierte unsystematisch, wobei insgesamt ein Trend deutlich wurde, daß die Originallieder zunehmend genauer reproduziert wurden.

14 Diskussion

14.1 Der Einzelfall

Bei der vorliegenden Untersuchung handelt es sich vom Design her um eine längsschnittliche Einzelfallstudie. Längsschnittanalysen haben in der Psychologie eine lange Tradition (s. z.B. Preyer, 1882). Auch wenn sich die Mehrzahl entwicklungspsychologischer Untersuchungen der Querschnittmethode (vornehmlich aus Gründen der Praktikabilität) bedient, so werden den Befunden aus Längsschnittstudien das größere Gewicht beigemessen, da letztere Aussagen über direkte intraindividuelle Veränderungen erlauben (für eine ausführlichere Diskussion s. z.B. Daumenlang, 1984; Kreppner, 1997). Auch in der Spracherwerbsforschung kommt diese Methode häufig zum Einsatz. So sind Longitudinalstudien unersetzlich, wenn es beispielsweise darum geht, den Aufbau der Phonologie zu verfolgen (vgl. Fikkert, 1995) oder die Bedeutung kognitiver Verarbeitungsprozesse für den Spracherwerb zu verstehen (vgl. Prizant, 1983). Welcher Stellenwert ist aber der Einzelfallanalyse in der Psychologie einzuräumen? Auch Einzelfallstudien haben ihren festen Platz in der psychologischen Grundlagenforschung, wie z.B. in der Gedächtnisforschung von Ebbinghaus (1885) oder der Differentiellen Psychologie Sterns (1921). Nach Yin (1984, zitiert nach Petermann & Müller, 2001) gibt es 3 verschiedenen Typen von Einzelfallstudien. *Deskriptive* Studien beschreiben einzelne Individuen und ihre Entwicklungsverläufe unter biographischer Perspektive oder Veränderungen im therapeutischen Setting (wo sie auch als Fallberichte bezeichnet werden). *Explorative* Analysen umfassen in der Regel sehr detaillierte Dokumentationen individueller Fälle, um Hypothesen zu generieren (seltener auch um spezifische Hypothesen zu testen). *Explanatorische* Untersuchungen schließlich sind darauf gerichtet, systematische Beobachtungen zu erklären und Kausalitätsmodelle zu überprüfen. Da die Dokumentation über Samantha zunächst ohne wissenschaftliche Intention begonnen wurde, ist eine eindeutige Klassifikation nach diesem Schema nicht ganz einfach. Ein Einordnung scheint am sinnvollsten im Überschneidungsbereich von deskriptiver und explorativer Einzelfallstudie, da zum einen Entwicklungen und Phänomene ausführlich beschrieben werden (z.B. bzgl. der Lautstruktur) und zum anderen Hypothesen aufgestellt bzw. auch überprüft werden können (z.B. hinsichtlich des Zusammenhangs von Sprechen und Singen).

14.1.1 Argumente für und wider den Einzelfall als Untersuchungseinheit

Obwohl der Einzelfall als Analyseeinheit zu Beginn des 20. Jahrhunderts noch eine dominierende Stellung hatte, wurde er in der Folge mehr und mehr zugunsten von Gruppenuntersuchungen zurück gedrängt. Den Grund dafür sieht Reinecker (1984) in der übertriebenen Methodenorientierung in den Sozialwissenschaften, wobei die Gegenstandsorientierung vernachlässigt wurde. Einzelfalluntersuchungen wurde z.B. wegen der oft fehlenden Kontrollgruppe jeglicher wissenschaftlicher Wert abgesprochen. Heutzutage stehen Einzelfallstudien jedoch wieder höher im Kurs, weil sich gezeigt hat, daß auch gruppenorientierte Erhebungsmethoden ihre Nachteile haben und die Betrachtung des Einzelfalls nicht ersetzen können.

Argumente für Einzelfallstudien resultieren häufig aus den wahrgenommenen Mängeln von gruppenstatistischen Auswertungsverfahren. So können z.B. im Extremfall die an einer Gruppe gewonnen Mittelwerte für kein einziges Individuum der Population zutreffen und somit nur begrenzte Aussagen für den Einzelfall zulassen. Aber auch ohne den direkten Vergleich mit Gruppenstudien gibt es inhaltliche Gründe, die dafür sprechen, sich intensiv mit einem Einzelfall zu befassen. Reinecker (1984) nennt hierbei u.a. die detaillierte Untersuchung seltener (= räumlich und zeitlich beschränkte) Phänomene wie z.B. besondere psychopathologische Fälle. Wie nämlich abweichendes Verhalten nur in Relation zu einer (wie auch immer festgelegten) Norm bestimmt werden kann, können umgekehrt außergewöhnliche Phänomene ein neues Licht auf die normale Entwicklung werfen (s. Deutsch & Wenglorz, 2001; Wenglorz & Deutsch, 2001). So versucht z.B. die Entwicklungspsychopathologie (s. z.B. Petermann, Kusch & Niebank, 1998) durch den Vergleich von normaler und gestörter Entwicklung die Bedingungen für unterschiedliche Entwicklungspfade zu identifizieren. Ingram (1976) formuliert es für den Phonologieerwerb folgendermaßen: „The comparison of the speech of language-disturbed children with that of normal children helps us to define what developmental processes are normal and which are not.“ (p. 10). In diesem Sinne können auch abweichende Entwicklungsmuster wie die von Samantha hilfreich und vielleicht sogar notwendig sein, um normale Entwicklungsprozesse besser zu verstehen.

Als offene Probleme bei Einzelfallstudien werden oft mangelnde Replikation, die Notwendigkeit der Aggregation von Einzelergebnissen sowie Schwierigkeiten bei der Generalisierung von Ergebnissen genannt (Reinecker, 1984). Allerdings beziehen sich diese Punkte im Prinzip nur auf die Einzelfallstudien, bei denen eine Übertragung bzw. Verallgemeinerung der gefundenen Gesetzmäßigkeiten bei einem Individuum auf eine größere Gruppe angestrebt wird. Natürlich ist es nicht ohne weiteres möglich, die an einem Einzelfall gewonnenen Erkenntnisse 1:1 auf andere Individuen zu übertragen, was allerdings auch für Gruppenstudien gelten kann, v.a. dann, wenn es sich nicht um eine Zufallsstichprobe handelt. Huber (1978) formuliert es sehr überspitzt:

> Es ist gewiß ein Truismus, wenn man feststellt, daß sich eine wissenschaftliche Hypothese im allgemeinen nicht durch die Untersuchung eines einzigen Falles bestätigen läßt; es reichen aber Stichproben von 10, 100 oder 1000 Fällen auch nicht aus, wenn sich die Gültigkeit einer Hypothese auf eine abzählbare Population von unendlich vielen Individuen erstrek-

> ken soll. Auf der anderen Seite genügt **ein** Fall, um eine Hypothese zu widerlegen (S. 1195).

Bei Samantha hingegen geht es gar nicht darum, gefundene Phänomene auf andere (autistische oder normal entwickelte) Kinder zu übertragen. Ihre Entwicklung ist weder für den Bereich des Sprechens noch für den des Singens in irgendeiner Art und Weise repräsentativ. Vielmehr zeigt der Fall Samantha auf, welche alternativen Entwicklungspfade im Bereich Sprache und Musik bei einer tiefgreifenden Entwicklungsstörung eingeschlagen werden können. Ein einziger Fall genügt also nicht nur, eine allgemeingültige Hypothese zu widerlegen, sondern auch, um aufzuzeigen, was prinzipiell möglich ist. In diesem Sinne geht es weniger um das Verallgemeinern, sondern eher um das Kontrastieren. Dieser Kontrast ist auf der anderen Seite jedoch nur mit normativen Daten möglich, die anhand einer Repräsentativerhebung erfaßt wurden. Einzelfall und Gruppenuntersuchung, Spezielles und Allgemeines, Idiographie und Nomothetik sind also nicht sich gegenseitig ausschließende Alternativen, sondern 2 Seiten einer Medaille, die sich notwendigerweise ergänzen.

14.1.2 Statistische Auswertung von Ergebnisse aus Einzelfallstudien

Empirisch-wissenschaftliche Untersuchungen stützen sich zur Absicherung der Ergebnisse in der Regel auf statistische Auswertungsverfahren. Bei Einzelfallstudien wurden jedoch eine Reihe von Einwänden gegen die Anwendung statistischer Verfahren erhoben (zusammenfassend dargestellt bei Reinecker, 1984). Zum einen sollten sich vorhandene deutliche Effekte auch deutlich zeigen. Werden diese Effekte jedoch erst durch den Einsatz statistischer Tests sichtbar, so besteht die Gefahr, daß es sich nur um Artefakte handelt. Da die ohne statistische Verfahren aufgedeckten Effekte in der Regel recht deutlich sind, findet man in der Einzelfallforschung kaum den Fehlertyp I (Entdecken real nicht vorhandener Gesetzmäßigkeiten). Konzentriert man sich allerdings nur auf die starken und sofort sichtbaren Effekte, so wächst die Gefahr des Fehlertyps II (Übersehen tatsächlicher Gesetzmäßigkeiten). Ein weiterer Vorbehalt gegenüber statistischen Verfahren ist eher prinzipieller Natur. Bei Interferenzverfahren wird zwar ein Signifikanzkriterium klar angegeben, die Festlegung der Grenze (z.B. .05 oder .01) ist aber relativ willkürlich. Zudem sagt das statistische Signifikanzniveau nicht zwangsläufig etwas über die praktische Relevanz eines gefundenen Effektes aus.
Nichtsdestotrotz gibt es auch Gründe für die Anwendung statistischer Verfahren im Einzelfall, nämlich z.B. dann, wenn es darum geht, Trends in der Entwicklung aufzudecken, die nicht offensichtlich sind. Außerdem können Effekte, die zwar statistisch, nicht aber praktisch (z.B. klinisch) relevant sind, Anregungen für weitere Forschungsbemühungen geben. Schließlich ist bei einer großen in-

traindividuellen Variation nicht mit drastischen Effekten zu rechnen, so daß sich ein Rückgriff auf statistische Verfahren anbieten kann.

Bei der Auswertung der Ergebnisse aus der Einzelfallstudie über Samantha wurde, was statistische Analysen anbelangt, ein Kompromiß gesucht (vgl. 13.1.4). Zum einen wurde das Gewicht klar auf eine deskriptive Darstellung gelegt, wodurch bereits viele Effekte sehr deutlich werden. Auf der anderen Seite waren auch statistische Berechnungen z.B. im Sinne von Trendanalysen hilfreich, um Entwicklungstrends zu identifizieren, die anhand einer graphisch-deskriptiven Analyse allein nicht unmittelbar erkennbar sind.

14.2 Die Daten

Sicherlich ist die Dokumentation über Samantha aus wissenschaftlicher Sicht nicht optimal. Erstens setzt sie erst im Alter von 3 Jahren ein. Über den Beginn von Samanthas lautlicher Entwicklung und den Verlauf in den ersten 3 Lebensjahren können also keine Aussagen getroffen werden.
Zweitens variieren die Beobachtungsintervalle, und die Beobachtungsinhalte orientieren sich nicht an einem vorgefertigten Schema. Diese fehlende methodische Systematik wird aber auf der anderen Seite durch eine große Lebensnähe wettgemacht, da die Aufnahmen alle spontan im Alltag entstanden sind. Zudem haben Studien (s. Ingram, 1976) ergeben, daß es für die Transkriptionsgenauigkeit sehr förderlich ist, wenn die Transkriptionen – wie im vorliegenden Fall – von einer Person (mit-)durchgeführt werden, die bei den Aufnahmen anwesend war bzw. mit dem Kind vertraut ist.

Wie hätte man die Datenerhebung gestaltet, wenn sie von vornherein auf wissenschaftliche Analysen ausgerichtet gewesen wäre? Zum einen wäre sicherlich mehr auf eine gute Aufnahmequalität und ggf. auch auf eine bessere technische Ausstattung geachtet worden. Zum anderen hätte man versuchen können, die Beobachtungsintervalle möglichst konstant zu halten, um eine gleichmäßigere Datenerfassung im besagten Zeitraum zu erreichen. Allerdings läuft man bei einer Fixierung auf einen festgelegten Zeitstichprobenplan auch Gefahr, entscheidende Ereignisse nicht mit zu erfassen, da Samantha in einem a priori festgelegten Beobachtungsfenster nicht zwangsläufig singen muß. Weiterhin ist es zu bezweifeln, ob bei einem sehr hochstrukturierten und von vornherein auf das Singen ausgerichteten Datenerfassungsschema sowohl bei Samantha als auch bei ihren Interaktionspartnern sich dieselbe Spontaneität und Unbefangenheit zeigen würde. Möglicherweise würde eine (zu) starke Konzentration auf den Aspekt des Singens auch dazu führen, daß man versucht, Samantha systematisch Lieder beizubringen oder sie zum Singen zu animieren, auch wenn sie nicht dazu in Stimmung ist. Letztlich muß es offen bleiben, ob ein anderes Vorgehen

wirklich zu fundamental anderen Ergebnissen geführt hätte oder ob die Resultate nicht ganz ähnlich ausfallen würden.
In jedem Fall liegen die Daten in einer Form vor, die hinsichtlich der Verarbeitung bzw. Aufbereitung einige Besonderheiten mit sich bringen, die im folgenden ausgeführt werden.

14.2.1 Die Transkription

Bei einer phonetischen Transkription ist die Wahl der Zeichen abhängig von der Fragestellung. So z.B. können Lautzeichen als Phone „absolut" gemeint sein oder auf dem Hintergrund einer bestimmten Zielsprache als Realisation bestimmter Phoneme angesehen werden. Samanthas Gesang stellt einen außergewöhnlichen Fall dar, der besondere Anforderungen an die Transkription stellt. Da keine Sprache vorhanden ist, existieren auch keine phonemischen Einheiten. Samanthas Lautproduktion ist in dieser Hinsicht den Vokalisationen babbelnder Kleinkinder vergleichbar. Eine rein phonetische Transkription ohne eine Zielsprache als Referenzpunkt hängt stark von den individuellen Wahrnehmungsprioritäten und Zuordnungsentscheidungen des Transkriptors ab. Bei mehreren Transkriptoren ist daher eine genaue Absprache bzgl. der Verwendung phonetischer Zeichen notwendig. Erschwerend kommt dazu, daß die transkribierten Laute nicht gesprochen, sondern gesungen sind. Dadurch werden prosodische Merkmale der Sprache – wie z.B. Vokal- und Konsonantenquantität, Akzent oder Sprechrhythmus – durch gesangliche Parameter überlagert oder aufgehoben, was die lautliche Zuordnung weiter behindert. Schließlich wird die Transkription durch eine z.T. schlechte Tonqualität beeinträchtigt, die durch ungünstige Aufnahmebedingungen (z.B. Nebengeräusche bzw. schlechte Raumakustik) oder technische Mängel (z.B. Abnutzungserscheinungen bei alten Videobändern) verursacht sind. Dies erschwert v.a. die Identifikation der Konsonanten. Die Vokale sind zwar relativ gut zu hören, allerdings wird die Wahrnehmung der Vokalqualität durch die gesungene Tonhöhe beeinflußt.
Diese eher suboptimalen Bedingungen sind z.T. auch dafür verantwortlich, daß die Inter-Rater Reliabilität nicht so hohe Werte erreicht, wie es bei der Transkription gesprochener Sprache oft der Fall ist. Auf der anderen Seite zeigte es sich, daß Divergenzen zwischen den Transkriptoren oft auf eine unterschiedliche Zuordnung von IPA-Zeichen bei gleicher Wahrnehmung der Laute zurückzuführen waren. Bei der Erstellung der Konsensusversion war daher auch in den meisten Fällen von differierenden Transkripten eine Einigung unproblematisch. Einige Beispiele sollen dies verdeutlichen:

- Zwischenwerte
  Ein Grund für unterschiedliche Transkriptionen lag häufig darin, daß Samantha Laute produziert, die zwischen 2 Lautwerten der IPA-Konvention

lagen (z.B. ein zentralisierender Vokal, der zwischen [ɛ] und [ə] liegt und für den im Prinzip beide Transkriptionen zulässig sind).

- Übergänge
  Abweichende Einschätzungen entstanden u.a. auch bei der Transkription von Übergängen zwischen 2 vokalischen Segmenten, je nachdem, ob ein dazwischengeschobener Approximant gehört wurde oder nicht (z.B. [ja i ɛ] vs. [ja ji jɛ]). In die Konsensusversion wurden die Approximanten nur aufgenommen, wenn sie ganz deutlich als Segment zu hören waren.
- Diphthong – Approximant
  Manche Diskrepanzen kamen durch eine unterschiedliche Silbifizierung bzw. Klassifizierung eines Lautes als Vokal oder Konsonant zustande (z.B. [ʔa wa] vs. [ʔau̯ a]). Werden die Segmente nur sehr kurz artikuliert, so läßt sich eine Silbifizierung bei einer rein phonetischen Transkription nicht eindeutig zuordnen. In solchen Fällen wurde die Variante Diphthong + Vokal gewählt.
- Öffnungsgrade
  Uneinigkeiten bei der Transkription der Öffnungsgrade von Vokalen sind z.T. darauf zurückzuführen, daß im Deutschen Vokalqualität und –quantität eng zusammenhängen. Da beim Singen der Paramenter Quantität dem Rhythmus untergeordnet wird, sind Vokalpaare wie z.B. [ɪ] und [e] vor dem Hintergrund des deutschen Vokalsystems hochgradig verwechselbar. In der Konsensusversion erfolgte die Zuordnung dieser Laute je nachdem, ob sie eher zentralisiert ([ɪ]) oder eher peripher ([e]) artikuliert wurden.
- Mehrere gleichzeitige Artikulationen
  Divergenzen in den Transkriptionen können ihre Ursache auch darin haben, daß Samantha komplexe Laute mit Doppelartikulationen produziert (z.B. einen Laut, der sowohl bilabial als auch retroflex ist). Je nachdem welcher Teilartikulation ein größeres Gewicht beigemessen wird, erfolgt die eine oder andere Transkription (entweder ein retroflexer [ɻ] oder ein labiovelarer [w] Approximant).

Trotz dieser Besonderheiten der Daten und der erhöhten Anforderungen an die Erstellung eines phonetischen Transkripts wurde der wissenschaftliche Wert der Daten so hoch eingeschätzt, daß dieser Aufwand für eine sorgfältige Analyse in Kauf genommen wurde. Bislang ist nämlich keine Dokumentation über die lautliche Entwicklung eines nicht-sprechenden, aber singenden Kindes publiziert (und möglicherweise auch nicht erstellt) worden, die sich über einen so langen Erfassungszeitraum erstreckt wie die vorliegende.

14.3 Die Ergebnisse

14.3.1 Samanthas Lautproduktion im Vergleich

Zur Einschätzung Samanthas Lautproduktionen bieten sich mindestens 3 verschiedene Bezugsrahmen an, die als Vergleich dienen können.

1. Vergleich mit der Lautstruktur des Deutschen
   Die Ergebnisse belegen eindeutig, daß Samanthas Lautproduktionen weder auf der Silben- noch auf der Segmentebene der Lautstruktur des Deutschen entsprechen. Was die Silben anbetrifft, so weist das Deutsche sehr viel differenziertere und auch komplexere Strukturen auf, als dies bei Samantha der Fall ist. Auf der Segmentebene finden sich im Deutschen (wie in fast jeder anderen Sprache auch) mehr Konsonanten- als Vokaltypen (Maddieson, 1984). Bei Samantha ist dieses Verhältnis genau umgedreht. Daher decken Samanthas Artikulationen das deutsche Vokalsystem auch gut ab bzw. gehen darüber hinaus, während bei den Konsonanten erhebliche Lücken zutage treten. Nichtsdestotrotz ist die relative Häufigkeitsverteilung von Samanthas Vokalen *und* Konsonanten nicht mit der des Deutschen in Übereinstimmung zu bringen. Vor allem der hohe Anteil der Glottale [h] und [ʔ] ist sowohl für das Deutsche als auch für irgendeine andere natürliche Sprache höchst untypisch. Ebenso auffällig ist die Häufigkeitsverteilung der supraglottalen Konsonanten. Das fast vollständige Fehlen von velaren und v.a. labialen Plosiven ist für alle bekannten Sprachformen sehr ungewöhnlich. Stimmlose Plosive – in erster Linie [p] – gehören zu den universellen Basiskonsonanten und kommen somit in fast jeder Sprache (einschließlich der deutschen) vor.

2. Vergleich mit einer frühen Phase des Lauterwerbs
   Um Samanthas Artikulationen mit der normalen Lautentwicklung in Beziehung zu setzen, kommt nur ein Vergleich mit der präverbalen Phase des frühen Spracherwerbs in Frage, in der noch keine Wörter erlernt wurden. Hierbei zeigt sich, daß offene CV-Silben sowohl beim Babbeln als auch in den frühen Wortproduktionen eine dominierende Stellung einnehmen. Allerdings produzieren normal entwickelte Kinder, die Deutsch als Muttersprache haben, schon in der Babbelphase mit 9-11 Monaten zu gut 13% geschlossene Silben (Lléo et al., 1994), während der Anteil bei Samantha unter 1% liegt. Auf Silbenniveau werden also schon sehr früh deutliche Unterschiede zwischen Samanthas Produktionen und dem normalen Lauterwerb deutlich.
   Ein hoher Anteil von Glottalen ist zwar für eine frühe Entwicklungsstufe des Lauterwerbs kennzeichnend, allerdings liegt diese Phase vor dem Erwerb kanonischer Silben in der Babbelphase (Stark, 1980). Das gleichzeitige Auftreten von wohlgeformten Silben und dem häufigen Vorkommen von Glottalen bei Samantha geht daher nicht mit der normalen Lautentwicklung kon-

form. Was die supraglottalen Konsonanten anbetrifft, so gehören [p] und [b] bzw. [f] und [v] zu denen, die leicht zu artikulieren sind und von normalen Kindern auch als erstes erworben werden (vgl. Fox & Dodd, 1999), bei Samantha aber (fast) gar nicht vorkommen (chronological mismatch). Leichte Artikulation ist also offensichtlich kein Kriterium für Samanthas Konsonantenauswahl, zumal sie eher seltene und auch schwieriger zu produzierende Laute bildet wie z.B. [ð], [ɹ] oder [ç]. Auch viele in der normalen Entwicklung vorkommender Sprachentwicklungsmuster, die sich im übrigen auch bei geistiger Retardierung finden (Ingram, 1976; Locke, 1983), sind bei Samantha nicht zu beobachten. Eine Charakterisierung ihrer Lautproduktion als eine erstarrte Form des frühen Lauterwerbs ist also ebenfalls nicht adäquat.

3. Vergleich mit gestörter Lautentwicklung
   Pathologische Lautentwicklungen können sich zwar sehr verschiedenartig manifestieren, weisen darüber hinaus aber eine ganze Reihe von Gemeinsamkeiten auf. So wird die Persistenz der offenen Silbe häufig als Symptom gestörter Artikulation angesehen (vgl. Panagos, 1974). Ebenso kann ein übermäßiger Gebrauch von Glottalen ein Indiz dafür sein, daß die Konsonantenposition in der Silbe nicht oder nur unzureichend beherrscht wird. Ein so hoher Anteil von Glottalen wie bei Samantha scheint aber bei Kindern mit Artikulationsstörungen selten zu sein. Ebenso ist das supraglottale Konsonanteninventar von Samantha für Kinder mit gestörter Lautentwicklung eher ungewöhnlich. Bei diesen Kindern sind [p], [t], [m], [n], [f], [v], [s], [h] die bevorzugten Konsonanten (z.B. Magnusson, 1983). Von diesen Lauten läßt sich bei Samantha nur eine Präferenz für [h] und gegebenenfalls noch für [n] feststellen, da die übrigen 5 Konsonanten bei ihr selten oder gar nicht vorkommen. Auf der anderen Seite scheinen die Konsonanten, die Samantha häufig produziert [l], [j], [ð], [w], von sprechgestörten Kindern eher gemieden zu werden. Allerdings ist der ungewöhnliche Gebrauch von [j] und [w] auch in den Dokumentationen über die gestörte phonologische Entwicklung von 4 autistischen Kindern von Wolk und Giesen (2000) erwähnt. Davon abgesehen kann festgehalten werden, daß Samanthas Lautproduktion auch vom gängigen Bild gestörter Lautentwicklungen abweicht.

14.3.2 Samanthas Lautproduktion als idiosynkratisches System

Offenbar ist weder das Deutsche noch die frühe oder gestörte Sprachentwicklung ein geeigneter Rahmen, um eine angemessene Beschreibung bzw. Erklärung für Samanthas Lautproduktion zu geben. Inwiefern läßt sich bei Samantha trotzdem ein System mit Gesetzmäßigkeiten erkennen, die auf dem Hintergrund der Bedingungen ihrer Lautproduktion, daß nämlich Laute nur beim Singen produziert werden, Sinn machen?

Samanthas Laute sind zum einen keine reinen Improvisationen, bei denen Silben ausschließlich nach einem Zufallsprinzip verwendet werden. Vielmehr ist bei verschiedenen Liedern eine eindeutige lautliche Korrespondenz zu dem Originalliedtext zu erkennen. Dies zeigt, daß Samantha für viele Lieder (bzw. Teile davon) trotz eines fehlenden Sprachsystems eine Repräsentation von Lautabfolgen im Gedächtnis gespeichert hat. Daher können Samanthas Laute auch nicht als Vokalisen angesehen werden, wie sie in der Gesangspraxis zum Intonieren von Melodien verwendet werden, z.B. um Vokalmusik gesanglich zu realisieren. Vokalisen sind durch die häufige Reduplikation gleicher Silben gekennzeichnet (z.B. „la la la" oder „dim di dim di"), was bei Samantha jedoch nur vereinzelt vorkommt. Ihre Gesänge sind daher auch nicht als autismusspezifische Stereotypien zu bezeichnen. Vielmehr sind die Variationen ein grundlegendes Kennzeichen für den spielerischen Umgang mit den Lauten. Auf der anderen Seite bestehen bei Samantha zwischen Vorlage und Reproduktion keine verbindlichen Beziehungen, so daß für ein und denselben Liedteil verschiedene Varianten produziert werden. Regelhaftigkeit und Variation kennzeichnen daher gleichermaßen ihre Produktionen, die weder reine Reproduktion noch reine Improvisation sind. Dieser ungewöhnliche Umgang mit Sprachlauten ist deshalb möglich, weil keine Bedeutungen mit ihnen verbunden sind. Bei Samantha kommt es zu einer Verschmelzung von musikalischem und phonetischem System, wobei die Laute für das Singen angepaßt werden. Vor diesem Hintergrund erscheinen die Charakteristika Samanthas Lautgestaltung plausibel und logisch, wie im folgenden gezeigt werden soll.

- **Präferenz für Vokale**
  Samanthas Lautinventar zeigt eine für natürliche Sprachen ungewöhnliche sehr viel stärkere Differenzierung bei den Vokalen als bei den Konsonanten. In kommunikativer Sprache sind Vokale und Konsonanten zwar gleich wichtig, Bedeutungen auszudrükken bzw. zu unterscheiden. Da Samanthas Laute jedoch nicht dem Zwecke der Kommunikation dienen, sondern der Realisation ihrer Gesänge, sind hierbei auch andere Funktionsprinzipien wirksam. Gesungene Töne werden durch Konsonanten nicht so gut getragen wie durch Vokale, die den oralen Resonanzraum sehr viel mehr ausnutzen.

- **Auswahl bestimmter Konsonantentypen**
  Bei einem Vergleich mit dem Konsonanteninventar normal entwickelter Kinder fällt auf, daß Samantha v.a. die Plosive, die einen völligen Verschluß und somit den größten Kontrast zu den Vokalen bilden, deutlich unterrepräsentiert sind. Auf der anderen Seite werden Approximanten, die den Vokalen in der Artikulationsweise sehr ähnlich sind, und Liquide, die eine vokalähnliche Resonanz haben (vgl. Ball, 1993), überdurchschnitt-

lich häufig artikuliert. Beide Lauttypen stehen den Vokalen hinsichtlich der Sonorität am nächsten und unterstützen somit die Ausformung des Vokalklangs im oralen Resonanzraum am besten. Auch die häufig vorkommenden Glottale sind für das Singen günstig, da sie nur durch Enge bzw. Verschluß der Glottis gebildet werden und daher keinerlei Modifikation des oralen Resonanzraums erfordern. Auf diese Art und Weise kann bereits während der Artikulation des Glottallautes die Mundöffnung bzw. Zungenstellung zur Bildung des nachfolgenden Vokals eingenommen werden. Dementsprechend ist der extensive Gebrauch der Glottale bei Samantha nicht zwangsläufig als pathologisch zu werten, sondern hat im Kontext des Singens durchaus funktionale Bedeutung.

- **Silbenstruktur**
  Auch der fast ausschließliche Gebrauch der offenen Silben ist in diesem Sinne nicht notwendigerweise als Retardierung der Sprachentwicklung zu deuten, sondern kann ebenso in Bezug auf das Singen als zweckgerichtet und pragmatisch angesehen werden. Durch die CV-Struktur der Silbe werden die Vokale in der Endposition besonders hervorgehoben, was wiederum ein optimales Ausnutzen des oralen Resonanzraumes ermöglicht. Bei Silben, die Konsonantencluster bzw. Konsonanten in der Codaposition beinhalten, wird die Klangentfaltung der Vokale dagegen mehr oder weniger eingeschränkt.

Unter einer funktionalen Perspektive, die die Musik als Hauptmotivation für die Gestaltung des phonetischen Output annimmt, erscheinen Samanthas Lautproduktionen in einem neuen Licht. Bei einer fehlenden Bedeutung der Laute erscheint eine Anpassung der Lautstruktur an musikalische Kriterien folgerichtig. Allerdings läßt sich dieses Phänomen in kein bislang existierendes Schema einordnen, weil sich diese Art der Kombination zwischen phonetischen und musikalischen System weder bei schon sprechenden als auch bei noch nicht sprechenden Menschen findet.

14.3.3 Samanthas Lautproduktion in der Entwicklung

Welche Erklärungen bieten sich für die gefundenen Entwicklungsmuster bei Samantha an bzw. wie hängen sie zusammen? Was die Häufigkeit des Singens anbetrifft, so zeigt sich nach dem 3. Lebensjahr ein starker Rückgang. Für die Jahre 1989-1991 liegen keine Singbeispiele von Samantha vor. Während diese Tatsache für das Jahr 1989 damit zu erklären ist, daß von diesem Jahr überhaupt keine Videoaufnahmen existieren, überrascht es für die Jahre 1990 und 1991 umso mehr, weil in diesem Zeitraum vergleichsweise viel gefilmt worden ist. Ab 1992 steigt die Singfrequenz zwar wieder, erreicht aber nicht das ursprüngliche Niveau. Wie ist diese Entwicklung zu erklären? Es fällt auf, daß die Abnahme des Singens bei Samantha mit dem Zeitraum zusammenfällt (ab 1989), ab dem mit ihr intensiv therapeutisch gearbeitet wurde. Die Therapie konzentrierte sich damals auf das Training lebenspraktischer Fertigkeiten und v.a. auf den Beziehungsaufbau, da Samantha in dieser Phase sehr stark zurückgezogen war. Die Abschottung von der Außenwelt war neben ihren Stereotypien im wesentlichen auch durch ihr Singen bedingt, in das sie sich so intensiv versenkte, daß eine Kontaktaufnahme zu ihr kaum möglich war. Je mehr sie jedoch auf das Beziehungsangebot einging, desto mehr reduzierte sich auch das Singen, da dieses mit einer Abkapselung verbunden und somit mit einer Öffnung gegenüber der Umwelt inkompatibel war. Auch wenn es unwahrscheinlich ist, daß Samantha in den Jahren 1990 und 1991 auch außerhalb der Zeiten, in denen gefilmt wurde, kein einziges Mal gesungen hat, so entspricht der dramatische Rückgang beim Singen sicherlich den tatsächlichen damaligen Gegebenheiten. Ein vergleichbarer Fall von Autismus, bei dem nach einer therapeutischen Intervention eine hoch entwickelte Fähigkeit nicht mehr gezeigt wurde, wird von Selfe (1977) berichtet. Das Mädchen Nadia konnte wie Samantha nicht sprechen, dafür aber seit früher Kindheit Zeichnungen von beeindruckender künstlerischer Qualität anfertigen. Nach einer erfolgreichen Therapie, bei der Nadia die Lautsprache erwarb, wurde das Zeichnen auf diesem hohen Niveau von ihr fast vollkommen eingestellt. Bei Samantha hingegen kam es wieder zu einer Zunahme des Singens, allerdings mit einer veränderten Struktur und unter anderen Kontextbedingungen. Während das (solitäre) Singen anfangs als Rückzug von der sozialen Umwelt diente, wurde es im Verlauf der Entwicklung als Gegenteil für soziale Kontaktaufnahmen (interaktives Singen) eingesetzt. Dadurch wird auch die Verkürzung der einzelnen Liedsequenzen über die Jahre erklärbar, die mit der Zunahme interaktiven Singens recht gut korrespondieren. Solitäres Singen, bei dem längere Sequenzen gesungen werden, ist Ausdruck dafür, daß man gerade mit keiner anderen Person in kommunikativem Austausch ist. Das interaktive Singen hingegen ist v.a. durch das dialogische Moment gekennzeichnet. Ebenso wie bei einer Unterhaltung lange Monologe dem Gesprächsfluß nicht sehr förderlich sind, so lebt auch das interaktive Singen von einer dauernden Abwechslung der beteiligten Personen. Darüber hinaus verwendet Samantha kurze Liedsequenzen auch häufig nur, um einen Interaktionspartner zum Singen eines bestimmten Liedes aufzufordern. Die zunehmende Häufigkeit von sehr kurzen gesungenen Fragmenten ist jedoch nicht nur eine Folge der relativen Zunahme an interaktivem im Vergleich zu solitärem Singen. Auch bei einer isolierten Betrachtung des interaktiven Singens zeigt sich ein Trend zu einer immer stärkeren Verkürzung der Liedsequenzen. Möglicherweise ist dies im Sinne einer Ökonomisierungstendenz zu interpretieren, bei der mit minimalem Aufwand ein maximaler Effekt erzielt werden soll (Diese Reduktion auf ein absolutes Minimum findet sich bei Samantha im übrigen auch beim Gebrauch symbolischer Gesten, s. Wenglorz, 1995b). Eine Identifikation des gewünschten Liedes ist

nämlich in der Regel bereits mit sehr wenigen Tönen möglich, so daß das Vorsingen eines längeren Stückes oder gar kompletten Lieddurchgangs nicht notwendig ist. Die deutliche Zunahme interaktiven Singens bei Samantha ist auch bereits in einem anderen Zusammenhang untersucht worden. (Wenglorz, 1995a). Bei einer Analyse der Entwicklung des Bittens im Alter von 5-9 Jahren zeigte sich bei Samantha ein allgemeiner Trend zum vermehrten Gebrauch der Fernsinne (v.a. akustische Modalität) zu Lasten der Nahsinne (z.B. berühren), um eine andere Person zu etwas zu bewegen. Dieser Anstieg beim Einsatz der Fernsinne war hauptsächlich darauf zurückzuführen, daß Samantha für sich die Möglichkeit entdeckte, andere Personen zum Singen zu bewegen, indem sie Teile des gewünschten Liedes ansang.
Daß Samantha im Verlauf des Erfassungszeitraums immer mehr Laute produziert, die mit der Vorlage identisch sind, stellt eine naheliegende Entwicklung dar, die man eventuell schon intuitiv vermutet hätte. Auch Kleinkinder passen ja im Verlauf ihrer Sprachentwicklung ihre Lautproduktion immer mehr der Zielsprache an. Bei Samantha kann zwar bislang nicht davon die Rede sein, daß eine Orientierung am Original die Lautbildung dominiert. Variation hat zu jedem Erfassungszeitpunkt Vorrang vor exakter Wiedergabe. Eine immer genauere Reproduktion kann jedoch als ein Indiz dafür angesehen werden, daß die Umgebungssprache einen zunehmenden Einfluß auf die Lautproduktion nimmt.

14.4 Samanthas musikalische Fähigkeiten

Der Umfang dieser Arbeit erlaubt es leider nicht, Samanthas gesangliche Fähigkeiten detailliert darzustellen. Dennoch sollen an dieser Stelle beispielhaft einzelne musikalische Parameter ihrer Lautproduktion umrissen werden, um einen Eindruck vom musikalischen Niveau ihrer Lieder zu geben.

14.4.1 Musikalische Analyse

Der überwiegende Teil von Samanthas Gesängen (ca. 70%) wurde von einem Musikwissenschaftler in traditioneller Notationsform transkribiert, wobei Tonhöhen, Tondauern und Tempi notiert wurden. Eine computergestützte Auswertung war aufgrund störender Hintergrundgrundgeräusche vieler Audio-Dateien nicht möglich. Auf der anderen Seite sind bereits bei den frühesten Liedern von Samantha so gut definierbare Tonhöhenunterschiede zu erkennen, daß eine Notation über das geschulte Gehör eines Experten ohne größere Schwierigkeiten möglich war. Beurteilungskriterien der Analyse waren dabei zum einen die Intonationssicherheit und tonale Stabilität wie auch die rhythmische bzw. metrische Exaktheit und formale Genauigkeit.
Samantha kann durch verschiedene Arten des Stimmeinsatzes (z.B. gehaucht oder gepresst) ihrem Singen ganz unterschiedliche Ausdrucksqualitäten verleihen. Unter Samanthas Gesängen finden sich Beispiele, die sich musikalisch sehr eng an die Vorlage anlehnen und dementsprechend als Reproduktion bezeichnet

werden können. Diese Reproduktionen sind jedoch fragmentarisch, wobei meist einzelne Formteile der Melodie wiederholt werden. Auf der anderen Seite kommen auch viele Wiedergaben vor, die im Vergleich zum Original durch verschiedenartige Variationen gekennzeichnet und daher als Improvisationen anzusehen sind. Die Analyse bezieht sich daher nicht allein auf den Aspekt der Genauigkeit der Reproduktion, sondern auch, inwiefern sich die Variationen in einem dur-/ molltonalen Rahmen bewegen.

- **Tempo und Metrum**
  Beim Singen ändert Samantha häufig das Tempo in Form eines accelerando (allmählich schneller werdend) wie auch ritardando (allmählich langsamer werdend). Außerdem findet oft ein Wechsel von einem binärem Metrum der Vorlage zu einem ternärem sowie Taktverlängerungen und Taktverkürzungen statt. Insgesamt bestehen von allen musikalischen Parametern bei Tempo und Metrum die größten Variationen und somit auch die größten Abweichungen von der Vorlage.

- **Rhythmik**
  Samanthas Rhythmen lehnen sich eng an das Original an. Wenn Abweichungen vorkommen, so hängen sie vor allem mit den beschriebenen Änderungen des Metrums zusammen. Ferner kommen jedoch auch gezielte Veränderungen in Form von Augmentationen und Diminuationen vor, wobei die relativen Verhältnisse der Rhythmen erhalten bleiben.

- **Tonale Stabilität und Melodik**
  Das Einhalten der Tonalität und vorwiegend korrekt intonierte Tonintervalle sind Kennzeichen von Samanthas Gesängen. Diese Intonationssicherheit ist im gesamten Erfassungszeitraum zu beobachten, wobei durch gelegentlich notwendige Tonhöhenkorrekturen auch eine wirksame Selbstkontrolle zum Ausdruck kommt. Bei Variationen ist sie in der Lage, harmonieeigne Töne hinzuzufügen, die in der Vorlage nicht enthalten sind. Bei Gesängen, die bedingt durch die Wahl des Ausgangstons Samanthas Stimmambitus zu verlassen drohen, setzt sie für die Weiterführung des Singens die Oktavtransposition ein. Die Oktavidentität als eines der zentralen Paradigmen musikalischer Ordnungssysteme wird von Samantha intuitiv erkannt und produktiv angewendet.

Samanthas musikalische Entwicklung hatte bereits im Alter von 3 Jahren ein relativ hohes Niveau erreicht und stieg in späteren Jahren kaum noch an. So sind z.B. für den Zeitraum vom 10.-14. Lebensjahr kaum noch qualitative Veränderungen festzustellen. Mögliche Erklärungsgründe hierfür könnten ihre geistige

Retardierung sein sowie ihre Unfähigkeit, von formaler musikalischer Unterweisung zu profitieren.

14.4.2 Bewertung der Ergebnisse der musikalischen Analyse

Das Niveau bzw. die Qualität von Samanthas Gesängen läßt sich in angemessener Weise nur in Beziehung zur Gruppe Gleichaltriger beurteilen. Hierbei ist allerdings zu beachten, daß es beträchtliche Variationen beim Erwerb bestimmter musikalischer Fähigkeiten gibt, wobei eine musikalisch anregende Umwelt eine nicht unerhebliche Rolle spielt (vgl. Shuter-Dyson, 1993). Nach Gembris (1997) beginnt bei 3-4jährigen Kindern sich typischerweise die Fähigkeit zum Erlernen und Nachsingen von Liedern zu entwickeln. Allerdings müssen Kinder noch lernen, sich beim spontanen Singen oder bei der Reproduktion von Melodien an tonale Konventionen zu halten. Ein sicheres Gefühl für Tonart und Tonalität entwickelt sich in der Regel nicht vor dem 5.-6. Lebensjahr (vgl. Dowling, 1982). Bei Samantha hingegen ist dieses Bewußtsein schon im Alter von 3 Jahren deutlich ausgebildet, so daß ihre gesanglichen Leistungen auf dieser Altersstufe als überdurchschnittlich zu bewerten sind. Hinzu kommt, daß der tonale Rahmen auch im kreativen Umgang mit der Liedvorlage, der unter Einsatz gängiger Kompositionsprinzipien zu einer Vielzahl verschiedener Variationen führt, eingehalten wird. Dieses Phänomen kreativer und improvisatorischer Fähigkeiten findet man auch häufig bei autistischen Savants mit musikalischen Sonderbegabungen (vgl. Miller, 1999). Die Berücksichtigung tonaler Konventionen erfordert bei Improvisationen eine viel höhere musikalische Kompetenz als bei reinen Reproduktionen, da bei der bloßen (korrekten) Wiedergabe die Tonalität in der Vorlage enthalten ist. Auch hier zeigt Samantha als Kleinkind Leistungen, die auf dieser Altersstufe ungewöhnlich sind und deutlich über denen ihrer Altersgenossen liegen. Zwar wird der Unterschied hinsichtlich gesanglicher Fähigkeiten zwischen normal entwikkelten Kindern und Samantha aufgrund ihrer stagnierenden musikalischen Entwicklung mit zunehmendem Alter immer kleiner. Dennoch sind ihre Leistungen nicht zuletzt deshalb als außergewöhnlich einzuordnen, da sie sich ohne jegliche explizite musikalische Unterweisung entwickelt haben. Auch wenn bei Samantha, was das Singen anbetrifft, nicht (mehr) von einem Savant-Syndrom im engeren Sinn gesprochen werden kann, so stehen ihre musikalischen Fähigkeiten (weiterhin) ganz klar im Gegensatz zu ihrem allgemeinen Entwicklungsniveau und stellen somit eine Inselbegabung dar.

Wie ist Samanthas Gesangsaktivität vor dem Hintergrund ihrer autistischen Entwicklungsstörung zu bewerten? Um diese Frage zu beantworten, muß zunächst der Zusammenhang zwischen Sprache und Musik in der normalen Entwicklung berücksichtigt werden, der im folgenden kurz umrissen werden soll.

14.5 Die Beziehung von Singen und Sprechen

14.5.1 Singen und Sprechen in der normalen Entwicklung

Von Geburt an beginnen Babys, Töne und Geräusche zu produzieren und auf sie zu hören, ohne zunächst zwischen Sprechen und Singen zu unterscheiden. Papoušek und Papoušek (1981) gehen davon aus, daß es vor dem Erwerb lexikalischer Items und Ein-Wort-Sätzen (ab ca. 1 Jahr) grundsätzlich schwierig ist, die Entwicklung der Intonationskontur beim Sprechen und die der melodischen Kontur beim Singen voneinander abzugrenzen. Beide Bereiche sind also in den ersten Lebenswochen und Monaten untrennbar miteinander verwoben und differenzieren sich erst auf späteren Entwicklungsstufen (s. Abbildung 14.1).

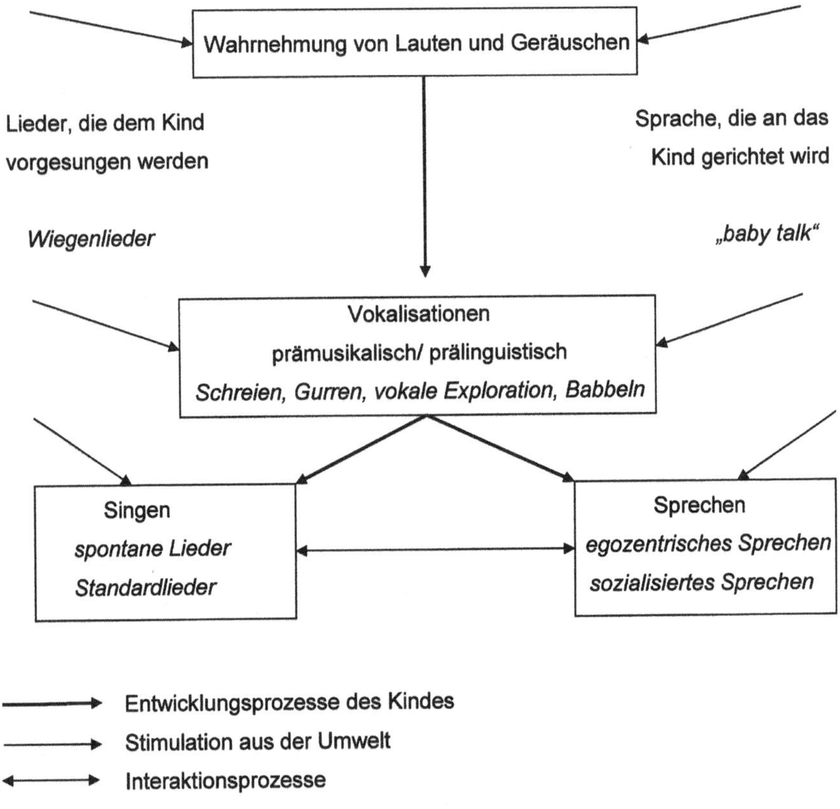

Abbildung 14.1: Entwicklungsprozesse von Musik und Sprache (nach Chen-Hafteck, 1997)

In der Sprachentwicklung entwickeln sich die rezeptive und die expressive Seite zunächst asynchron und auch relativ autonom. Die Lautwahrnehmung eilt dabei der Lauterzeugung voraus (vgl. Deutsch, 2002). Auch bei der Verarbeitung von Musik geht es ebenso wie bei der Sprache zunächst um die Wahrnehmung von Lauten. Das Hören ist bereits pränatal spätestens zwischen der 24. und 28. Schwangerschaftswoche möglich (vgl. Fassbender, 1993). Schon vier Tage alte Säuglinge bevorzugen Äußerungen mit prosodischen Merkmalen ihrer Muttersprache gegenüber einer anderen Sprache. Mit 1 Monat sind Babys zu kategorialen Silbenunterscheidungen in der Lage und mit 2 Monaten können sie identische Silben(kombinationen) allein an der Kontur bzw. Betonung unterscheiden (Jusczyk, 1992). Die auditive Wahrnehmung ist zunächst holistisch ausgerichtet und orientiert sich an der melodischen Kontur (musikalischer Parameter) der menschlichen Stimme. Die Bezugspersonen der Kinder stellen sich intuitiv darauf ein, indem sie ihren Sprachstil den Bedürfnissen der Babys anpassen: sie sprechen in einer höheren Tonlage mit übertriebenen Intonationskonturen sowie langsamer und rhythmischer, mit vielen Wiederholungen. Diese spezielle linguistische Form wird auch als „Ammensprache", „baby talk" oder „motherese" bezeichnet (Papoušek, 1996). Häufig imitieren dabei die Bezugspersonen die Vokalisationen sowie die Mimik der Kinder und stellen somit ein „biologisches Echo" bzw. einen „biologischen Spiegel" bereit (Papoušek & Papoušek, 1981). Solche Besonderheiten kommen nicht nur in den sprachlichen Äußerungen vor, die Erwachsene an kleine Kinder richten, sondern auch in den Liedern, die sie ihnen vorsingen. Trehub und Trainor (1993, zitiert nach Chen-Haftek, 1997) untersuchten z.B. die Charakteristika von Wiegenliedern. Sie sind dadurch gekennzeichnet, daß viele Wiederholungen von Text, Melodie und Rhythmus vorkommen, der Tonumfang recht eng ist und die Vokale besonders gedehnt werden.

Was die Lautproduktion anbetrifft, so zeigen Babys schon sehr früh eine starke intrinsische Motivation für vokales Spiel und vokale Imitation (Papoušek, 1996). Die weiter oben dargestellten Entwicklungsstufen früher Vokalisationen von Stark (1980) und Oller (1980) (vgl. Kapitel 12) beschreiben eine zunehmende Kontrolle des Kindes über seine vokale Aktivität, was sowohl für das Sprechen als auch das Singen relevant ist. Bereits auf der Stufe des Gurrens (cooing) mit 2-3 Monaten werden melodische Modulationen der Lautproduktionen vorgenommen, die schließlich in das vokale Spiel mit der Stimme bzw. das improvisierte Singen münden. Während bei sehr jungen Kindern noch kontinuierliche Tonhöhenveränderungen vorherrschen, werden Tonübergänge in diskreten Schritten immer häufiger, sobald das Kind mit dem Babbeln begonnen hat (Papoušek & Papoušek, 1981).
Darüber hinaus zeigen sich musikalische Elemente im kanonischen Babbeln durch die ausgeprägte rhythmische Qualität, mit der die Silben produziert wer-

den. Zusammenfassend kann damit festgehalten werden, daß die frühen vokalen Äußerungen genauso wie die linguistische (babytalk) und musikalische (Wiegenlieder) Stimulation aus der Umwelt sowohl linguistische wie auch musikalische Eigenschaften aufweisen.

14.5.2 Die Dissoziation von Singen und Sprechen in der Ontogenese

Eine Anbahnung der Trennung von Sprache und Musik findet möglicherweise schon im 8. Lebensmonat statt, wenn in den Vokalisationen der Kinder muttersprachliche Elemente identifiziert werden können (de Boysson-Bardies et al., 1984, vgl. Kapitel 12). Mit der Vollendung des ersten Lebensjahres können Singen und Sprechen dann zunehmend klarer voneinander unterschieden werden. Zu diesem Zeitpunkt beginnen Kinder, ihre ersten Wörter zu sprechen, d.h. bestimmte Lautfolgen mit entsprechenden Bedeutungen zu verknüpfen und sie für kommunikative Zwecke zu verwenden. Das Singen hebt sich vom Sprechen nun zunehmend durch seine eine rhythmische Regularität sowie eine verlängerte Artikulation von Vokalen auf diskreten Tonhöhen ab (Dowling, 1984). Allerdings findet zunächst noch eine rege Interaktion von Singen und Sprechen statt, was sich z.B. in den kreativen Erzählgesängen im Kindergarten zeigt. Hier entdecken Kinder spielerisch verschiedene Variationen des vokalen Ausdrucks mit einem schier unerschöpflichen Vorrat an Improvisationen und Kreationen neuer Lautmuster und Kombinationen musikalischer Elemente (Papoušek & Papoušek, 1981). Allerdings geht die Improvisation von Text und Melodie im Laufe der Entwicklung immer weiter zugunsten einer möglichst getreuen Wiedergabe eines gehörten Liedes zurück. Lieder werden offenbar zunehmend als geschlossene Systeme angesehen, die nicht mehr verändert werden (dürfen). Dabei entwickelt sich das Konzept, daß Lieder falsch und richtig gesungen werden können, was mit entsprechenden Emotionen beim Vorsingen einhergeht: Stolz bei der korrekten Wiedergabe und Scham bei einer fehlerhaften Reproduktion. Diese Tendenz zu genauen Reproduktion von Gesungenem hängt auch mit einem wachsenden Tonalitätsverständnis für die gebräuchlichen Strukturen des jeweiligen Kulturkreises zusammen (Schwarzer, Siegismund & Wilkening, 1993). Hierdurch schreitet die Trennung von Singen und Sprechen weiter voran, wie auch die Untersuchung von Kalmar (1991, zitiert nach Chen-Haftek, 1997) deutlich macht. In dieser Studie zeigte sich, daß australische Kinder, die eine klare Trennung zwischen Singen und Sprechen machten, viel stärker gehemmt sind, improvisierte Lieder zu singen, als ungarische, die diese Unterscheidung nicht so strikt vornahmen.

Bis zur Vorschulzeit ist bei Kindern sowohl egozentrisches als auch soziales Sprechen zu beobachten. Dies stellt eine Parallele zum Singen spontaner Lieder dar, die sie für sich selbst singen, und Standardliedern, die sie anderen vortragen oder mit ihnen gemeinsam anstimmen. Wie das soziale Sprechen orientieren sich die Standardlieder, die die Kinder singen, an den Konventionen der jeweiligen Kultur. Die Beherrschung von sozialem Sprechen wie auch von Standardliedern ist also ein Mittel, um in dem jeweiligen kulturellen Kontext in soziale Interaktionen einzutreten. Dabei zeigt sich jedoch, daß mit zunehmendem Alter das Singen auf immer weniger soziale Situationen eingeschränkt wird, während das Sprechen seine dominante Stellung für den zwischenmenschlichen Austausch immer weiter ausbaut.

14.5.3 Funktionelle Hemisphärenspezialisierung für Sprache und Musik

Spätestens seit dem 19. Jahrhundert befaßt man sich mit der Frage, ob den beiden Hirnhälften distinkte Funktionen zugeordnet werden können (vgl. Kapitel 7.1). Schon lange weiß man, daß die Aufnahme bzw. Verarbeitung von Informationen sowie die Steuerung einer Körperhälfte im wesentlichen durch die jeweils kontralaterale Hemisphäre erfolgt. Das bedeutet, daß z.B. akustische Reize, die das linke Ohr erreichen, hauptsächlich in der rechten Hirnhälfte verarbeitet werden, während Geräusche, die an das rechte Ohr dringen, hauptsächlich an die linke Hirnhälfte weitergeleitet werden. Hinweise für eine funktionelle Hemisphärenspezialisierung bekam man durch die Untersuchung von Patienten, bei denen die Funktion einzelner Hirnareale oder auch einer gesamten Hirnhälfte kurzfristig oder dauerhaft ausfielen (z.B. durch Hirnverletzungen, Operationen oder Anästhesien). Interessant sind v.a. solche Fälle, bei denen das Sprachvermögen ausfällt, während die Fähigkeit zu singen intakt bleibt (s. Sloboda, 1993). Da sich bei den meisten Menschen das Sprachzentrum in der linken Hemisphäre befindet, führt z.B. eine Betäubung der linken Cortexhälfte bei ihnen zu einem vorübergehenden Verlust der Sprache, wobei sie allerdings weiterhin in der Lage sind, ein ihnen bekanntes Lied zu singen. Bei einer Anästhesierung der rechten Hemisphären hingegen ist bei intakter Sprache die Fähigkeit zu singen stark eingeschränkt (Gordon & Bogen, 1974). Aphasien nach linkshemisphärischen Läsionen gehen häufig auch mit Amusien einher, wobei es jedoch auch Fälle von reiner Amusie bei rechtshemisphärischen Schädigungen gibt. Die Defizitmuster hirnverletzter Patienten lassen eine doppelte Dissoziation von Sprechen und Singen möglich erscheinen (vgl. Willam, 2002). Daraus folgt jedoch nicht, daß eine strikte und exklusive Funktionsaufteilung der linken Hirnhälfte für das Sprechen und der rechten für das Singen besteht. Während die Verarbeitung von Sprache im wesentlichen den klassischen linkshemisphärischen Sprachzentren zugeordnet werden kann, scheint die für Musik eher in weiter verzweigten Netzwerken stattzufinden (s. Deutsch, Sommer & Pischel, im Druck). Für Lokalisation der Verarbeitung der sprachlichen Intonationskontur bzw. Prosodie, die wegen ihrer melodischen Elemente eine starke Verbindung zur Musik darstellt, gibt es widersprüchliche Befunde. Einige Untersuchungen weisen eher auf eine rechtshemisphärische Lateralisierung hin (z.B. Foldi, Cicone & Gardner, 1983), während andere Studien auch eine linkshemisphärischen Lokalisation möglich erscheinen lassen (z.B. Blumstein & Cooper, 1974;

Mohnrad-Krohn, 1947). Möglicherweise sind diese diskrepanten Befunde in dem Sinne miteinander vereinbar, daß die Hemisphärendominanz mit zunehmender Komplexität der dargebotenen Reize von einer Seite zu anderen wechselt (s. die Untersuchung von Halperin, Nachshon & Carmon, 1973). Baltaxe und Simmons (1985) gehen davon aus, daß der Gebrauch der Prosodie zu linguistischen Zwecken von der linken Hirnhälfte gesteuert wird, während die affektive Funktion eher rechtshemisphärisch dominiert wird. Der prälinguistische Gebrauch der Prosodie ist rein affektiver Natur und geht dem linguistischen voran. In der frühen Phase des Spracherwerbs wäre demnach die Generierung und Verarbeitung der Prosodie rechtshemisphärisch lokalisiert. Mit zunehmender Entwicklung sprachlicher Fähigkeiten findet dann eine verstärkte Interaktion prosodischer und spezifisch linguistischer Funktionen statt, die dazu führt, daß die Prosodie unter die Kontrolle der linken Hirnhälfte kommt.

Bruhn (1989) führt die Ergebnisse zur Hemisphärenspezialisierung aus verschiedenen Forschungsbereichen (split-brain Forschung, Untersuchung an Hirnverletzten, Anästhesierung einer Hirnhälfte und dichotisches Hören) an, die in Tabelle 14.1 dargestellt sind.

Tabelle 14.1: Verarbeitungsvorteile der Hirnhemisphären bei musikalischen und sprachlichen Reizen (nach Bruhn, 1989)

Linke Hemisphäre	**Rechte Hemisphäre**
Verarbeitungsvorteile bei Musik	
Sehr kurze Töne	Melodien
Rhythmen	Klangfarben
Zeitliche Abfolgen von Tönen	Tonhöhen
	Intensität
	Akkorde
Verarbeitungsvorteile bei Sprache	
Konsonanten	Vokale
Silben	
Folgen von Wörtern	

Altenmüller (2002) kommt hinsichtlich der Musikverarbeitung zu ganz ähnlichen Ergebnissen. Seine Untersuchungen an Schlaganfallpatienten legen nahe, daß in der rechten Hemisphäre zunächst die Grobstruktur der Musik herausgearbeitet und anschließend in der linken noch genauer analysiert wird. Hierbei scheint es so zu sein, daß das rechtshemisphärische Erkennen der „ganzheitlichen" Merkmale Metrum und Melodiekontur eine Voraussetzung für die linkshemisphärische „analytische" Verarbeitung von Intervallen und Rhythmen ist. Die Aktivierung der Hirnhälften ändert sich jedoch mit der musikalischen Erfahrung. So zeigt sich bei trainierten Musikern ein etwas anderes Muster in dem Sinne, daß bei ihnen bei der Verarbeitung von Tonhöhen und Melodien auch verstärkt die linke Hirnhälfte aktiv ist. Der Grund für die linkshemisphärische Verarbeitung von Melodien liegt möglicherweise in einer eher analytisch ausgerichteten Hörweise der musikalischen Profis im Gegensatz zur eher holistischen der Laien (Code, 1987). Allgemein kann jedoch davon ausgegangen werden, daß die Funktionsaufteilung zwischen der linken oberen Schläfenlappenwindung (schnelle zeitliche Analyse) und der rechten (Tonhöhenverarbeitung) allgemeine Gültigkeit hat (Altenmüller, 2002).

14.5.4 Sprechen und Singen vor dem Hintergrund autistischer Entwicklungsstörungen

Forschungsergebnisse legen nahe, daß das Muster von Fähigkeiten bzw. Beeinträchtigungen beim Autismus für eine rechtshemisphärische (holistische) Verarbeitungspräferenz spricht (Prior, 1979). Bei Problemen, die eine analytische Herangehensweise oder Regelinduktion erfordern, versuchen autistische Kinder häufig, eine Lösung anzuwenden, die auf Reproduktion oder auswendig gelernter Wiederholung basiert (Prizant, 1983). Für die Annahme einer abnormen kortikal-neuronalen Organisation ist u.a. eine frühe linkshemisphärische Schädigung als Erklärung angeführt worden, die unter Umständen eine (partielle) Kompensation der rechten Hemisphäre nach sich ziehen kann (vgl. Wetherby, 1984). Da sich die linke Hirnhälfte langsamer entwickelt als die rechte ist sie möglicherweise auch länger dem Risiko von Schädigungen ausgesetzt. Auf der anderen Seite könnte eine pränatale anomale Entwicklungsverzögerung der linken Hirnhälfte die Entwicklung der rechten (z.B. durch den vermehrten Aufbau synaptischer Verbindungen) begünstigen (vgl. Dawson & Lewy, 1989). Befunde aus EEG- und PET Studien sprechen für eine abweichende hemisphärische Asymmetrie (und somit möglicherweise für eine abweichende Lateralisierung) beim Autismus (s. Ogawa et al., 1982; Buchsbaum et al., 1992). Da die festgestellten funktionellen Asymmetrien zwischen den Hirnhälften bislang nicht konsistent mit entsprechenden anatomischen in Verbindung gebracht werden konnten (Campbell et al., 1982; Prior, Tress, Hoffman & Boldt, 1984), scheint es sich primär um ein abweichendes Aktivierungsmuster und weniger um eine strukturell-anatomische Veränderung zu handeln (Tsai, Jacoby, Stewart & Beisler, 1982).

14.5.4.1 Autismus und Sprache

Die überzeugendsten Hinweise für eine linkshemisphärische Dysfunktion beim Autismus stammen aus den Untersuchungen zur Sprachverarbeitung, bei denen sich zum einen Schwierigkeiten beim Sprachverständnis sowie zum anderen ei-

ne abweichende Sprachqualität zeigte (sofern Sprache überhaupt vorhanden war). Dawson und Lewy (1989) stellten anhand verschiedener EEG Untersuchungen mit ereigniskorrelierten Potentialen (ERP) das anomale Muster funktioneller Hirnlateralisierung bei autistischen Kindern dar. Die Ergebnisse weisen auf eine atypische rechtsdominante oder auch symmetrische Hemisphärenaktivität bei der Darbietung sprachlichen Materials hin. Dawson, Finley, Phillips und Galpert (1986) konnten zeigen, daß schlechtere Sprachfähigkeiten (Artikulation, Semantik, Wortschatz) mit einer umgekehrten (rechtshemisphärisch dominanten) Asymmetrie korreliert waren.
Prior (1979) stellt die Hypothese auf, daß die Hemisphärenspezialisierung bei autistischen Kindern möglicherweise deswegen nicht normal vonstatten geht, weil die Hirnhälften unreif bzw. plastisch bleiben und Informationen (nur) in einer ganzheitlichen Art und Weise verarbeiten (s. hierzu auch James & Barry, 1983). Prior und Bradshaw (1979) gehen aufgrund von Untersuchungen zum dichotischen Hören davon aus, daß bei einigen autistischen Kindern ein (unvollständiger) Transfer sprachlicher Funktionen auf die rechte Hirnhälfte stattfindet. Außerdem zeigte sich eine starke Beziehung zwischen der Lateralisierung und dem IQ sowie zwischen der Lateralisierung und einem Sprachbeginn vor dem 5. Lebensjahr. Im Falle bilateraler Schädigung gelingt dieser Transfer allerdings nicht. Bei der Übernahme der linkshemisphärischen Funktionen durch die rechte Hirnhälfte könnte es durch die Konzentration (zu) vieler Funktionen zu einer Verschlechterung aller Fähigkeiten (also auch der rechtshemisphärischen) kommen. Möglicherweise trägt dies auch zu der allgemeinen Retardierung bei, die bei der Mehrzahl autistischer Personen zu beobachten ist. Für die Annahme, daß die rechte Hirnhälfte nicht alle linkshemisphärischen Funktionen komplett übernehmen kann, spricht auch die Tatsache, daß die beiden Hirnhälften nicht völlig identisch und somit zur Übernahme bestimmter Aufgaben nicht gleich gut geeignet sind (Äquipotentialität). Eine Lateralität bzw. Spezialisierung der Hemisphären im Sinne einer funktionellen wie auch anatomischen Asymmetrie ist nämlich spätestens bei der Geburt vorhanden (Dawson & Lewy, 1989). Ein rechtshemisphärischer Spracherwerb beruht dann möglicherweise auf einem anderen Modus (nämlich gestaltorientiert-holistisch) als ein linkshemisphärischer (sequentiell-analytisch). Interessanterweise zeigen nämlich auch entwicklungsunauffällige Kinder, die einen holistischen (Gestalt-)Spracherwerbsstil in der frühen Sprachentwicklung aufweisen (vgl. Kapitel 8.1), ein ähnliches Lernprofil (gutes mechanisches Gedächtnis sowie räumliche und visuelle Fähigkeiten) wie die autistischen, wenn auch in geringerem Ausmaß.

14.5.4.2 Autismus und Musik

Viele Einzelfallstudien und experimentelle Untersuchungen belegen, daß autistische Kinder häufig einen sehr starken Bezug zu Musik haben (vgl. Graham, 2001; Thaut, 1987; 1988). In Kanners follow-up Bericht (1971) von 11 autistischen Kindern, die eine angemessene soziale Anpassung erreichten, spielte bei 8 von ihnen Musik eine wichtige Rolle. Blackstock (1978) führte verschiedene Kontrollgruppenstudien zur Untersuchung der zerebralen Asymmetrie bei Kindern mit Autismus durch. In einem Experiment konnten die Kinder anhand von Hebeln eines „event recorders" entscheiden, ob sie bekannte Kinderlieder oder die gesprochenen Texte der entsprechenden Lieder hören wollten. Die autistischen Kinder bevorzugten eindeutig die gesungene Version, während die normal entwickelten keine Präferenz zeigten. In einem zweiten Experiment war die Lautstärke so heruntergeregelt, daß die Kinder ihr Ohr an den Lautsprecher halten mußten, um etwas zu hören. Die autistischen Kinder hörten vorwiegend mit dem linken Ohr (= rechte Hemisphäre), während die entwicklungsunauffälligen die musikalischen Informationen mit dem linken und die verbalen mit dem rechten (= linke Hemisphäre) Ohr hörten. Bei einer anderen Präferenzaufgabe in der Untersuchung von Klin (1991) zogen normale Kinder die Stimme ihrer Mutter einem Stimmengewirr vor, während die autistischen entweder das Stimmengewirr wählten oder keine Präferenz zeigten. Außerdem berichtet Klin, daß viele Mütter eher Kontakt zu ihren autistischen Kindern bekamen (in Form von Augenkontakt und Aufmerksamkeit erlangen), wenn sie zu ihm sangen als wenn sie zu ihm sprachen (v.a. in den ersten Lebensjahren).

14.5.5 Samanthas Fähigkeitsprofil als Ausdruck ihrer autistischen Störung

Auch wenn bei Samantha keine medizinischen Befunde vorliegen, die Aufschluß über die Art einer möglichen Hirnstörung bei ihr geben könnten, so lassen sich ihre Fähigkeiten und Defizite im Bereich Singen und Sprechen problemlos mit den dargestellten Ergebnissen der Entwicklungspsycho(patho)logie bzw. der Hirnforschung in Einklang bringen. Vor dem Hintergrund ihrer autistischen Entwicklungsstörung, bei der primär eine Beeinträchtigung linkshemisphärischer Funktionen zu vermuten ist, machen die gut entwickelten musikalischen Kompetenzen bei gleichzeitigem Ausfall sprachlicher Fertigkeiten durchaus Sinn. Offensichtlich ist bei ihr – ähnlich wie bei manchen Aphasikern – eine (linkshemisphärische) Aktivierung sprachlicher Rudimente (in Form einfacher Silbenstrukturen) nur über eine (vorwiegend rechtshemisphärische) gesangliche Tätigkeit möglich.

Allerdings ist die in der normalen Entwicklung stattfindende Synthese von rezeptiven und expressiven Funktionen der Sprache bei ihr nicht gelungen. Eine Koordination von Lauterzeugung und –wahrnehmung hat bei Samantha nicht stattgefunden. Das bedeutet, daß wahrgenommene Laute aus der sprachlichen Umgebung nicht in ihr Lautrepertoire aufgenommen wurden, um ihnen neben einer rein expressiven auch eine referentielle Bedeutung zuzuordnen und damit Bedeutungen auszudrücken. Die Lautproduktion kommt in diesem Sinne nicht unter die Kontrolle der Lautrezeption, sondern wird von Prinzipien gesteuert, die

den Einsatz von asemantischen lautlichen Versatzstücken für das Singen optimieren.
Samantha ist zudem nicht in der Lage, ihre sprachlichen Defizite spontan durch Gesten zu kompensieren. Auch bei systematischer Unterweisung ist das Erlernen von Gebärden nur unter einem großen Aufwand möglich (vgl. Wenglorz, 1995b). Diese Einschränkung sowohl beim Verständnis wie auch beim Gebrauch symbolischer Gesten ist damit erklärbar, daß Gestik und Sprache derselben (linkshemisphhärisch geschädigten) kortikalen Quelle entspringen (Foldi et al., 1983). Eine genauere Beobachtung von Samanthas manuellen Aktionen ergibt außerdem, daß – obwohl sie viele Tätigkeiten mit der rechten Hand ausführt – ihre Händigkeit nicht eindeutig festgelegt erscheint. Diese Tatsache soll deswegen hier erwähnt werden, weil einige Autoren davon ausgehen, daß eine Nicht-Rechtshändigkeit mit einer nicht gelungenen linkshemisphärischen Dominanz zusammenhängt (Colby & Parkison, 1977), worüber jedoch keine endgültige Einigkeit besteht (vgl. McCann, 1981). Eine erhöhte Prävalenz an Linkshändern in der autistischen Population ist immer wieder berichtet worden (für eine detailliertere Diskussion pathologisch erworbener und biologisch festgelegter Linkshändigkeit s. Kinsbourne, 1988).
Trotz ihrer guten musikalischen Fähigkeiten ist Samantha nicht fähig, ein (von ihr oder von einer anderen Person gesungenes Lied) alleine oder mit anderen zusammen rhythmisch durch Klatschen zu begleiten. Weiter oben wurden die Veränderungen des Metrum und der Rhythmik während des Singens bei Samantha dargestellt. Da auch rhythmische Fertigkeiten primär der linken Hirnhälfte zugeordnet werden, kann dieses Defizit ebenfalls plausibel gemacht werden.
Die Entwicklung von Samanthas gesanglichen Qualitäten wurde sicherlich auch im wesentlichen durch ausgiebiges Singen – ohne Rücksicht auf die jeweilige Situation – begünstigt. Anders als bei normal entwickelten Kindern und v.a. Jugendlichen, denen es meist peinlich ist, beim Singen im Mittelpunkt zu stehen, singt Samantha, ohne auf den (passenden) sozialen Kontext zu achten. Dieses normabweichende Verhalten beim Singen ist v.a. darauf zurückzuführen, daß Samantha keine sozialen Regeln bzw. Konventionen kennt und auch dementsprechend weder Stolz noch Scham. Dieses fehlende Verständnis für soziale Konventionen führt dazu, daß sie ohne Hemmungen immer und überall singt.
Das Singen hat für Samantha nicht nur deswegen eine so große Bedeutung, weil es eine starke expressive und emotionsregulierende Funktion für sie hat, sondern auch, weil es für sie das zentrale Kommunikationsmedium darstellt, über das ein wesentlicher Anteil von Interaktionen mit anderen Personen läuft. In diesem Sinne nimmt das Singen für Samantha den Stellenwert ein, den es auch in der normalen frühkindlichen Entwicklung hat, nämlich als Grundlage zum Aufbau und Aufrechterhalten des sozialen Kontaktes zu anderen.

14.6 Abschließende Bemerkungen

Die Forschungsergebnisse zur frühkindlichen Lautentwicklung weisen deutlich darauf hin, daß Sprechen und Singen einer gemeinsamen Quelle entspringen. Ihre Dissoziation in der Ontogenese manifestiert sich jedoch erst dann, wenn ihre Differenzierung begonnen hat, wenn also Sprachlaute mit Bedeutungen und Töne zu Melodien verbunden werden. Der Fall Samantha eröffnet die Möglichkeit, die Beziehung zwischen Sprache und Musik genauer zu beleuchten. Die kontinuierliche Entwicklung unauffälliger Kinder, bei denen die Trennung von Singen und Sprechen fast unmerklich in einer bestimmten Entwicklungsphase vor sich geht, ist bei Samantha gewissermaßen stehen geblieben. Die Sprachentwicklung stagniert auf einem vorsprachlichen Niveau, während die musikalische Entwicklung weiter vorangeschritten ist. Aus diesem Grunde bietet die Analyse von Samanthas Lautproduktion die höchst seltene Gelegenheit, ein wichtiges theoretisches Problem zu untersuchen, nämlich inwieweit eine Entwicklung des Singens als stimmlicher Ausdruck ohne den Zugang zu Lexikon oder Grammatik einer Sprache möglich ist. In der Aphasieforschung, also im Bereich *erworbener* Sprachstörungen, gibt es zwar viele Fallbeispiele, bei denen es nach abgeschlossener Sprachentwicklung zu selektiven Ausfällen kam, in deren Folge Personen zwar nicht mehr sprechen, wohl aber noch singen können. Wahrscheinlich gibt es aber außer der vorliegenden Studie keine weitere, die über einen Menschen durchgeführt wurde, der zwar singen kann, aber das Sprechen überhaupt *nie gelernt* hat. Die Dokumentation über Samantha zeigt, daß die Artikulation sprachähnlicher Laute allein über das Singen aktiviert werden kann und die Entwicklung des Singens durch die fehlende Sprachentwicklung nicht behindert wird. Mehr noch: in gewisser Weise begünstigt die nicht vorhandene Sprache sogar das kreative musikalische Potential. Da die produzierten Silben für Samantha nicht Bestandteil eines phonologischen Systems, sondern nur einfache Lautverbindungen ohne syntagmatischen Zusammenhang sind, stellen sie keine Beschränkungen für die Variationen der Melodie dar. Auch bei der Fähigkeit z.B., einen singende Einstieg an vielen verschiedenen Stellen eines Liedes zu vollziehen, handelt es sich zwar um eine beachtliche musikalische Leistung, die sich aber bei Lauten ohne semantischen Gehalt einfacher gestaltet als bei bedeutungsvollem Text. Normal entwickelte Kinder, bei denen es in der Regel nicht um bedeutungslose Silben, sondern bedeutungsvolle Wörter geht, sind meist viel weniger zu spontanen Liedvariationen bereit und fähig. Dabei erhebt sich die Frage, ob bei der parallelen Entwicklung von Singen und Sprechen – wie es der Regelfall ist – durch die funktionale Spezialisierung die Entfaltung gesanglicher Fähigkeiten nicht mehr gehemmt als gefördert wird. Möglicherweise gibt es auch nach der deutlichen Differenzierung von Singen und Sprechen in der Ontogenese mehr wechselseitige Interaktion, als man auf den ersten Blick vermutet. Schließlich werden bei normalen Kindern im Gegensatz zu Samantha auch immer mehr hemmende Faktoren in Form sozialer Konven-

tionen wirksam, die das Singen zunehmend reglementieren und damit der kreativen musikalischen Entwicklung weniger Raum lassen.
Das Singen in der dyadischen Interaktion ist für Samantha ein wichtiger Kommunikationskanal, durch den zwischenmenschliche Beziehungen mitgestaltet werden, auch wenn dadurch keine inhaltlichen Konzepte vermittelt werden. Die besondere Eignung der Musik als Kontaktaufnahme wird von Brown (1994) folgendermaßen erklärt: „Music focuses on developing what we share as human beings, rather than on the pathology that divides us." Darüber hinaus kann das Singen bei Samantha auch zu therapeutischen Zwecken verwendet werden. Gemeinsames Singen als Belohnung für erfolgreich bewältigte Aufgaben stellt für sie eine höchst wirksame positive Verstärkung und eine effektive Quelle von Motivation dar.
Autismus ist eine der schwersten Entwicklungsstörungen, von der ein Mensch betroffen sein kann. Viele Entwicklungsmöglichkeiten sind durch die damit verbunden schwerwiegenden Beeinträchtigungen von vornherein verbaut. Dennoch zeigt sich immer wieder, daß eine rein defizitorientierte Betrachtungsweise nicht angemessen ist. Trotz – und vielleicht manchmal auch gerade wegen – ungünstiger Ausgangsbedingungen können sich erstaunliche Fähigkeiten entwickeln. Im Falle von Samantha kommt es zu einer außergewöhnlichen schöpferischen und produktiven musikalischen Begabung, die in gewisser Weise durch ihre Behinderung erst ermöglicht wurde und deswegen auch untrennbar mit ihr verbunden ist. Störung und Talent sind bei ihr verschmolzen zu einer Einheit – zu einer **kreativen Pathologie.**

Literatur

Affolter, F. (1987). *Wahrnehmung, Wirklichkeit und Sprache.* Villingen-Schwenningen:Neckar.

Altenmüller, E. (2002). Musik im Kopf. *Gehirn & Geist, 1,* 18-25.

American Psychiatric Association (APA). (1995). *Diagnostic and statistical manual of mental disorders (4th ed., International Version) (DSM IV).* Washington, DC: American Psychiatric Association.

Arndt, B. (1994). Erfahrungen mit der „Gestützten Kommunikation“ in der Arbeit einer Autismusambulanz. *Autismus, 37,* 3-6.

Asendorpf, J. & Wallbott, H. (1979). Maße der Beobachterübereinstimmung. Ein systematischer Vergleich. *Zeitschrift für Sozialpsychologie, 10,* 243-252.

Asperger, H. (1944). Die „Autistischen Psychopathen“ im Kindesalter. *Archiv für Psychiatrie und Nervenkrankheiten, 117,* 76-136.

Asperger, H. (1968). Zur Differentialdiagnose des kindlichen Autismus. *Acta paedopsychiatrica, 35,* 136-145.

Attwood, T. (1993). Bewegungsstörungen und Autismus: eine logische Begründung für den Gebrauch der „Gestützten Kommunikation“ (Facilitated Communication). *Autismus, 35,* 9-13.

Ayres, A.J. (1984). *Bausteine der kindlichen Entwicklung.* Berlin: Springer.

Axline, V. (1980). *Kinderspieltherapie im nicht direktiven Verfahren.* München: Reinhardt.

Axline, V. (1989). *Dibs.* Bern: Scherz.

Azrin, N.H., Kaplan, S.J. & Foxx, R.M. (1973). Autism reversal: Eliminating stereotyped self-stimulation of retarded individuals. *American Journal of Mental Deficiency, 3,* 241-248.

Bailey, A., Bolton, P., Butler, L., Le Couteur, A. Murphy, M., Scott, S., Webb, T. & Rutter, M. (1993). Prevalence of Fragile X Anomaly amongst autistic twins and singletons. *Journal of Child Psychology and Psychiatry, 34,* 673-688. [zitiert nach Turk & Graham, 1997]

Bailey, A., Phillips, W. & Rutter, M. (1996). Autism: Towards an integration of clinical, genetic and neurobiological perspectives. *Journal of Child Psychology and Psychiatry, 37,* 89-126.

Baker, B.S. (1982). The use of music with autistic children. *Journal of Psychosocial Nursing and Mental Health Services, 4,* 31-34.

Ball, M. (1993). *Phonetics for speech pathology* (2nd ed.). London: Whurr.

Baltaxe, C.A.M. & Simmons, J.Q. (1985). Prosodic development in normal and autistic children. In E. Schopler & G. Mesibov (Eds.), *Issues in autism , Vol. III: Communication problems in autism* (pp. 95-125). New York: Plenum.

Baltxe, C. (1977). Pragmatic deficits in the language of autistic adolescents. *Journal of Pediatric Psychology, 2,* 176-180.

Baron-Cohen, S. (1989). Are autistic children „behaviorists"? An examination of their mental-physical appearance-reality distinctions. *Journal of Autism and Developmental Disorders, 4,* 579-598.

Baron-Cohen, S., Cox, A., Baird, G., Swettenham, J., Nightingale, N., Morgan, K., Drew, A. & Charman, T. (1996). Psychological markers in the detection of autism in infancy in a large population. *British Journal of Psychiatry, 168,* 158-163.

Baron-Cohen, S., Leslie, A.M. & Frith, U. (1985). Does the autistic child have a „theory of mind?". *Cognition, 21,* 37-46.

Baron-Cohen, S. & Swettenham, J. (1997). Theory of mind in autism: Its relationship to executive function and central coherence. In D.J. Cohen & F.R. Volkmar (Eds.), *Handbook of autism and pervasive developmental disorders* (2nd ed.; pp. 880-893). New York: Wiley.

Baron-Cohen, S., Tager-Flusberg, H. & Cohen, D.J. (Eds.). (1993). *Understanding other minds: Perspectives from autism.* Oxford: Oxford University Press.

Bartak, L., Rutter, M. & Cox, A. (1977). A comparative study of infantile autism and specific developmental receptive language disorders. III. Discriminant function analysis. *Journal of Autism and Childhood Schizophrenia, 4,* 383-396.

Bartolucci, G. & Pierce, S.J. (1977). A preliminary comparison of phonological development in autistic, normal and mentally retarded children. *Journal of Disorders of Communication, 17,* 137-147.

Baumann, M.L. & Kemper, T.L. (1994). Neuroanatomic observations of the brain in autism. In M.L. Baumann & T.L. Kemper (Eds.), *The neurobiology of autism* (pp.119-145). Baltimore: Johns Hopkins University Press.

Bernard-Opitz, V. (1987). Neue Ansätze in der Verhaltensmodifikation autistischer Kinder. II. In O.Speck, F. Peterander & P. Innerhofer (Hrsg), *Kindertherapie* (S. 147-154). München: Reinhardt.

Bernhardt, B.H. & Stemberger, J.P. (1998). *Phonological Development.* San Diego: Academic Press.

Bertoncini, J. & Mehler, J. (1981). Syllables as units in infant speech perception. *Infant Behavior and Development, 4,* 247-260.

Bettelheim, B. (1977). *Die Geburt des Selbst.* München: Kindler.

Biklen, D. (1990). Communication unbound: Autism and praxis. *Harvard Educational Review, 3,* 291-314.

Biklen, D. (1992). Autism orthodoxy versus free speech: A reply to Cummins and Prior. *Harvard Educational Review, 2,* 242-256.

Biklen, D., Morton, M.W., Saha, S.N., Duncan, J., Gold, D., Hardardottir, M., Karna, E., O'Connor, S. & Rao, S. (1991). „I AMN NOT A UTISTIC ON THJE TYP" („I'm not Autistic on the Typewriter"). *Disability, Handicap & Society, 3,* 161-180.

Blake, J. & Fink, R. (1987). Sound-meaning correspondence in babbling. *Journal of Child Language, 14,* 229-253.

Blackstock, E.G. (1978). Cerebral asymmetry and the development of early infantile autism. *Journal of Autism and Childhood Schizophrenia, 3,* 339-352.

Bleuler, E. (1975). *Lehrbuch der Psychiatrie.* Berlin: Springer.

Bligh, S. & Kupperman, P. (1993). Brief report: Failitated communication. Evaluation Procedure accepted in a court case. *Journal of Autism and Developmental Disorders, 3,* 553- 556.

Blohm, H. (1996). Warum ein Streitgespräch? *Autismus, 42,* 30.

Blumstein, S. & Cooper, W.E. (1974). Hemispheric processing of intonation contours. *Cortex, 10,* 146-158.

Bolton, P., MacDonald, H., Pickles, A., Rios, P., Goode, S., Crowson, M., Bailey, A. & Rutter, M. (1994). A case controlled family history study of autism. *Journal of Child Psychology and Psychiatry, 35,* 877-900.

Bortz, J. (1999). *Statistik für Sozialwissenschaftler* (5. vollst. überarb. u. aktual. Aufl.). Berlin: Springer.

Bosch, G. (1962). *Der frühkindliche Autismus.* Berlin: Springer.

Boucher, J. (1978). Articulation in early childhood autism. *Journal of Autism and Childhood Schizophrenia, 4,* 297-302.

Brack, U. (1997). Kontingenzmanagement in der Kinderverhaltenstherapie. In F. Petermann (Hrsg.), *Kinderverhaltenstherapie* (S. 64-85). Hohengehren: Schneider.

Bregman, J.D. & Gerdtz, J. (1997). Behavioral interventions. In D.J. Cohen & F. R. Volkmar (Eds.), *Handbook of autism and pervasive developmental disorders* (2nd ed.; pp. 606-630). New York: Wiley.

Brown, S.M.K. (1994). Autism and music therapy – is change possible, and why music? *Journal of British Music Therapy, 8,* 15-25.

Bruhn, H. (1989). Musik, Emotion und Sprache. *Psychologie, Erziehung, Unterricht, 36,* 91-101.

Buchsbaum, M.S., Siegel Jr., B.V., Wu, C.J., Hazlez, E., Sicotte, N. & Haier, R. (1992). Brief report: Attention performance in autism and regional brain metabolic rate assessed by positron emission tomography. *Journal of Autism and Developmental Disorders, 1,* 115-125.

Bundesverband Hilfe für das autistische Kind (Hrsg.) (1993). *Diagnose? – Autismus! – Was tun? Schulische Förderung. Informationsschrift des Bundesverbandes Hilfe für das autistische Kind.* Hamburg: Bundesverband Hilfe für das autistische Kind.

Burchard, F. (1988). Verlaufsstudie zur Festhaltetherapie – Erste Ergebnisse bei 85 Kindern. *Praxis der Kinderpsychologie und Kinderpsychiatrie, 37,* 89-98.

Burchard, F. (1989). Festhaltetherapie bei autistischen Kindern – Ergebnisse aus einer mehrjährigen Studie. *Autismus, 27,* 6-16.

Büttner, C. (1995). *Autistische Sprachstörungen.* Hürth: Gabel.

Campbell, M., Rosenbloom, S., Perry, R., George, A.E., Kricheff, I.I., Anderson, L., Small, A.M. & Jennings, S.J. (1982). Computerized axial tomography in young autistic children. *American Journal of Psychiatry, 4,* 510-512.

Campbell, M., Schopler, E., Cueva, J.E. & Hallin, A. (1996). Treatment of autistic disorder. *Journal of the American Academy of Child and Adolescent Psychiatry, 2,* 134-143.

Celiberti, D.A., Alessandri, M., Fong, P.L. & Weiss, M.J. (1993). Current and future trends in the behavioral treatment of autism. *The Behavior Therapist, 16,* 153-160.

Chen-Haftek, L. (1997). Music and language development in early childhood: Integrating past research in two domains. *Early Childhood Development and Care, 130,* 85-97.

Clark, J. & Yallop, C. (1995). *An introduction to phonetics and phonology* (2nd ed.). Oxford: Blackwell.

Clements, G.N. (1990). The role of the sonority cycle in core syllabification. In J. Kingston & M. Beckman (Eds.), *Between the grammar and physics of speech* (pp. 282-333). Cambridge: Cambridge University Press.

Code, C. (1987). *Language, aphasia, and the right hemisphere.* Chichester: Wiley.

Cohen, J. (1960). A coefficient of agreement for nominal scales. *Educational and Psychological Measurement, 20,* 37-46.

Cohen, D.J. & Volkmar, F.R (1997). Preface. In D.J.Cohen & F.R. Volkmar (Eds.), *Handbook of autism and pervasive developmental disorders* (2nd ed.; pp. XV - XXI). New York: Wiley.

Colby, K.M. & Parkison, C. (1977). Handedness in autistic children. *Journal of Autism and Childhood Schizophrenia, 1,* 3-9.

Cordes, H. (1987). Unterricht und Therapie für autistische Kinder nach lerntheoretischen Prinzipien. In O.Speck, F. Peterander & P. Innerhofer (Hrsg.), *Kindertherapie* (S. 140-146). München: Reinhardt.

Crossley, R. (1997). *Gestützte Kommunikation.* Weinheim: Beltz.

Crystal, D. (1993). *Die Cambridge Enzyklopädie der Sprache.* Frankfurt: Büchergilde Gutenberg.

Daumenlang, K. (1984). Querschnitt- und Längsschnittmethoden. In E. Roth (Hrsg.), *Sozialwissenschaftliche Methoden* (S. 319-336). München: Oldenbourg.

Dawson, G., Finley, C., Phillips, S. & Galpert, L. (1986). Hemispheric specialization and the language abilities of autistic children. *Child Development, 57,* 1440-1453.

Dawson, D. & Lewy, A. (1989). Reciprocal subcortical influences in autism. In G. Dawson (Ed.), *Autism. Nature, diagnosis, and treatment* (pp. 144-173). New York: Guilford Press.

de Boysson-Bardies, B., Sagart, L. & Durand, C. (1984). Discernible differences in the babbling of infants according to target language. *Journal of Child Language, 11,* 1-15.

de Boysson-Bardies, B., Vihman, M.M., Roug-Hellichius, L., Durand, C., Landberg, I. & Arao, F. (1992). Material evidence of infant selection from the target language. In C.A. Ferguson, L. Menn & C. Stoel-Gammon (Eds.), *Phonological Development. Models, research, implications* (pp. 369-391). Timonium: York Press.

DeMyer, M.K. (1986). *Familien mit autistischen Kindern.* Stuttgart: Enke.

Deutsch, W. (2002). *Sprachentwicklung von unten: eine Mosaiktheorie.* http://psypost.psych.nat.tu-bbs.de/Seiten/Mosaiktheorie.htm

Deutsch, W., Sommer, G. & Pischel, C. (im Druck). Sprechen und Singen im Vergleich. In G. Rickheit, T. Herrmann & Deutsch, W. (Hrsg.), *Handbuch der Psycholinguistik.* Berlin: deGruyter.

Deutsch, W. & Wenglorz, M. (2001). Vorwort: Brückenschlagen mit Entwicklungsstörungen. In W. Deutsch & M. Wenglorz (Hrsg.), *Zentrale Entwicklungsstörungen* (S. 7-18). Stuttgart: Klett.

Deykin, E.Y. & MacMahon, B. (1979). The incidence of seizures among children with autistic syndromes. *American Journal of Psychiatry, 136,* 1310-1312.

Dilling, H., Mombour, W. & Schmidt, M.H. (1993). *Internationale Klassifikation psychischer Störungen (ICD 10).* Bern: Huber.

Donaldson, M.L. (1995). *Children with language impairments.* London: Jessica Kingsley Publishers. [zitiert nach Trevarthen et al., 1996]

Dore, J., Franklin, M.B., Miller, R.T. & Ramer, A.L.H. (1976). Transitional phenomena in early language acquisition. *Journal of Child Language, 3,* 13-28.

Dowling, W.J. (1982). Melodic information processing and its development. In D. Deutsch (Ed.), *The psychology of music* (pp. 423-429). New York: Academic Press.

Dowling, W.J. (1984). Development of musical schemata in children's spontaneous singing. In W.R. Crozier & A.J. Chapman (Eds.), *Cognitive processes in the perception of art* (pp. 145-163). Amsterdam: Elsevier.

Dzikowski, S. (1988). Entwicklung in der Therapie sensorischer Integrationsstörungen bei autistischen Kindern. In C. Arens & S. Dzikowski (Hrsg.), *Autismus heute. Band I* (S. 31-37). Dortmund: verlag modernes lernen.

Dzikowski, S. (1993). *Ursachen des Autismus.* Weinheim: Deutscher Studienverlag.

Ebbinghaus, H. (1971). *Über das Gedächtnis.* Darmstadt: Wissenschaftliche Buchgesellschaft.

Elbers, L. (1982). Operating principles in repetitive babbling: A cognitive continuity approach. *Cognition, 12,* 45-63.

Eggers, C. (1994). Störungen der Intelligenz. In C. Eggers, R. Lempp, G. Nissen & P. Strunk (Hrsg.), *Kinder- und Jugendpsychiatrie* (7. überarb. u. erweit. Aufl.; S. 353-407). Berlin: Springer.

Ehlers, S. & Gillberg, C. (1993). The epidemiology of Asperger's syndrome: A total population study. *Journal of Child Psychology and Psychiatry, 34,*1327-1350.

Eisenmajer, R. & Prior, M. (1991). Cognitive linguistic correlates of „theory of mind" ability in autistic children. *British Journal of Developmental Psychology, 9,* 351-364.

Eisenmajer, R., Prior, M., Leekam, S., Wing, L., Gould, J., Welham, M. & Ong, B. (1996). Comparison of clinical symptoms in autism and Asperger's disorder. *Journal of the American Academy of Child and Adolescent Psychiatry, 35,* 1523-1531.

Evertsbuch, A. (2000). Ausdauertraining mit Autisten. *Autismus, 49,* 23-28.

Fassbender, C. (1993). Hören vor der Geburt. In H. Bruhn, R. Oerter & H. Rösing (Hrsg.), *Musikpsychologie* (S. 268-275). Reinbek: Rowohlt.

Fay, W.H. (1993). Infantile autism. In D. Bishop & K. Mogford (Eds.), *Language development in exceptional circumstances* (pp. 190-202). Hillsdale: LEA.

Feuser, G. (1989). Thesen zum erzwungenen Halten. *Beschäftigungstherapie und Rehabilitation, 4,* 282-283.

Fikkert, P. (1995). Acquisition of phonology. *Glot International, 8,* 3-7.

Foldi, N.S., Cicone, M. & Gardner, H. (1983). Pragmatic aspects of communication in brain-damaged patients. In S.J. Segalowitz (Ed.), *Language functions and brain organization* (pp. 51-86). New York: Academic Press.

Folstein, S. & Rutter, M. (1977). Infantile autism: A genetic study of 21 twin pairs. *Journal of Child Psychology and Psychiatry, 18,* 297-321.

Fombonne, E. (1998). Epidemiological surveys of autism. In F.R. Volkmar (Ed.), *Autism and pervasive developmental disorders* (pp. 32-63). Cambridge: Cambridge University Press.

Fombonne, E. (2002). Prevalence of childhood disintegrative disorder. *Autism, 2,* 149-157.

Fox, A.V. & Dodd, B.J. (1999). Der Erwerb des phonologischen Systems in der deutschen Sprache. *Sprache, Stimme, Gehör, 23,* 183-191.

Franken, J. (1998). Kleines Wunder – mit großem Fragezeichen. *Autismus, 45,* 27-29.

Freeman, B.J., Ritvo, E.R. & Schroth, M.A. (1984). Behavior assessment of the syndrome of autism: Behavior observation system. *Journal of the American Academy of Child Psychiatry, 23,* 588-594.

Frith, U. (1992). *Autismus. Ein kognitionspsychologisches Puzzle.* Heidelberg: Spektrum.

Frith, U., Morton, J. & Leslie, A.M. (1991). The cognitive basis of a biological disorder: autism. *Trends in Neurosciences, 10,* 433-438.

Gabler-Halle, D., Halle, J. & Chung, Y.B. (1993). The effects of aerobic exercise on psychological and behavioral variables of individuals with developmental disabilities: A critical review. *Research in Developmental Disabilities, 14,* 369-385.

Gembris, H. (1997). Musikalität. In L. Finscher (Hrsg.), *Musik in Geschichte und Gegenwart: Allgemeine Enzyklopädie der Musik* (S. 867-901). Kassel: Bärenreiter.

Gillberg, C. (1984). Autistic children growing up: Problems during puberty. *Developmental Medicine & Child Neurology, 26,* 122-129.

Gillberg, C. (1991). Clinical and neurobiological aspects of Asperger syndrome in six family studies. In U. Frith (Ed.), *Autism and Asperger syndrome* (pp.122-146). Cambridge: Cambridge University Press.

Gillberg, C. (1992). The Emmanuel Miller Memorial Lecture 1991. Autism and autistic-like conditions: subclasses among disorders of empathy. *Journal of Child Psychology and Psychiatry, 33,* 813-842.

Gillberg, C. & Coleman, M. (1992). *The biology of autistic syndromes* (2nd ed.). Oxford: Mac Keith Press.

Gillberg, C. & Schaumann, H. (1981). Infantile autism in puberty. *Journal of Autism and Developmental Disorders, 11,* 365-371.

Goldberg, J., Szatmari, P. & Nahmias, C. (1999). Imaging of autism: Lessons from the past to guide studies in the future. *Canadian Journal of Psychiatry, 44,* 793-801.

Gordon, H.W. & Bogen, J.E. (1974). Hemispheric lateralization of singing after intracarotic sodium amylobarbitone. *Journal of Neurology, Neurosurgery, and Psychiatry, 37,* 727-738.

Graham, G. (2001). Music and autism. *Journal of Aesthetic Education, 2,* 39-47.

Gruen, A. & Prekop, J. (1986). Das Festhalten und die Problematik der Bindung im Autismus: Theoretische Betrachtungen. *Praxis der Kinderpsychologie und Kinderpsychiatrie, 35,* 248-253.

Halperin, Y., Nachshon, I. & Carmon, A. (1973). Shift of ear superiority in dichotic listening to temporally patterned nonverbal stimuli. *Journal of the Acoustic Society of America, 53,* 46-50.

Happé, F. (1995). The role of age and verbal ability in the theory of mind task performance of subjects with autism. *Child Development, 66,* 843-855.

Heller, T. (1907). Über Dementia infantilis. *Zeitschrift für die Erforschung und Behandlung des jugendlichen Schwachsinns, 2,* 17-28.

Herbst, L. (1996). Sind „autistische Züge“ sprachliche Entgleisungen? *Praxis-Info G, 3,* 8-11.

Hermelin, B. (2001). *Bright splinters in the mind.* London: Jessica Kingsley Publishers.

Hermelin, B. & O'Connor, N. (1970). *Experiments witth autistic children.* Oxford: Pergamon.

Hill, A.L. (1977). Idiot savants: rate of incidence. *Perceptual and Motor Skills, 44,* 161-162.

Holm, V.A. & Varley, C.K. (1989). Pharmacological treatment of autisic children. In G. Dawson (Ed.), *Autism. Nature, diagnosis, and treatment* (pp. 386-404). New York: Guilford Press.

Howlin, P. (1997). Prognosis in autism: Do specialist treatments affect outcome? *European Child and Adolescent Psychiatry, 6,* 55-72.

Howlin, P. (1998). *Children with autism and Asperger syndrome.* New York: Wiley.

Howlin, P. & Moore, A. (1997). Diagnosis in autism. *Autism, 2,* 135-162.

Howlin, P. & Rutter, M. (1987). *Treatment of autistic children.* Chichester: Wiley.

Huber, H.P. (1978). Kontrollierte Fallstudie. In L.J. Pongratz (Hrsg.), *Handbuch der Psychologie. Band 8: Klinische Psychologie, 2. Halbband* (S. 1153-1199). Göttingen: Hogrefe.

Hudson, A., Melita, B. & Arnold, N. (1993). Brief report: A case study assessing the validity of facilitated communication. *Journal of Autism and Developmental Disorders, 1,* 165-172.

Hughes, C. & Russel, J. (1993). Autistic children's difficulty with mental disengagement from an object: Its implications for theories of autism. *Developmental Psychology, 3,* 498-510.

Ingram, D. (1976). *Phonological disability in children.* London: Arnold.

Ingram, D. (1981). *Procedures for the phonological analysis of children's language.* Baltimore: University Park Press.

Innerhofer, P. & Klicpera, C. (1988). *Die Welt des frühkindlichen Autismus.* München: Reinhardt.

Irwin, O.C. & Chen, H.P. (1946). Infant speech: Vowel and consonant frequency. *Journal of Speech Disorders, 11,* 123-125.

Jakobi, R. (1999). *Vergleich des P.E.P. bei autistischen und geistig behinderten Kindern.* Braunschweig: Unveröffentlichte Diplomarbeit.

Jakobson, R. (1969). *Kindersprache, Aphasie und allgemeine Lautgesetze.* Frankfurt: Suhrkamp.

James, A.L. & Barry, R.J. (1983). Developmental effects in the cerebral lateralization of autistic, retarded, and normal children. *Journal of Autism and Developmental Disorders, 1,* 43-56.

Janetzke, H. (1993). *Stichwort Autismus.* München: Heyne.

Jordan, R. (1989). An experimental comparison of the understanding and use of speaker-addressee personal pronouns in autistic children. *British Journal of Disorders of Communication, 24,* 169-179.

Judt, W. (1991). Facilitated Communication – Unterstützte Communication. *Autismus, 32,* 2-4.

Jusczyk, P. (1992). Developing phonological categories from the speech signal. In C.A. Ferguson, L. Menn & C. Stoel-Gammon (Eds.), *Phonological development. Models, research, implications* (pp. 17-64). Timonium: York Press.

Kalmar, M. (1991). Young children's self-invented songs: Effects of age and musical experience on the singing improvisation of 4-7 olds. *Canadian Journal of Research in Music Education, 33, special ISME research edition,* 75-86. [zitiert nach Chen-Haftek, 1997]

Kane, G. & Kane, J. (1986). Möglichkeiten und Grenzen der Festhaltetherapie. *Geistige Behinderung, 2,* 113-123.

Kanner, L. (1943). Autistic disturbances of affective contact. *Nerveous Child, 2,* 217-250.

Kanner, L. (1949). Problems of nosology and psychodynamics of early infantile autism. *American Journal of Orthopsychiatry, 19,* 416-426.

Kanner, L. (1971). Follow-up study of eleven autistic children. *Journal of Autism and Childhood Schizophrenia, 1,* 119-145.

Kehrer, H. (1989). *Autismus. Diagnostische, therapeutische und soziale Aspekte.* Heidelberg: Asanger.

Kehrer, H. (1995). *Geistige Behinderung und Autismus.* Stuttgart: Thieme.

Kehrer, H. (1996). Kritische Gedanken zur FC. *Autismus, 42,* 40-41.

Kent, R.D. (1992). The biology of phonological development. In C.A. Ferguson, L. Menn & C. Stoel-Gammon (Eds.), *Phonological Development. Models, research, implications* (pp. 65-90). Timonium: York Press.

Kent, R.D. & Bauer, H.R. (1985). Vocalizations of one-year olds. *Journal of Child Language, 12,* 491-526.

Kienle, J. (1994). *Frühkindlicher Autismus: Der Zusammenhang zwischen Entstehungstheorien und Behandlungsformen.* Düsseldorf: Unveröffentlichte Dissertation.

Kinsbourne M. (1988). Sinistrality, brain organization, and cognitive deficits. In D.L. Molfese & S.J. Segalowitz (Eds.), *Brain lateralization in children: Developmental implications* (pp. 259-280). New York: Guilford Press.

Kischkel, W. (1988). Autistisches Syndrom bei Störung des fronto-limbischen Systems: Ein Fallbeispiel. *Praxis der Kinderpsychologie und –psychiatrie, 37,* 83-89.

Klin, A. (1991). Young autistic children's preferences in regard to speech: A possible characterization of the symptom of social withdrawal. *Journal of Autism and Developmental Disorders, 1,* 29-42.

Klin, A., Volkmar, F.R. & Sparrow, S.S. (1992). Autistic social dysfunction: Some limitations of the theory of mind hypothesis. *Journal of Child Psychology and Psychiatry, 5,* 861-876.

Kohler, K. (1995). *Einführung in die Phonetik des Deutschen.* Berlin: Schmidt.

Konstantareas, M.M. (1993). Language and communicative behavior in autistic disorder. In G. Blanken, J. Dittmann, H. Grimm, J.C. Marshall & C.-W. Wallesch (Eds.), *Linguistic disorders and pathologies* (pp. 804-824). Berlin: deGruyter.

Konstantareas, M.M. & Gravelle, G. (1998). Facilitated communication. The contribution of physical, emotional and mental support. *Autism, 4,* 389-414.

Kreppner, K. (1997). Beobachtung und Längsschnitt in der Kleinkindforschung. In H. Keller (Hrsg.), *Handbuch der Kleinkindforschung* (2.vollst. überarb. Aufl.; S. 315-344). Bern: Huber.

Krug, A.D., Arick, J. & Almond, P. (1980). Behavior checklist for identifying severly handicapped individuals with high levels of autistic behavior. *Journal of Child Psychology and Psychiatry, 21,* 221-229.

Kugler, B. (1998). The differentiation between autism and Asperger syndrome. *Autism, 1,* 11-32.

Kusch, M. & Petermann, F. (1991a). *Entwicklung autistischer Störungen* (2. erweit. Aufl.). Bern: Huber.

Kusch, M. & Petermann, F. (1991b). Entwicklungspsychopathologie autistischer Störungen: Was ist primär? *Acta Paedopsychiatrica, 34,* 38-51.

Kusch, M. & Petermann, F. (2000). Tiefgreifende Entwicklungsstörungen. In F. Petermann (Hrsg.), *Lehrbuch der klinischen Kinderpsychologie und –psychotherapie* (4. vollst. überarb. u. erw. Aufl.; S. 431-452). Göttingen: Hogrefe.

Ladefogeds, P. (1993). *A course of phonetics.* Forth Worth: Harcourt Brace Javanovich College Publishers.

Lass, R. (1984). *Phonology. An introduction to basic concepts.* Cambridge/ MA: University Press.

Laufer, M.W. & Gair, D.S. (1969). Childhood Schizophrenia. In L. Bellak & L. Loeb (Eds.), *The schizophrenic syndrome* (pp. 378-461). New York: Grune & Stratton.

Lefevre, N. (1996). Sensory integration and autism – another way to look at behavior. In L.A. Tidey & J. Pequet (Eds.), *Open minds open doors. Proceedings of the 1996 Autism Society of America National Conference* (pp. 260-267). Madison: omnipress.

Lelord, G. & Rothenberger, A. (2000). *Dem Autismus auf der Spur.* Göttingen: Vandenhoeck & Ruprecht.

Leslie, A.M. (1987). Pretense and representation: The origins of „theory of mind". *Psychological Review, 4,* 412-426.

Lindberg, B. (1991). *Understanding Rett Syndrome.* Bern. Huber.

Lleó, C., El Mogharbel, C. & Prinz, M. (1994). Babbling und Frühwort-Produktion im Deutschen und Spanischen. *Linguistische Berichte, 151,* 191-217.

Locke, J.L. (1983). *Phonological acquisition and change.* New York: Academic Press.

Locke, J.L. (1986). The linguistic significance of babbling. In B. Lindblom (Ed.), *Precursors of early speech. Proceedings of an international symposium at The Wenner Gren Center, Stockholm, September, 19-22, 1984* (pp. 143-160). New York: Stockton Press.

Locke, J.L. & Pearson, D.M. (1992). Vocal learning and the emergence of phonological capacity. In C.A. Ferguson, L. Menn & C. Stoel-Gammon (Eds.), *Phonological Development. Models, research, implications* (pp. 91-129). Timonium: York Press.

Lord, C. & Paul, R. (1997). Language and communication in autism. In D.J. Cohen & F.R. Volkmar (Eds.), *Handbook of autism and pervasive developmental disorders* (2nd ed.; pp. 195-225). New York: Wiley.

Lord, C., Rutter, M. & Le Couteur, A. (1994). Autism Diagnostic Interview – Revised: a revised version of a diagnostic interviews for care-givers of individuals with possible pervasive developmental disorders. *Journal of Autism and Pervasive Developmental Disorders, 24,* 659-686.

Lotter, V. (1967). Epidemiology of autistic conditions in young children: II. Some characteristics of parents and children. *Social Psychiatry, 1,* 163-173.

Lovaas, I. (1987). Behavioral treatment and normal education and intellectual functioning in young autistic children. *Journal of Consulting and Clinical Psychology, 55,* 3-9.

Loveland, K., Landry, S., Hughes, S., Hall, S. & McEvoy, R. (1988). Speech acts and the pragmatic deficits of autism. *Journal of Speech & Hearing Research, 31,* 593-604.

Loveland, K.A. & Tunali-Kotoski, B. (1997). The school-age child with autism. In D.J. Cohen & F.R. Volkmar (Eds.), *Handbook of autism and pervasive developmental disorders* (2nd ed.; pp. 283-308). New York: Wiley.

Macken, M.A. (1992). Where's phonology? In C.A. Ferguson, L. Menn & C. Stoel-Gammon (Eds.), *Phonological Development. Models, research, implications* (pp. 249-269). Timonium: York Press.

Maddieson, I. (1984). *Patterns of sound.* Cambridge: Cambridge University Press.

Magnusson, E. (1983). *The phonology of language disordered children: Production, perception, and awareness.* Lund: CWK Gleerup.

Mahns, B. (1988). Musiktherapeutische Ansätze in der Praxis mit autistischen Kindern und Jugendlichen. *Musiktherapeutische Umschau, 9,* 68-78.

Malson, L., Itard, J. & Mannoni, O. (1972). *Die wilden Kinder.* Frankfurt: Suhrkamp.

Mangold, M. (1990). *Duden. Das Aussprachwörterbuch* (3. völlig neu bearb. u. erw. Aufl.). Mannheim: Bibliographisches Institut & F.A Brockhaus AG.

Maratos, O. (1996). Psychoanalysis and the management of pervasive developmental disorders, including autism. In C. Trevarthen, K. Aitken, D. Papoudi & J. Robarts, *Children with autism* (pp. 161-171). London: Jessica Kingsley Publishers.

McCann, B.S. (1981). Hemispheric asymmetries in early infantile autism. *Journal of Autism and Developmental Disorders, 4,* 401-411.

McDougle, C.J. (1997). Psychopharmacology. In D.J. Cohen & F.R Volkmar (Eds.), *Handbook of autism and pervasive developmental disorders* (2nd ed.; pp. 707-729). New York: Wiley.

McDougle, C.J. (1998). Psychopharmacology. In F.R. Volkmar (Ed.), *Autism and pervasive developmental disorders* (pp. 169-194). Cambridge: Cambridge University Press.

Meinhold, G. & Stock, E. (1980). *Phonologie der deutschen Gegenwartssprache.* Leipzig: Bibliographisches Institut.

Mesibov, G. (1991). Autism. In R. Dulbecco (Ed.), *Encyclopedia of human biology (Volume 1)* (pp. 505-512). San Diego: Academic Press.

Mesibov, G. (1997). Formal and informal measures on the effectiveness of the TEACCH programme. *Autism, 1,* 25-35.

Mesibov, G.B. & Handlan, S. (1997). Adolescents and adults with autism. In D.J. Cohen & F.R. Volkmar (Eds.), *Handbook of autism and pervasive developmental disorders* (2nd ed.; pp. 309-322). New York: Wiley.

Mesibov, G., Schopler, E., Schaffer, B. & Landrus, R. (2000). *AAPEP. Entwicklungs- und Verhaltensprofil für Jugendliche und Erwachsene.* Dortmund: verlag modernes lernen.

Mitchel, P.R. & Kent, R.D. (1990). Phonetic variation in multisyllable babbling. *Journal of Child Language, 17,* 247-265.

Miller, L.K. (1999). The savant syndrome: Intellectual impairment an exceptional skill. *Psychological Bulletin, 1,* 31-46.

Mittler, P. (1973). Die psychologische Untersuchung autistischer Kinder. In J.K. Wing (Hrsg.), *Frühkindlicher Autismus. Klinische, pädagogische und soziale Aspekte* (S. 137-148). Weinheim: Beltz.

Mohnrad-Krohn, G.H. (1947). Dysprosody or altered „melody of language“. *Brain, 70,* 405-415.

Morton, J. (1991). Warum Rainman nicht lügen kann. *Psychologie heute, 3,* 38-41.

Mouridsen, S.E., Rich, B. & Isager, T. (1998). Validity of childhood disintegrative psychosis. *British Journal of Psychiatry, 172,* 263-267.

Muller, P.A. (1993). *Autistic children and music therapy: The influence of maternal involvement in therapy.* University of Reading: Unpublished PhD thesis. [zitiert nach Howlin, 1998]

Murray, L. & Trevarthen, C. (1985). Emotional regulation of interactions between two- month-olds and their mothers. In T.M. Field & N.A. Fox (Eds.), *Social perception in infants* (pp. 177-197). Norwood, N.J.: Ablex Publishing.

Nagy, C. (1996). Zu Prof. Kehrers Artikel „Kritische Gedanken zur F.C.“. *Autismus, 42,* 41-45.

Nakazima, S. (1980). The reorganization process of babbling. In T. Murry & J. Murry (Eds.), *Infant communication: Cry and early speech* (pp. 272-283). Houston: College-Hill Press.

Neuhäuser, G. & Heubrock, D. (2000). Neuropsychologische Störungen. In F. Petermann (Hrsg.), *Lehrbuch der klinischen Kinderpsychologie und –psychotherapie* (4. vollst. überarb. u. erw. Aufl.; S. 337-357). Göttingen: Hogrefe.

Niebank, K. & Petermann, F. (2000). Grundlagen und Ergebnisse der Entwicklungspsychopathologie. In F. Petermann (Hrsg.), *Lehrbuch der klinischen Kinderpsychologie und –psychotherapie* (4. vollst. überarb. u. erw. Aufl.; S. 57-94). Göttingen: Hogrefe.

Niekisch, H. (1992). Statistische Überlegungen zur Häufigkeit autistischer Menschen. *Autismus, 33,* 21.

Nissen, G. (1994). Autistische Syndrome. In C. Eggers, R. Lempp, G. Nissen & P. Strunk (Hrsg.), *Kinder- und Jugendpsychiatrie* (7. überarb. u. erw. Aufl.; S. 549-565). Berlin: Springer.

Nußbeck, S. (2000). *Gestützte Kommunikation.* Göttingen: Hogrefe.

Nyffenegger, C. (1998). Normal hören – eine unbeschreibliche Wohltat. *Autismus, 46,* 28-32.

Nyffenegger, C. (1999). Auricula Forschungsprojekt geht in die 2. Phase. *Autismus, 48,* 33-34.

Nyffenegger, C. & Nyffenegger, R. (1994). Das Gehörtraining nach Dr. Guy Bérard. *Autismus, 38,* 3-7.

O'Brien, S.K. (1996). The validity and reliability of the Wing Subgroup Questionnaire. *Jornal of Autism and Developmental Disorders, 3,* 321-335.

O'Connor, J.D. (1973). *Phonetics.* Middlesex: Penguin.

O'Connor, N. (1989). The performance of the „idiot-savant": implicit and explicit. *British Journal of Disorders of Communication, 24,* 1-20.

O'Connor, N. & Hermelin, B. (1991). Talents and preoccupations in idiots-savants. *Psychological Medicine, 21,* 959-964.

Ogawa, T., Sugiyama, A., Ishiwa, S., Suzuki, M., Ishihara, T. & Sato, K. (1982). Ontogenetic development of EEG-asymmetry in early infantile autism. *Brain and Development, 4,* 439-449.

Oller, D.K. (1980). The emergence of the sounds of speech in infancy. In G.H. Yeni-Komshian, J.F. Kavanagh & C.A. Ferguson (Eds.), *Child phonology. Vol. I: Production* (pp. 93-112). New York: Academic Press.

Oller, D.K. (1986). Metaphonology and infant vocalizations. In B. Lindblom & R. Zettersröm (Eds.), *Precursors of early speech* (pp. 21-35). Southampton: Camelot Press.

Oller, D.K. & MacNeilage, P.F. (1983). Development of speech production: Perspectives from natural and pertubated speech. In P.F. MacNeilage (Ed.), *The production of speech* (pp. 91-108). New York: Springer.

Oller, D.K., Wieman, L.A., Doyle, W.J. & Ross, C. (1976). Infant babbling and speech. *Journal of Child Language, 3,* 1-11.

Oshima-Takane, Y. & Benaroya, S. (1989). An alternative view of pronominal errors in autistic children. *Journal of Autism and Pervasive Developmental Disorders, 1,* 73-85.

Otto, B. (1992). Grenzen der Milieutherapie Bruno Bettelheims. *Deutsche Krankenpflegezeitschrift, 8,* 547-550.

Panagos, J.M. (1974). Persistence of the open syllable reinterpreted as a symptom of language disorder. *Journal of Speech and Hearing Disorders, 39,* 23-31.

Papoušek, M. (1994). *Vom ersten Schrei zum ersten Wort.* Bern: Huber.

Papoušek, M. (1996). Intuitive parenting: a hidden source of musical stimulation in infancy. In I. Deliege & J. Sloboda (Eds.), *Musical beginnings* (pp. 88-112). Oxford: Oxford University Press.

Papoušek, M. & Papoušek, H. (1981). Musical elements in the infant's vocalization: their significance for communication, cognition, and creativity. In L.P. Lipsitt (Ed.), *Advances in infancy research. Vol. I* (pp. 164-224). Norwood, N.J.: Ablex.

Perner, J., Frith, U., Leslie, A.M. & Leekam, S.R. (1989). Exploration of the autistic child's theory of mind: Knowledge, belief and communication. *Child Development, 60,* 689-700.

Petermann, F., Kusch, M. & Niebank, K. (1998). *Entwicklungspsychopathologie.* Weinheim: Beltz.

Petermann, F. & Müller, J.M. (2001). *Clinical psychology and single-case evidence.* Chichester: Wiley.

Peters, J. (1997). *Lautproduktion. Kognitive Grundlagen sprachlicher und vorsprachlicher Äußerungen.* Opladen: Westdeutscher Verlag.

Peterson, C.C. & Siegal, M. (1995). Deafness, conversation and theory of mind. *Journal of Child Psychology and Psychiatry, 3,* 459-474.

Pétursson, M. & Neppert, J. (1991). *Elementarbuch der Phonetik.* Hamburg: Buske.

Poustka, F. (1997). Kurzer Überblick über die Neurobiologie des Autismus. *Autismus,* 23-30.

Poustka, F. (1998a). Die genetische Erforschung des Autismus und häufige, damit in Zusammenhang stehende Fragen. *Autismus, 46,* 21-32.

Poustka, F. (1998b). Neurobiology of autism. In F.R. Volkmar (Ed.), *Autism and pervasive developmental disorders* (pp. 130-168). Cambridge: Cambridge University Press.

Powell, S. & Jordan, R. (1997). Rationale for the approach. In S. Powell & R. Jordan (Eds.), *Autism and Learning* (pp.1-14). London: David Fulton Publishers.

Prekop, J. (1983). Das Festhalten als Therapie bei Kindern mit Autismus-Syndrom. *Frühförderung interdisziplinär, 2,* 54-64.

Prekop, J. (1986). Das Festhalten bei Menschen mit autistischen Verhaltensweisen. *Geistige Behinderung, 2,* 1-24.

Prekop, J. (1988). *Der kleine Tyrann.* München: Kösel.

Prekop, J. (1992). *Hättest du mich festgehalten.* München: Goldmann.

Premack, D. & Woodruff, G. (1978). Does the chimpanzee have a theory of mind? *The Behavioral and Brain Sciences, 4,* 515-526.

Preyer, W. (1882). *Die Seele des Kindes. Beobachtungen über die geistige Entwicklung des Menschen in den ersten Lebensjahren.* Leipzig: Grieben.

Pring, L., Hermelin, B. & Heavey, L. (1995). Savants, segments, art and autism. *Journal of Child Psychology and Psychiatry, 6,* 1065-1076.

Prior, M.R. (1977). Psycholinguistic disabilities of autistic and retarded children. *Journal of Mental Deficiency Research, 21,* 37-45.

Prior, M.R. (1979). Cognitive abilities and disabilities in infantile autism: A review. *Journal of Abnormal Child Psychology, 4,* 357-380.

Prior, M.R. & Bradshaw, J.L. (1979). Hemisphere functioning in autistic children. *Cortex, 15,* 73-82.

Prior, M. & Ozonoff, S. (1998). Psychological factors in autism. In F.R. Volkmar (Ed.) *Autism and Pervasive Developmental Disorders* (64-108). Cambridge: Cambridge University Press.

Prior, M.R., Tress, B., Hoffman, W.L. & Boldt, D. (1984). Computed tomographic study of children with classic autism. *Neurology, 28,* 482-484.

Prizant, B.M. (1983). Language acquisition and communicative behaviour in autism: Toward an understanding of the "whole" of it. *Journal of Speech and Hearing Disorder, 48,* 296-307.

Rauh, H. (2001). Ein Chromosom zu viel: Wie entwickeln sich Kinder mit Down-Syndrom? In W. Deutsch & M. Wenglorz (Hrsg.), *Zentrale Entwicklungsstörungen bei Kindern und Jugendlichen* (S. 134-163). Stuttgart: Klett-Cotta.

Ratz, E. (1973). *Einführung in die musikalische Formenlehre* (3. erw. u. neugestaltete Aufl.). Wien: Universal Edition.

Reinecker, H. (1984). Einzelfallanalyse. In E. Roth (Hrsg.), *Sozialwissenschaftliche Methoden* (S. 277-291). München: Oldenbourg.

Remschmidt, H. (1994). Heller-Syndrom, Desintegrative Störung und Autismus. *Autismus, 38,* 17-18.

Remschmidt, H. (1998). Was hat sich bewährt in der Therapie autistischer Störungen? *Autismus, 45,* 15-24.

Remschmidt, H. (2000). *Autismus. Erscheinungsformen, Ursachen, Hilfen.* München: Beck.

Remschmidt, H. (2001). Einzelgänger: Autistische Störungen im Kindes- und Jugendalter. In W. Deutsch & M. Wenglorz (Hrsg.), *Zentrale Entwicklungsstörungen bei Kinder und Jugendlichen* (S. 44-75). Stuttgart: Klett-Cotta.

Rett, A. (1966). Über ein eigenartiges hirnatrophisches Syndrom bei Hyperammonämie im Kindesalter. *Wiener Medizinische Wochenschrift, 37,* 723-726.

Ricks, D. (1975). Vocal communication in pre-verbal normal and autistic children. In N. O'Connor (Ed.), *Language, cognitive deficits and retardation* (pp. 75-80). London: Butterworth.

Ricks, D. (1979). Making sense of experience to make sensible sounds. In M. Bullowa (Ed.), *Before speech* (pp. 245-268). Cambridge: Cambridge University Press.

Ricks, D.M. & Wing, L. (1975). Language, communication, and the use of symbols in normal and autistic children. *Journal of Autism and Childhood Schizophrenia, 3,* 191-221.

Rimland, B. (1971). The differentiation of childhood psychoses: An analysis of checklists for 2218 psychotic children. *Journal of Autism and Childhood Schizophrenia, 1,* 161-174.

Rimland, B. (1978a). Inside the mind of the autistic savant. *Psychology today, 8,* 69-80.

Rimland, B. (1978b). Savant capabilites of autistic children and their cognitive implications. In G. Serban (Eds.), *Cognitive deficits in the development of mental illness* (pp. 43-65). New York: Brunner/ Mazel.

Rimland, B. (1984). Diagnostic checklist form E2: A reply to Parks. *Journal of Autism and Developmental Disorders, 3,* 343-345.
Rimland, B. (1994). Facilitated Communication: What's going on? *Autism Research Review, 6,* 2. [zitiert nach Schopler, 1995]
Rimland, B. (1996a). Form letter regarding high dosage vitamin B6 and magnesium therapy for autism and related disorders. *ARI Publication, 39F,* 1-6.
Rimland, B. (1996b). ARI recommendations on treatments for autistic and other mentally and neurologically handicapped children. *ARI Publication, 49,* 1-2.
Rodier, P.M. (2000). Autismus. *Spektrum der Wissenschaft, 5,* 56-62.
Rogers, S. (1996). Brief report: Early intervention in autism. *Journal of Autism and Developmental Disorders, 2,* 243-246.
Rogers, S. (1998). Empirically supported comprehensive treatments for young children with autism. *Journal of Clinical Child Psychology, 2,* 168-179.
Rogers, S. J. & Pennington, B.F. (1991). A theoretical approach to the deficits in infantile autism. *Development and Psychopathology, 3,* 137-162.
Rohmann, U. & Hartmann, H. (1985). Modifizierte Festhaltetherapie (MFT). Eine Basistherapie zur Behandlung autistischer Kinder. *Zeitschrift für Kinder- und Jugendpsychiatrie, 13,* 182-198.
Roth, D. & Leslie, A.M. (1991). The recognition of attitude conveyed by utterance: A study of preschool and autistic children. *British Journal of Developmental Psychology, 9,* 315-330.
Russel, J., Mauthner, N., Sharpe, S. & Tidswell, T. (1991). The „window task" as a measure of strategic deception in preschoolers and autistic subjects. *British Journal of Developmental Psychology, 9,* 331-349.
Rutter, M. (1973). Prognose: Psychotische Kinder im Jugend- und frühen Erwachsenenalter. In J.K. Wing (Hrsg.), *Frühkindlicher Autismus. Klinische, pädagogische und soziale Aspekte* (S. 105-121). Weinheim: Beltz.
Rutter, M., Bailey, A., Bolton, P. & Le Couteur, A. (1994). Autism and known medical conditions: myths and substance. *Journal of Child Psychology and Psychiatry, 35,* 311-322. [zitiert nach Howlin, 1998]
Rutter, M. & Schopler, E. (1992). Classification of pervasive developmental disorders: Some concepts and practical considerations. *Journal of Autism and Pervasive Developmental Disorders, 4,* 459-482.
Schmidt, M. (1997). Germany and Austria. In D.J. Cohen & F.R. Volkmar (Eds.), *Handbook of autism and pervasive developmental disorders* (2nd ed.) (pp. 967-970). New York: Wiley.
Schmidt, M. (2000). Psychische Störungen infolge von Intelligenzminderungen. In F. Petermann (Hrsg.), *Lehrbuch der klinischen Kinderpsychologie und -psychotherapie* (4. vollst. überarb. u. erw. Aufl.; S. 359-380). Göttingen: Hogrefe.
Schopler, E. (1995) (Ed.). *Parent survival manual.* New York: Plenum.

Schopler, E., Lansing, M. & Waters, L. (1987). *Übungsanleitung zur Förderung autistischer und entwicklungsbehinderter Kinder.* Dortmund: verlag modernes lernen.

Schopler, E., Mesibov, G. & Hearsey, K. (Eds.) (1995). Structured teaching. In E. Schopler, G. Mesibov & K. Hearsey (Eds.), *Learning and cognition in autism* (pp. 243-268). New York: Plenum.

Schopler, E. & Reichler, R.J. (1981). *Entwicklungs- und Verhaltensprofil (PEP).* Dortmund: verlag modernes lernen.

Schopler, E., Reichler, R.J., Bashford, A., Lansing, M. & Marcus, L.M. (2000). *PEP – R. Entwicklungs- und Verhaltensprofil.* Dortmund: verlag modernes lernen.

Schopler, E., Reichler, R.J. & Lansing, M. (1983). *Strategien der Entwicklungsförderung.* Dortmund: verlag modernes lernen.

Schopler, E., Reichler, R.J. & Renner, B. (1988). *The Childhood Autism Rating Scale (CARS).* Los Angeles: wps.

Schröder, K. (1998). Therapeutisches Reiten – Die heilende Wirkung durch den Pferderücken. *Autismus, 45,* 29-30.

Schuler, A.L. & Prizant, B.M. (1985). Echolalia. In E. Schopler & G.B. Mesibov (Eds.), *Communication problems in autism* (pp. 163-184). New York: Plenum.

Schultz, C. (1998). Delphine helfen kranken Kindern in Forida. *Autismus, 45,* 25-26.

Schubert, A. (1994). Facilitated Communication: Gestützte Kommunikation – Erkenntnisse und Theorien zum Autismus. In Hilfe für das autistische Kind (Hrsg.), *Autismus und Familie. Tagungsbericht* (S. 77-86). Bonn: Reha.

Schulte, F.J. (1993). Krankheiten des Nervensystems. In F.J. Schulte & J. Spranger (Hrsg.), *Lehrbuch der Kinderheilkunde* (27. Aufl.; S. 695-783). Stuttgart: Fischer.

Schwarzer, G., Siegismund, D. & Wilkening, F. (1993). *Entwicklung des Tonalitätsverstehens bei der Beurteilung und Produktion von Liedschlüssen.* Jahrbuch der deutschen Gesellschaft für Musikpsychologie (Band 10). Göttingen: Hogrefe.

Selfe, N. (1977). *Nadia: A case of extraordinary drawing ability in an autistic child.* London: Academic Press.

Sellin, A. (1992). Bericht über die Arbeit mit Birger nach der Methode „Facilitated Communication“ vom 2. August 1990 bis November 1990. *Autismus, 33,* 2-4.

Sellin, B. (1993). *ich will kein inmich mehr sein. botschaften aus einem autistischen kerker.* Köln: Kiepenheur & Witsch.

Selkirk, E. (1984). On the major class feature and the syllable theory. In M. Aronoff & R.T. Oehrle (Eds.), *Language sound structure: Studies in phonology presented to Morris Halle by his teachers and students* (pp. 107-136). Cambridge/ MA: MIT.

Sendlmeier, W.F. & Sendlmeier, U.M. (1991). Vom Lallen zum Sprechen – Die Entwicklung der Lautproduktion im Alter von 8 bis 14 Monaten. *Sprache und Kognition, 3,* 162-170.

Shuter-Dyson, R. (1993). Einfluß von Peers, Elternhaus, Schule und Medien. In H. Bruhn, R. Oerter & H. Rösing (Hrsg.), *Musikpsychologie* (S. 305-316). Reinbek: Rowohlt.

Sigman, M. & Capps, L. (2000). *Autismus bei Kindern.* Bern: Huber.

Sigman, M. & Mundy, P. (1989). Social attachment in autistic children, *Journal of the American Academy of Child and Adolescent Psychiatry, 28,* 74-81.

Sloboda, J.A. (1993). Begabung und Hochbegabung. In H. Bruhn, R. Oerter & H. Rösing (Hrsg.), *Musikpsychologie* (S. 565-578). Reinbek: Rowohlt.

Smalley, S., Smith, M. & Tanguay, P. (1991). Autism and psychiatric disorders in tuberous sclerosis. *Annals of New York Academy of Science, 615,* 382-383. [zitiert nach Howlin, 1998]

Smith, D.M., Haas, P.J. & Belcher, R.G. (1994). Facilitated communication: The effects of facilitator knowledge and level of assistance on output. *Journal of Autism and Developmental Disorders, 3,* 357- 366.

Spitaler, B. (1998). Delphin-Therapie in Eilat, Israel. *Autismus, 45,* 26-27.

Springer, S.P. & Deutsch, G. (1987). *Linkes – rechtes Gehirn. Funktionelle Asymmetrien.* Heidelberg: Spektrum der Wissenschaft.

Stark, R. (1980). Stages of speech development in the first year of life. In G.H. Yeni-Komshian, J.F. Kavanagh & C.A. Ferguson (Eds.), *Child phonology. Vol. I: Production* (pp. 73-92). New York: Academic Press.

Stehli, A. (1991). *Dancing in the rain.* München: Heyne.

Steindal, K. (1996). *Das Asperger Syndrom.* Hamburg: Bundesverband Hilfe für das autistische Kind.

Steinhausen, H.-C. (1996). *Psychische Störungen bei Kindern und Jugendlichen* (3. aktual. Aufl.). München: Urban & Schwarzenberg.

Stern, W. (1921). *Differentielle Psychologie in ihren methodischen Grundlagen.* Leipzig: Barth.

Stetson, R.H. (1951). *Motor phonetics.* Amsterdam: North Holland.

Stoel-Gammon, C. (1985). Phonetic inventories, 15-24 months: A longitudinal study. *Journal of Speech and Hearing Research, 28,* 505-512.

Stone, W. (1997). Autism in infancy and early childhood. In D.J. Cohen & F.R. Volkmar (Eds.), *Handbook of autism and pervasive developmental disorders* (2nd ed.; pp. 266-282). New York: Wiley.

Storck, J. (1977). Wenn es ein Paradoxon gibt. In B. Bettelheim, *Die Geburt des Selbst* (IX-XV). Frankfurt: Fischer.

Strobel, W. (1990). Von der Musiktherapie zur Musikpsychotherapie. *Musiktherapeutische Umschau, 11,* 313-338.

Strunk, P. (1994). Formenkreis der endogenen Psychosen. In C. Eggers, R. Lempp, G. Nissen & P. Strunk (Hrsg.), *Kinder- und Jugendpsychiatrie* (7. überarb. u. erweit. Aufl.; S. 567-604). Berlin: Springer.

Szatmari, P. & Jones, M.B. (1998). Genetic epidemiology of autism and other pervasive developmental disorders. In F. R. Volkmar (Ed.), *Autism and pervasive developmental disorders* (pp. 109-129). Cambridge: Cambridge University Press.

Tager-Flusberg, H. (1981). On the nature of linguistic functioning in early infantile autism. *Journal of Autism and Developmental Disorders, 1,* 45-56.

Tager-Flusberg, H. (1989). A psycholinguistic perspective on language development in the autistic child. In G. Dawson (Ed.), *Autism. Nature, diagnosis, and treatment* (pp. 92-115). New York: Guilford.

Tager-Flusberg, H. (1997). Perspectives on language and communication in autism. In D.J. Cohen & F.R. Volkmar (Eds.), *Handbook of Autism and pervasive developmental disorders* (2nd ed.; pp. 894-900). New York: Wiley.

Tanguay, P. (2000). Pervasive developmental disorders: A 10-years review. *Journal of the American Academy of Child & Adolescent Psychiatry, 39,* 1079-1095.

Tantam, D. (1991). Asperger syndrome in adulthood. In U. Frith (Ed.), *Autism and Asperger syndrome* (pp.147-183). Cambridge: Cambridge University Press.

Tantam, D. (2000). Psychological disorders in adolescents and adults with Asperger syndrome. *Autism, 1,* 47-62.

Tewes, U., Schallberger, U. & Rossmann, K. (2000). *Hamburg-Wechsler-Intelligenztest für Kinder III (HAWIK-III).* Göttingen: Hogrefe.

Thaut, M.H. (1987). Visual versus auditory (musical) stimulus preference in autistic children: A pilot study. *Journal of Autism and Developmental Disorders, 3,* 425-432.

Thaut, M.H. (1988). Measuring musical responsivness in autistic children: A comparative analysis of improvised musical tone sequences of autistic, normal, and mentally retarded individuals. *Journal of Autism and Developmental Disorders, 4,* 561-571.

Tinbergen, N. & Tinbergen, E. (1984). *Autismus bei Kindern.* Berlin: Parey.

Tomchek, S.D. & Geis, R.M. (1996). Co-treatment: An intervention model benefiting the child with autism. In L.A. Tidey & J. Pequet (Eds.), *Open minds open doors. Proceedings of the 1996 Autism Society of America National Conference* (pp. 271-274). Madison: omnipress.

Treffert, D. A. (1988). The idiot savant: A review of the syndrome. *American Journal of Psychiatry, 5,* 563-572.

Trehub, S.E. & Trainor, L.J. (1993). Listening strategies in infancy: the roots of music and language development. In S. McAdams & E. Bigand (Eds.), *Thinking in sound: the cognitive psychology of human audition* (pp. 278-327). Oxford: Oxford University Press. [zitiert nach Chen-Haftek, 1997]

Trevarthen, C., Aitken, K., Papoudi, D. & Robarts, J. (1996). *Children with autism.* London: Jessica Kingsley Publishers.

Trujillo, C. (2001). *Die Rolle der Sonorität im phonologischen Fremdsprachererwerb.* Frankfurt: Lang.

Tsai, L. (1996). Differential diagnosis and treatment of higher-functioning autism and Asperger syndrome. In L.A. Tidey & J. Pequet (Eds.), *Open minds open doors. Proceedings of the 1996 Autism Society of America National Conference* (pp. 236-239). Madison: omnipress.

Tsai, L., Jacoby, C.G., Stewart, M.A. & Beisler, J.M. (1982). Unfavourable left-right asymmetries of the brain in autism: A question of methodology. *British Journal of Psychiatry, 140,* 313-319.

Turk, J. & Graham, P. (1997). Fragile X syndrome, autism and autistic features. *Autism, 2,* 175-197.

Van Krevelen, D.A. (1971). Autism and autistic psychopathy. *Journal of Autism and Childhood Schizophrenia, 1,* 82-86.

Vihman, M.M. (1992). Early syllables and the construction of phonology. In C.A. Ferguson, L. Menn & C. Stoel-Gammon (Eds.), *Phonological Development. Models, research, implications* (pp. 393-422). Timonium: York Press.

Volkmar, F. (1992).Childhood disintegrative disorder: Issues for DSM IV. *Journal of Autism and Pervasive Developmental Disorders, 4,* 625-642.

Volkmar, F.R. & Lord, C. (1998). Diagnosis and definition of autism and other pervasive developmental disorders. In F.R. Volkmar (Ed.), *Autism and pervasive developmental disorders* (pp. 1-31). Cambridge: Cambridge University Press.

Waldmann, H.C. (2001). Statistical analysis. In F. Petermann & J.M. Müller, *Clinical psychology and single-case evidence* (pp. 127-154). New York: Wiley.

Warnke, A. (1994). Medikamentöse Therapie bei Menschen mit frühkindlichem Autismus. In Bundesverband Hilfe für das autistische Kind (Hrsg.), *Autismus und Familie* (S. 200-210). Bonn: Reha.

Weber, D. (1970). *Der frühkindliche Autismus unter dem Aspekt der Entwicklung.* Bern: Huber.

Weber, D. (1988). Autistische Syndrome. In H. K.P. Kisker, H. Lauter, J.E. Meyer, C. Müller & E. Strömgren (Hrsg.), *Kinder- und Jugendpsychiatrie* (S. 57-87). Berlin: Springer.

Wechsler, D. (1991). *Wechsler Intelligence Scale for Children – 3rd ed. (WISC-III).* New York: The Psychological Corporation.

Welch, M. G. (1984). Heilung vom Autismus durch die Mutter-und-Kind-Haltetherapie. In N. Tinbergen & E.A. Tinbergen, *Autismus bei Kindern* (S. 297-310). Berlin: Parey.

Wellman, H.M. (1996). Early understanding of mind: the normal case. In S. Baron-Cohen, H.Tager-Flusberg & D.J. Cohen (Eds.), *Understanding other minds: Perspectives from autism* (pp. 10-39). Oxford: Oxford University Press.

Wenglorz, M. (1995a). *Bitten lernen. Entwicklungsspezifische Veränderungen bei einem autistischen Mädchen im Alter von 5 – 9 Jahren.* Braunschweig: Unveröffentlichte Diplomarbeit.

Wenglorz, M. (1995b). Im Anfang war – die Gebärde. *Sprache & Kognition, 14,* 104-115.

Wenglorz, M. (2001). Tagebuch, Photo und Video als Dokumentationsmethode autistischer Entwicklungsstörungen. In I. Behnken & J. Zinnecker (Hrsg.), *Kinder. Kindheit. Lebensgeschichte. Ein Handbuch* (S. 352-366). Seelze-Velber: Kallmeyersche Verlagsbuchhandlung.

Wenglorz, M. & Deutsch, W. (1997a). (Film). *Samantha. Die Entwicklung eines Mädchens mit einer autistischen Störung.* Göttingen: Institut für den Wissenschaftlichen Film.

Wenglorz, M. & Deutsch, W. (1997b). Samantha. Die Entwicklung eines Mädchens mit einer autistischen Störung. *Publ. Wiss. Film., Med., 8,* 161 – 187.

Wenglorz, M. & Deutsch, W. (2001). Entwicklungsprozesse: Von Idealen über Tatsachen zu Störungen. In W. Deutsch & M. Wenglorz (Hrsg.), *Zentrale Entwicklungsstörungen* (S. 19-43). Stuttgart: Klett.

Wepil, E. (1993). Kritische Auseinandersetzung mit der Methode der sogenannten gestützten Kommunikation (Facilitated Communication). *Autismus, 36,* 23-25.

Wetherby, A.M. (1984). Possible neurolinguistic breakdown in autistic children. *Topics in Language Disorders, 4,* 19-33.

Wijnen, F. (1988). Spontaneous word fragmentations in children: Evidence for the syllable as a unit in speech production. *Journal of Phonetics, 16,* 187-202.

Willam, A. (2002). *Singen als Weg zurück zum Sprechen? Ein Vergleich zwischen Singen und Sprechen bei Aphasiepatienten.* Braunschweig: Unveröffentlichte Diplomarbeit.

Wimpory, D., Chadwick, P. & Nash, S. (1995). Brief Report: Musical interaction therapy with autism. An evaluative case study with two-year follow up. *Journal of Autism and Developmental Disorder, 5,* 541-549.

Wimmer, H. & Perner, J. (1983). Beliefs about beliefs: Representation and constraining function of wrong beliefs in young children's understanding of perception. *Cognition, 13,* 103-128.

Wing, L. (1971). *Das autistische Kind.* Ravensburg: Otto Maier.
Wing, L. (1980). Childhood autism and social class: A question of selection? *British Journal of Psychiatry, 137,* 410-417.
Wing, L. (1981). Asperger's syndrome: A clinical account. *Psychological Medicine, 11,* 115-129.
Wing, L. (1991). The relationship between Asperger's syndrome and Kanner's autism. In U. Frith (Ed.), *Autism and Asperger Syndrome* (pp. 93-121). Cambridge: Cambridge University Press.
Wing, L. (1996). Autistic spectrum disorders. No evidence for or against an increase in prevalence. *British Medical Journal, 312,* 327-328.
Wing, L. (1997a). The autistic spectrum. *The Lancet, 13,* 1761-1766.
Wing, L. (1997b). Syndromes of autism and atypical development. In D.J. Cohen & F.R. Volkmar (Eds.), *Handbook of autism and pervasive developmental disorders* (2nd ed.; pp. 148-170). New York: Wiley.
Wing, L. (1997c). The history of ideas on autism: legends, myths and reality. *Autism, 1,* 13-23.
Wing, L. & Attwood, T. (1987). Syndromes of autism and atypical development. In D.J. Cohen, A.M. Donellan & R. Paul (Eds.), *Handbook of autism and pervasive developmental disorder* (pp. 3-19). New York: Wiley.
Wolk, L. & Giessen, J. (2000). A phonological investigation of four siblings with childhood autism. *Journal of Communication Disorders, 33,* 371-389.
Yin, R.K. (1984). *Case study research: Design and methods.* Beverly Hills: Sage Publications. [zitiert nach Petermann & Müller, 2001]

Anhang I

Diagnostische Kriterien für 299.00 (F84.0) Autistische Störung

A. Es müssen mindestens sechs Kriterien aus (1), (2) und (3) zutreffen, wobei mindestens zwei Punkte aus (1) und je ein Punkt aus (2) und (3) stammen müssen

(1) qualitative Beeinträchtigungen der sozialen Interaktion in mindestens zwei der folgenden Bereiche:
- (a) ausgeprägte Beeinträchtigung im Gebrauch vielfältiger nonverbaler Verhaltensweisen wie beispielsweise Blickkontakt, Gesichtsausdruck, Körperhaltung und Gestik zur Steuerung sozialer Interaktionen,
- (b) Unfähigkeit, entwicklungsgemäße Beziehungen zu Gleichaltrigen aufzubauen,
- (c) Mangel, spontan Freude, Interessen oder Erfolge mit anderen zu teilen (z.B. Mangel, anderen Menschen Dinge, die für die Betroffenen von Bedeutung sind, zu zeigen, zu bringen oder darauf hinzuweisen),
- (d) Mangel an sozio-emotionaler Gegenseitigkeit;

(2) qualitative Beeinträchtigungen der Kommunikation in mindestens einem der folgenden Bereiche:
- (a) verzögertes Einsetzen oder völliges Ausbleiben der Entwicklung von gesprochener Sprache (ohne den Versuch zu machen, die Beeinträchtigung durch alternative Kommunikationsformen wie Gestik oder Mimik zu kompensieren),
- (b) bei Personen mit ausreichendem Sprachvermögen deutliche Beeinträchtigung der Fähigkeit, ein Gespräch zu beginnen oder fortzuführen,
- (c) stereotyper oder repetitiver Gebrauch der Sprache oder idiosynkratische Sprache,
- (d) Fehlen von verschiedenen entwicklungsgemäßen Rollenspielen oder sozialen Imitationsspielen;

(3) beschränkte repetitive und stereotype Verhaltensweisen, Interessen und Aktivitäten in mindestens einem der folgenden Bereiche:
- (a) umfassende Beschäftigung mit einem oder mehreren stereotypen und begrenzten Interessen, wobei Inhalt und Intensität abnorm sind,
- (b) auffällig starres Festhalten an bestimmten nichtfunktionalen Gewohnheiten oder Ritualen
- (c) stereotype und repetitive motorische Manierismen (z.B. Biegen oder schnelle Bewegungen von Händen oder Fingern oder komplexe Bewegungen des ganzen Körpers),
- (d) ständige Beschäftigung mit Teilen von Objekten.

(Fortsetzung Diagnostische Kriterien für 299.00 (F84.0) Autistische Störung)

B. Beginn vor dem dritten Lebensjahr und Verzögerungen oder abnorme Funktionsfähigkeit in einem der folgenden Bereiche:
   (1) Soziale Interaktion,
   (2) Sprache als soziales Kommunikationsmittel
   (3) Symbolisches oder Phantasiespiel.
C. Die Störung kann nicht besser durch die Rett-Störung oder die Desintegrative Störung im Kindesalter erklärt werden.

Saß, H., Wittchen, H.U. & Zaudig, M. (1996). *Diagnostisches und Statistisches Manual Psychischer Störungen (DSM IV)* (S. 107 + 108). Göttingen: Hogrefe.

Diagnostische Kriterien für 299.80 (F84.5) Asperger-Störung

A. Qualitative Beeinträchtigungen der sozialen Interaktion, die sich in mindestens zwei der folgenden Bereiche manifestiert:
  (1) ausgeprägte Beeinträchtigung im Gebrauch multipler nonverbaler Verhaltensweisen wie beispielsweise Blickkontakt, Gesichtsausdruck, Körperhaltung und Gestik zur Steuerung sozialer Interaktionen,
  (2) Unfähigkeit, entwicklungsgemäße Beziehungen zu Gleichaltrigen aufzubauen,
  (3) Mangel, spontan Freude, Interessen oder Erfolge mit anderen zu teilen (z.B. Mangel, anderen Menschen Dinge, die für die Betroffenen von Bedeutung sind, zu zeigen, zu bringen oder darauf hinzuweisen),
  (4) Mangel an sozio-emotionaler Gegenseitigkeit;

B. Beschränkte repetitive und stereotype Verhaltensweisen, Interessen und Aktivitäten in mindestens einem der folgenden Bereiche:
  (1) umfassende Beschäftigung mit einem oder mehreren stereotypen und begrenzten Interessen, wobei Inhalt und Intensität abnorm sind,
  (2) auffällig starres Festhalten an bestimmten nichtfunktionalen Gewohnheiten oder Ritualen
  (3) stereotype und repetitive motorische Manierismen (z.B. Biegen oder schnelle Bewegungen von Händen oder Fingern oder komplexe Bewegungen des ganzen Körpers),
  (4) ständige Beschäftigung mit Teilen von Objekten.

C. Die Störung verursacht in klinisch bedeutsamer Weise Beeinträchtigungen in sozialen, beruflichen oder anderen wichtigen Funktionsbereichen

D. Es tritt kein klinisch bedeutsamer allgemeiner Sprachrückstand auf (es werden z.B. bis zum Alter von zwei Jahren einzelne Wörter, bis zum Alter von drei Jahren kommunikative Sätze benutzt).

E. Es treten keine klinisch bedeutsamen Verzögerungen der kognitiven Entwicklung oder der Entwicklung von altersgemäßen Selbsthilfefertigkeiten, im Anpassungsverhalten (außerhalb der sozialen Interaktionen) und bezüglich des Interesses des Kindes an der Umgebung auf.

F. Die Kriterien für eine andere spezifische Tiefgreifende Entwicklungsstörung oder für Schizophrenie sind nicht erfüllt

Saß, H., Wittchen, H.U. & Zaudig, M. (1996). *Diagnostisches und Statistisches Manual Psychischer Störungen (DSM-IV)* (S. 114 + 115). Göttingen: Hogrefe.

Anhang II

Glossar

Affrikate	Die Verbindung eines (→) Plosivs (z.B. p) mit einem nachfolgenden (→) Frikativ, der an derselben Stelle artikuliert wird
Allophone	Eine von der lautlichen Umgebung abhängige phonetische Realisation eines (→) Phonems, die keine bedeutungsunterscheidende Funktion hat (z.B. Aussprache von ch in „wach“ und „weich“)
Alveolar	(→) Konsonant, bei dem die Zunge den Zahndamm berührt (z.B. d)
Approximant	„Halbvokal“; Artikulationsart (→ Artikulationsmodus), bei der eine solche Öffnung gebildet wird, daß keine Friktions- oder Reibegeräusche gehört werden
Artikulationsmodus	Art und Weise, wie an einem bestimmten Artikulationsort (→ Artikulationsstelle) der Luftstrom modifiziert (= be- oder verhindert) wird
Artikulationsstelle	Ort, an dem ein Laut durch Modifikation (z.B. Engebildung) von Artikulatoren (z.B. Zunge oder Lippen) produziert wird
Deixis	Ausdruck mit Zeigefunktion (deiktisch), der von der jeweiligen Äußerungssituation abhängt (z.B. hier, jetzt, ich, du)
Dental	(→) Konsonant, der durch Kontakt der Zungenspitze bzw. der Zungenränder mit den Zähnen erzeugt wird (z.B. das englische „th“)
Diakritika	Zeichen, die Aussprache oder Bedeutung eines sprachlichen Elements kennzeichnen
Diphthong	Ein vokalischer Laut, dessen Qualität sich innerhalb einer Silbe ändert (z.B. au)
Frikativ	(→) Konsonant, der durch eine Enge im Vokaltrakt gebildet wird, wobei die ausströmende Luft ein Reibegeräusch hervorbringt
Gleitlaut	Übergangslaut, der entsteht, wenn sich die Sprechwerkzeuge auf eine Artikulation zubewegen oder davon wegbewegen (z.B. bei j)
Glottis	Öffnung zwischen den Stimmlippen
Konsonanten	Klasse von Sprachlauten, die durch einen teilweisen oder vollständigen Verschluß im Vokaltrakt hervorgebracht werden

Koronal	Laut, bei dem der vordere Teil der Zunge (Zungeblatt) an den harten Gaumen gehoben wird
Labial	Der Artikulationsort an den Lippen
Labiodental	Der Artikulationsort zwischen Oberlippe und unteren Schneidezähnen
Lateral	(→) Konsonant, bei dessen Produktion an einer oder beiden Seiten eines im Mund gebildeten Verschlusses austritt (z.B. bei l)
Liquid	Volltönender, stimmhafter (→) Konsonant, bei dessen Bildung die Luft schwingend und kontinuierlich dem Mund entströmt (Laute wie l und r)
Monophthong	Ein für die Wahrnehmung unveränderter (→) Vokal (z.B. e)
Morphem	Kleinste bedeutungstragende formale Einheit einer Sprache
Morphologie	Der Teil der Grammatik der Sprache, der sich mit der Struktur der (→) Morpheme und deren Verkettungen befaßt
Nasal	(→) Konsonant, bei dessen Produktion das (→) Velum abgesenkt wird, so dass die Luft durch die Nasenhöhle entweichen kann (z.B. m)
Obstruent	Laut, der durch Verengung erzeugt wird (wie (→) Plosiv, (→) Frikativ, (→) Affrikate)
Öffnungsgrad	Entfernung zwischen dem Zungenrücken und dem nächstliegenden Punkt der Gaumenwölbung (bei der Produktion eines (→) Vokals)
Palatal	Laut, der im Bereich des harten Gaumens erzeugt wird
Pharynx	Rachenraum
Phon	Nach allgemeinen phonetischen Kriterien beschreibbares minimales Lautsegment
Phonation	Modifikation des aus der Lunge kommenden Luftstroms im Kehlkopf
Phonem	Kleinste bedeutungstragende Einheit in einer Sprache
Phonetik	Untersuchung, Analyse und Klassifikation der Produktion und Wahrnehmung von Sprachlauten
Phonologie	Untersuchung der wechselseitigen Beziehungen phonetisch definierter Einheiten sowie deren Funktionen in einer Sprache (Bestimmung der sprachrelevanten (→) Phoneme und (→) Allophone sowie der Regel der (→) Phonotaktik)
Phonotaktik	Lehre von den spezifischen Lautfolgen, die in einer Sprache auftreten

Plosive	(→) Konsonant, bei dem für die ausströmende Luft ein vollständiger Verschluß der Artikulatoren im Mund gebildet wird. Durch die plötzliche Lösung des Verschlusses kommt es zu einem knallartigen Geräusch (wie z.B. bei p)
Postalveolar	Hinter dem Zahndamm erzeugter (→) Konsonant
Retroflex	Artikulation der Zungenunterseite gegen den harten Gaumen durch Zurückbiegen der Zungenspitze
Rundung	Lippenstellung bei der Aussprache bestimmter Vokale (z.B. ö und ü)
Segment	Diskrete Einheit, die sich in einer Äußerung identifizieren läßt
Semantik	Lehre von den Bedeutungen sprachlicher Zeichen/ Zeichenfolgen
Sonorität	Lautstärke eines Lautes relativ zu anderen Lauten mit derselben Länge, Betonung und Tonhöhe
Stimmhaftigkeit	Eigenschaft bestimmter Laute, bei deren Produktion die Stimmlippen im Kehlkopf schwingen
Supraglottal	Oberhalb der (→) Glottis
Suprasegmental	Stimmliches Merkmal, das sich über mehr als ein Segment erstreckt (z.B. Tonhöhe)
Syntax	Lehre von den Beziehungen sprachlicher Zeichen im Satz
Uvular	(→) Konsonant, der mit dem Zungenrücken gegen die Uvula (das Zäpfchen) erzeugt wird
Velum	Weicher Gaumen
Vibrant	(→) Konsonant, der durch rasches Schlagen eines Sprechwerkzeugs gegen ein anderes erzeugt wird (z.B. ein gerolltes r)
Vokal	Klasse von Sprachlauten, bei denen die Luft ungehindert den Vokaltrakt passiert.

Sprachentwicklung
Verlauf, Störung, Intervention

Herausgegeben von Werner Deutsch

Band 1 Claudia Ruff: Wie drücken Kinder Besitz sprachlich aus? Der Erwerb des Pronomengebrauchs. 2001.

Band 2 Cristina Trujillo: Die Rolle der Sonorität im phonologischen Fremdspracherwerb. Der Erwerb des deutschen Silbenreims von Muttersprachlern des Spanischen. 2001.

Band 3 Petra Sandhagen: Vom Ich zum Wir. Eine längsschnittliche Analyse zur Sprachentwicklung deutscher Kinder. 2003.

Band 4 Uta Lürßen: Untersuchung zum Wortschatz und phonologischen Gedächtnis bei Cochlear-Implant-versorgten Kindern. 2003.

Band 5 Markus Wenglorz: Kreative Pathologie. Längsschnittliche Analyse der Lautproduktion eines autistisch gestörten Mädchens, das nicht spricht, aber singt. 2003.

Kolibri 360 GmbH
Ferdinand-Jühlke-Straße 7
99095 Erfurt, Deutschland
produktsicherheit@kolibri360.de

Druck:
CPI Druckdienstleistungen GmbH
im Auftrag der
Kolibri 360 GmbH
Ferdinand-Jühlke-Str. 7
99095 Erfurt